中华医学百科全书

中医药学

按摩推拿学

国家出版基金项目
NATIONAL PUBLICATION FOUNDATION

中国协和医科大学出版社
北京

图书在版编目 (CIP) 数据

按摩推拿学 / 房敏主编 . -- 北京 : 中国协和医科大学出版社 , 2024. 12. -- (中华医学百科全书).
ISBN 978-7-5679-2471-0

Ⅰ . R244.1-61

中国国家版本馆 CIP 数据核字第 2024SK9588 号

中华医学百科全书・按摩推拿学

主　　编：房　敏

编　　审：吴翠姣

责任编辑：胡安霞

出版发行：中国协和医科大学出版社
　　　　　（北京市东城区东单三条 9 号　邮编 100730　电话 010-6526 0431）

网　　址：www.pumcp.com

印　　刷：北京广达印刷有限公司

开　　本：889×1230　1/16

印　　张：11

字　　数：320 千字

版　　次：2024 年 12 月第 1 版

印　　次：2024 年 12 月第 1 次印刷

定　　价：150.00 元

ISBN 978-7-5679-2471-0

《中华医学百科全书》编纂委员会

总顾问　吴阶平　韩启德　桑国卫

总指导　陈　竺

总主编　刘德培　王　辰

副总主编　曹雪涛　李立明　曾益新　吴沛新　姚建红

编纂委员（以姓氏笔画为序）

刘吉开	刘芝华	刘伏友	刘华平	刘华生	刘志刚	刘克良
刘迎龙	刘建勋	刘胡波	刘树民	刘昭纯	刘俊涛	刘洪涛
刘桂荣	刘献祥	刘嘉瀛	刘德培	闫永平	米玛	米光明
安锐	祁建城	许媛	许腊英	那彦群	阮长耿	阮时宝
孙宁	孙光	孙皎	孙锟	孙少宣	孙长颢	孙立忠
孙则禹	孙秀梅	孙建中	孙建方	孙建宁	孙贵范	孙洪强
孙晓波	孙海晨	孙景工	孙颖浩	孙慕义	纪志刚	严世芸
严姝霞	苏川	苏旭	苏荣扎布	杜元灏	杜文东	杜治政
杜惠兰	李飞	李方	李龙	李东	李宁	李刚
李丽	李彤	李波	李剑	李勇	李桦	李鲁
李磊	李燕	李冀	李大魁	李云庆	李太生	李日庆
李玉珍	李世荣	李立明	李汉忠	李永哲	李志平	李连达
李灿东	李君文	李劲松	李其忠	李若瑜	李泽坚	李宝馨
李建兴	李建初	李建勇	李映兰	李思进	李莹辉	李晓明
李凌江	李继承	李董男	李森恺	李曙光	杨凯	杨威
杨恬	杨勇	杨健	杨硕	杨化新	杨文英	杨世民
杨世林	杨伟文	杨克敌	杨甫德	杨国山	杨宝峰	杨炳友
杨晓明	杨跃进	杨腊虎	杨瑞馥	杨慧霞	励建安	连建伟
肖波	肖南	肖永庆	肖培根	肖鲁伟	吴东	吴江
吴明	吴信	吴令英	吴立玲	吴欣娟	吴勉华	吴爱勤
吴群红	吴德沛	邱建华	邱贵兴	邱海波	邱蔚六	何维
何勤	何方方	何志嵩	何绍衡	何春涤	何裕民	余争平
余新忠	狄文	冷希圣	汪海	汪静	汪受传	沈岩
沈岳	沈敏	沈铿	沈卫峰	沈心亮	沈华浩	沈俊良
宋国维	宋经元	张泓	张学	张亮	张强	张霆
张澍	张大庆	张为远	张玉石	张世民	张永学	张先庚
张华敏	张宇鹏	张志愿	张丽霞	张伯礼	张宏誉	张劲松
张奉春	张宝仁	张建中	张建宁	张承芬	张琴明	张富强
张新庆	张潍平	张德芹	张燕生	陆华	陆林	陆翔
陆小左	陆付耳	陆伟跃	陆静波	阿不都热依木·卡地尔	陈文	
陈杰	陈实	陈洪	陈琪	陈楠	陈薇	陈曦
陈士林	陈大为	陈文祥	陈玉文	陈代杰	陈尧忠	陈红风
陈志南	陈志强	陈规化	陈虎彪	陈国良	陈佩仪	陈家旭
陈智轩	陈锦秀	陈誉华	邵蓉	邵荣光	邵瑞琪	武志昂
其仁旺其格	范明	范炳华	茅宁莹	林三仁	林久祥	林子强

林天歆	林江涛	林曙光	杭太俊	郁 琦	欧阳靖宇	尚 红
果德安	明根巴雅尔	易定华	易著文	罗 力	罗 毅	罗小平
罗长坤	罗颂平	帕尔哈提·克力木	图门巴雅尔	岳伟华	岳建民
金 玉	金 奇	金少鸿	金伯泉	金季玲	金征宇	金银龙
金惠铭	周 兵	周永学	周光炎	周利群	周灿权	周良辅
周纯武	周学东	周宗灿	周定标	周宜开	周建平	周建新
周春燕	周荣斌	周辉霞	周福成	郑 珊	郑一宁	郑志忠
郑全福	郑法雷	郑建全	郑洪新	郑家伟	郎景和	房 敏
孟 群	孟庆跃	孟静岩	赵 平	赵 艳	赵 群	赵子琴
赵中振	赵文海	赵玉沛	赵正言	赵永强	赵志河	赵彤言
赵明杰	赵明辉	赵耐青	赵临襄	赵继宗	赵铱民	赵靖平
郝 模	郝小江	郝传明	郝晓柯	胡 志	胡 明	胡 慧
胡大一	胡文东	胡向军	胡国华	胡昌勤	胡盛寿	胡德瑜
柯 杨	查 干	柏亚妹	柏树令	钟翠平	钟赣生	
香多·李先加		段 涛	段金廒	段俊国	侯一平	侯金林
侯春林	俞光岩	俞梦孙	俞景茂	饶克勤	施慎逊	姜小鹰
姜玉新	姜廷良	姜国华	姜柏生	姜德友	洪 两	洪 震
洪秀华	洪建国	祝庆余	祝𫓧晨	姚 霞	姚永杰	姚克纯
姚祝军	秦 川	秦卫军	袁文俊	袁永贵	都晓伟	晋红中
粟占国	贾 波	贾建平	贾继东	夏术阶	夏照帆	夏慧敏
柴光军	柴家科	钱传云	钱忠直	钱家鸣	钱焕文	倪 健
倪 鑫	徐 军	徐 晨	徐云根	徐永健	徐志云	徐志凯
徐克前	徐金华	徐建国	徐勇勇	徐桂华	凌文华	高 妍
高 晞	高志贤	高志强	高金明	高学敏	高树中	高健生
高思华	高润霖	郭 岩	郭小朝	郭长江	郭巧生	郭庆梅
郭宝林	郭海英	唐 强	唐向东	唐朝枢	唐德才	诸欣平
谈 勇	谈献和	陶永华	陶芳标	陶·苏和	陶建生	陶晓华
黄 钢	黄 峻	黄 烽	黄人健	黄叶莉	黄宇光	黄国宁
黄国英	黄跃生	黄璐琦	萧树东	梅 亮	梅长林	曹 佳
曹广文	曹务春	曹建平	曹洪欣	曹济民	曹雪涛	曹德英
龚千锋	龚守良	龚非力	袭著革	常耀明	崔 蒙	崔丽英
庾石山	康 健	康廷国	康宏向	章友康	章锦才	章静波
梁 萍	梁显泉	梁铭会	梁繁荣	谌贻璞	屠鹏飞	隆 云
绳 宇	巢永烈	彭 成	彭 勇	彭明婷	彭晓忠	彭瑞云
彭毅志	斯拉甫·艾白		蒚 坚	蒚立宏	董方田	蒋力生

蒋建东　　蒋建利　　蒋澄宇　　韩晶岩　　韩德民　　惠延年　　粟晓黎

程天民　　程仕萍　　程训佳　　焦德友　　储全根　　舒　强　　童培建

曾　苏　　曾　渝　　曾小峰　　曾正陪　　曾国华　　曾学思　　曾益新

谢　宁　　谢立信　　蒲传强　　赖西南　　赖新生　　詹启敏　　詹思延

鲍春德　　窦科峰　　窦德强　　褚淑贞　　赫　捷　　蔡　威　　裴国献

裴晓方　　裴晓华　　廖品正　　谭仁祥　　谭先杰　　翟所迪　　熊大经

熊鸿燕　　樊　旭　　樊飞跃　　樊巧玲　　樊代明　　樊立华　　樊明文

樊瑜波　　黎源倩　　颜　虹　　潘国宗　　潘柏申　　潘桂娟　　潘超美

薛社普　　薛博瑜　　魏光辉　　魏丽惠　　藤光生　　B·吉格木德

《中华医学百科全书》学术委员会

主任委员　巴德年

副主任委员（以姓氏笔画为序）

汤钊猷　　吴孟超　　陈可冀　　贺福初

学术委员（以姓氏笔画为序）

顾景范　徐文严　翁心植　栾文明　郭　定　郭子光　郭天文
郭宗儒　唐由之　唐福林　涂永强　黄秉仁　黄洁夫　黄璐琦
曹仁发　曹采方　曹谊林　龚幼龙　龚锦涵　盛志勇　康广盛
章魁华　梁文权　梁德荣　彭小忠　彭名炜　董　怡　程天民
程元荣　程书钧　程伯基　傅民魁　曾长青　曾宪英　温　海
强伯勤　裘雪友　甄永苏　褚新奇　蔡年生　廖万清　樊明文
黎介寿　薛　淼　戴行锷　戴宝珍　戴尅戎

《中华医学百科全书》工作委员会

主任委员　姚建红

副主任委员　李　青

执行主任委员　张　凌

顾问　罗　鸿

编审（以姓氏笔画为序）

　开赛尔库尔班　　　　司伊康　　吴翠姣　　张　宇　　张　凌　　张之生
　张立峰　　张晓雪　　陈　懿　　陈永生　　松布尔巴图　呼素华　　郭亦超
　傅祚华　　谢　阳

编辑（以姓氏笔画为序）

　尹丽品　　孙文欣　　李元君　　刘　婷　　沈冰冰　　陈　佩　　胡安霞
　郭　琼

工作委员

　张晓雪　　左　谦　　吴　江　　刘　华　　黄艳霞　　栾　韬　　马春丽
　孙雪娇　　张　飞

办公室主任　吴翠姣

办公室副主任　孙文欣

中医药学类

王金贵	天津中医药大学
王继红	广州中医药大学
井夫杰	山东中医药大学
牛　坤	海南医学院
冯　跃	成都中医药大学
吕子萌	安徽中医药大学
吕立江	浙江中医药大学
刘明军	长春中医药大学
刘俊昌	新疆医科大学
齐凤军	湖北中医药大学
李永平	青海大学
李进龙	河北中医药大学
李铁浪	湖南中医药大学
吴云川	南京中医药大学
邰先桃	云南中医药大学
林志刚	福建中医药大学
周运峰	河南中医药大学
房　敏	上海中医药大学
姚　斐	上海中医药大学
唐宏亮	广西中医药大学
龚　利	上海中医药大学
章海凤	江西中医药大学

前　言

　　《中华医学百科全书》终于和读者朋友们见面了！

　　古往今来，凡政通人和、国泰民安之时代，国之重器皆为科技、文化领域的鸿篇巨制。唐代《艺文类聚》、宋代《太平御览》、明代《永乐大典》、清代《古今图书集成》等，无不彰显盛世之辉煌。新中国成立后，国家先后组织编纂了《中国大百科全书》第一版、第二版，成为我国科学文化事业繁荣发达的重要标志。医学的发展，从大医学、大卫生、大健康角度，集自然科学、人文社会科学和艺术之大成，是人类社会文明与进步的集中体现。随着经济社会快速发展，医药卫生领域科技日新月异，知识大幅更新。广大读者对医药卫生领域的知识文化需求日益增长，因此，编纂一部医药卫生领域的专业性百科全书，进一步规范医学基本概念，整理医学核心体系，传播精准医学知识，促进医学发展和人类健康的任务迫在眉睫。在党中央、国务院的亲切关怀以及国家各有关部门的大力支持下，《中华医学百科全书》应运而生。

　　作为当代中华民族"盛世修典"的重要工程之一，《中华医学百科全书》肩负着全面总结国内外医药卫生领域经典理论、先进知识，回顾展现我国卫生事业取得的辉煌成就，弘扬中华文明传统医药璀璨历史文化的使命。《中华医学百科全书》将成为我国科技文化发展水平的重要标志、医药卫生领域知识技术的最高"检阅"、服务千家万户的国家健康数据库和医药卫生各学科领域走向整合的平台。

　　肩此重任，《中华医学百科全书》的编纂力求做到两个符合。一是符合社会发展趋势：全面贯彻以人为本的科学发展观指导思想，通过普及医学知识，增强人民群众健康意识，提高人民群众健康水平，促进社会主义和谐社会构建。二是符合医学发展趋势：遵循先进的国际医学理念，以"战略前移、重心下移、模式转变、系统整合"的人口与健康科技发展战略为指导。同时，《中华医学百科全书》的编纂力求做到两个体现：一是体现科学思维模式的深刻变革，即学科交叉渗透/知识系统整合；二是体现继承发展与时俱进的精神，准确把握学科现有基础理论、基本知识、基本技能以及经典理论知识与科学思维精髓，深刻领悟学科当前面临的交叉渗透与整合转化，敏锐洞察学科未来的发展趋势与突破方向。

　　作为未来权威著作的"基准点"和"金标准"，《中华医学百科全书》编纂过程中，制定了严格的主编、编者遴选原则，聘请了一批在学界有相当威望、具有较高学术造诣和较强组织协调能力的专家教授（包括多位两院院士）担任大类主编和学科卷主编，确保全书的科学性与权威性。另外，还借鉴了已有百科全书的编写经验。鉴于《中华医学百科全书》的编纂过程本身带有科学研究性质，还聘请了若干科研院所的科研管理专家作为特约编审，站在科研管理的高度为全书的顺利编纂保驾护航。除了编者、编审队伍外，还制订了详尽的质量保证计划。编纂委员会和工作委员会秉持质量源于设计的理念，共同制订了一系列配套的质量控制规范性文件，建立了一套切实可行、行之有效、效率最优的编纂质量管理方案和各种情况下的处理原则及预案。

《中华医学百科全书》的编纂实行主编负责制，在统一思想下进行系统规划，保证良好的全程质量策划、质量控制、质量保证。在编写过程中，统筹协调学科内各编委、卷内条目以及学科间编委、卷间条目，努力做到科学布局、合理分工、层次分明、逻辑严谨、详略有方。在内容编排上，务求做到"全准精新"。形式"全"：学科"全"，册内条目"全"，全面展现学科面貌；内涵"全"：知识结构"全"，多方位进行条目阐释；联系整合"全"：多角度编制知识网。数据"准"：基于权威文献，引用准确数据，表述权威观点；把握"准"：审慎洞察知识内涵，准确把握取舍详略。内容"精"："一语天然万古新，豪华落尽见真淳。"内容丰富而精练，文字简洁而规范；逻辑"精"："片言可以明百意，坐驰可以役万里。"严密说理，科学分析。知识"新"：以最新的知识积累体现时代气息；见解"新"：体现出学术水平，具有科学性、启发性和先进性。

《中华医学百科全书》之"中华"二字，意在中华之文明、中华之血脉、中华之视角，而不仅限于中华之地域。在文明交织的国际化浪潮下，中华医学汲取人类文明成果，正不断开拓视野，敞开胸怀，海纳百川般融入，润物无声状拓展。《中华医学百科全书》秉承了这样的胸襟怀抱，广泛吸收国内外华裔专家加入，力求以中华文明为纽带，牵系起所有华人专家的力量，展现出现今时代下中华医学文明之全貌。《中华医学百科全书》作为由中国政府主导，参与编纂学者多、分卷学科设置全、未来受益人口广的国家重点出版工程，得到了联合国教科文等组织的高度关注，对于中华医学的全球共享和人类的健康保健，都具有深远意义。

《中华医学百科全书》分基础医学、临床医学、中医药学、公共卫生学、军事与特种医学和药学六大类，共计144卷。由中国医学科学院/北京协和医学院牵头，联合军事医学科学院、中国中医科学院和中国疾病预防控制中心，带动全国知名院校、科研单位和医院，有多位院士和海内外数千位优秀专家参加。国内知名的医学和百科编审汇集中国协和医科大学出版社，并培养了一批热爱百科事业的中青年编辑。

回览编纂历程，犹然历历在目。几年来，《中华医学百科全书》编纂团队呕心沥血，孜孜矻矻。组织协调坚定有力，条目撰写字斟句酌，学术审查一丝不苟，手书长卷撼人心魂……在此，谨向全国医学各学科、各领域、各部门的专家、学者的积极参与以及国家各有关部门、医药卫生领域相关单位的大力支持致以崇高的敬意和衷心的感谢！

《中华医学百科全书》的编纂是一项泽被后世的创举，其牵涉医学科学众多学科及学科间交叉，有着一定的复杂性；需要体现在当前医学整合转型的新形式，有着相当的创新性；作为一项国家出版工程，有着毋庸置疑的严肃性。《中华医学百科全书》开创性和挑战性都非常强。由于编纂工作浩繁，难免存在差错与疏漏，敬请广大读者给予批评指正，以便在今后的编纂工作中不断改进和完善。

刘德培

凡　例

一、《中华医学百科全书》（以下简称《全书》）按基础医学类、临床医学类、中医药学类、公共卫生类、军事与特种医学类、药学类的不同学科分卷出版。一学科辑成一卷或数卷。

二、《全书》基本结构单元为条目，主要供读者查检，亦可系统阅读。条目标题有些是一个词，例如"推拿"；有些是词组，例如"推拿治则"。

三、由于学科内容有交叉，会在不同卷设有少量同名条目。例如《药剂学》《中药药剂学》都设有"片剂"条目。其释文会根据不同学科的视角不同各有侧重。

四、条目标题上方加注汉语拼音，条目标题后附相应的外文。例如：

tuīnáxué
推拿学（science of tuina of traditional chinese medicine）

五、本卷条目按学科知识体系顺序排列。为便于读者了解学科概貌，卷首条目分类目录中条目标题按阶梯式排列，例如：

推拿手法学 ………………………………………………………………………………

　推拿手法 ………………………………………………………………………………

　　推拿基本手法 …………………………………………………………………………

　　　滚法 ………………………………………………………………………………

六、各学科都有一篇介绍本学科的概观性条目，一般作为本学科卷的首条。介绍学科大类的概观性条目，列在本大类中基础性学科卷的学科概观性条目之前。

七、条目之中设立参见系统，体现相关条目内容的联系。一个条目的内容涉及其他条目，需要其他条目的释文作为补充的，设为"参见"。所参见的本卷条目的标题在本条目释文中出现的，用蓝色楷体字印刷；所参见的本卷条目的标题未在本条目释文中出现的，在括号内用蓝色楷体字印刷该标题，另加"见"字；参见其他卷条目的，注明参见条所属学科卷名，如"参见□□□卷"或"参见□□□卷□□□□"。

八、《全书》医学名词以全国科学技术名词审定委员会审定公布的为标准。同一概念或疾病在不同学科有不同命名的，以主科所定名词为准。字数较多，释文中拟用简称的名词，每个条目中第一次出现时使用全称，并括注简称，例如：中华人民共和国药典（简称中国药典）。个别众所周知的名词直接使用简称、缩写，例如：DNA。药物名称参照《中华人民共和国药典》2015 年版和《国家基本药物目录》

2012 年版。

九、《全书》量和单位的使用以国家标准 GB 3100~3102—1993《量和单位》为准。援引古籍或外文时维持原有单位不变。必要时括注与法定计量单位的换算。

十、《全书》数字用法以国家标准 GB/T 15835—2011《出版物上数字用法》为准。

十一、正文之后设有内容索引和条目标题索引。内容索引供读者按照汉语拼音字母顺序查检条目和条目之中隐含的知识主题。条目标题索引分为条目标题汉字笔画索引和条目外文标题索引，条目标题汉字笔画索引供读者按照汉字笔画顺序查检条目，条目外文标题索引供读者按照外文字母顺序查检条目。

十二、部分学科卷根据需要设有附录，列载本学科有关的重要文献资料。

目　录

推拿学 ……………………………………… 1
［基础类与临床基础类条目］
推拿 ……………………………………… 3
按摩与导引 ……………………………… 4
膏摩 ……………………………………… 5
推拿介质 ………………………………… 5
推拿热敷 ………………………………… 6
推拿治则 ………………………………… 6
推拿八法 ………………………………… 7
推拿意外 ………………………………… 8
保健按摩 ………………………………… 9
按摩器具 ………………………………… 10
推拿研究 ………………………………… 11
推拿生物力学 …………………………… 12
推拿手法测定分析仪 …………………… 13
推拿手法学 ……………………………… 14
推拿手法 ………………………………… 15
推拿基本手法 …………………………… 16
㨰法 ……………………………………… 16
滚法 ……………………………………… 17
一指禅推法 ……………………………… 17
一指禅偏锋推法 ………………………… 18
揉法 ……………………………………… 19
摩法 ……………………………………… 19
推法 ……………………………………… 19
擦法 ……………………………………… 20
搓法 ……………………………………… 21
抹法 ……………………………………… 21
扫散法 …………………………………… 21
点法 ……………………………………… 22
捏法 ……………………………………… 22
拿法 ……………………………………… 23
按法 ……………………………………… 23
捻法 ……………………………………… 23
拍法 ……………………………………… 24

击法 ……………………………………… 24
拨法 ……………………………………… 25
抖法 ……………………………………… 25
振法 ……………………………………… 25
推拿复合手法 …………………………… 26
按揉法 …………………………………… 26
拿揉法 …………………………………… 26
推摩法 …………………………………… 26
牵抖法 …………………………………… 26
运动关节类手法 ………………………… 27
摇法 ……………………………………… 27
脊柱摇法 ………………………………… 27
四肢摇法 ………………………………… 27
扳法 ……………………………………… 29
脊柱扳法 ………………………………… 29
四肢扳法 ………………………………… 30
拔伸法 …………………………………… 32
脊柱拔伸法 ……………………………… 32
四肢拔伸法 ……………………………… 32
推拿功法学 ……………………………… 33
推拿功法 ………………………………… 35
呼吸锻炼法 ……………………………… 36
实用练功法 ……………………………… 36
［易筋经］
韦陀献杵势 ……………………………… 37
摘星换斗势 ……………………………… 38
青龙探爪势 ……………………………… 39
卧虎扑食势 ……………………………… 39
掉尾摇头势 ……………………………… 40
［少林内功］
坐档势 …………………………………… 40
前推八匹马势 …………………………… 40
倒拉九头牛势 …………………………… 41
力劈华山势 ……………………………… 41
三起三落势 ……………………………… 41

　　推把上桥势 ……………………… 42
　　双虎夺食势 ……………………… 42
推拿治疗学 ………………………… 43
　推拿疗法 ………………………… 45
　　一指禅推拿 ……………………… 46
　　滚法推拿 ………………………… 47
　　内功推拿 ………………………… 47
　　正骨推拿 ………………………… 48
　　指压推拿 ………………………… 49
　　脊柱推拿 ………………………… 50
　[骨科病证]
　　颈椎病 …………………………… 50
　　落枕 ……………………………… 51
　　颈椎间盘突出症 ………………… 52
　　腰椎间盘突出症 ………………… 52
　　脊柱小关节紊乱症 ……………… 53
　　急性腰扭伤 ……………………… 54
　　慢性腰肌劳损 …………………… 55
　　退行性腰椎滑脱症 ……………… 55
　　第三腰椎横突综合征 …………… 56
　　臀上皮神经炎 …………………… 57
　　肩关节周围炎 …………………… 57
　　肱骨外上髁炎 …………………… 58
　　腕管综合征 ……………………… 59
　　膝关节骨性关节炎 ……………… 59
　　踝关节内翻扭伤 ………………… 60
　　颞颌关节紊乱症 ………………… 60
　[内科病证]
　　头痛 ……………………………… 61
　　失眠 ……………………………… 62
　　胃脘痛 …………………………… 62
　　便秘 ……………………………… 63
　　眩晕 ……………………………… 63
　　中风后遗症 ……………………… 64
　　面神经麻痹 ……………………… 65

　[妇科病证]
　　乳痈 ……………………………… 65
　　痛经 ……………………………… 66
　[五官科病证]
　　慢性鼻炎 ………………………… 66
小儿推拿学 ………………………… 67
　小儿推拿 ………………………… 70
　小儿特定穴 ……………………… 71
　[头面部穴位]
　　坎宫 ……………………………… 73
　　天门 ……………………………… 73
　　额天心 …………………………… 73
　　大天心 …………………………… 73
　　中庭 ……………………………… 74
　　眉心 ……………………………… 74
　　山风 ……………………………… 74
　　年寿 ……………………………… 74
　　延年 ……………………………… 75
　　准头 ……………………………… 75
　　井灶 ……………………………… 75
　　风池 ……………………………… 75
　　气池 ……………………………… 76
　　三阴 ……………………………… 76
　　三阳 ……………………………… 76
　　耳后高骨 ………………………… 76
　　太阴 ……………………………… 76
　　太阳 ……………………………… 77
　　额阴阳 …………………………… 77
　　龙角 ……………………………… 77
　　虎角 ……………………………… 77
　　牙关 ……………………………… 77
　[四肢部穴位]
　　脾经 ……………………………… 78
　　肝经 ……………………………… 78
　　心经 ……………………………… 78

肺经 ································· 78
肾经 ································· 79
小肠 ································· 79
大肠 ································· 79
胃经 ································· 79
三焦 ································· 80
命门 ································· 80
肾纹 ································· 80
肾顶 ································· 80
四横纹 ······························ 80
小横纹 ······························ 81
掌小横纹 ···························· 81
板门 ································· 81
内劳宫 ······························ 81
小天心 ······························ 81
总筋 ································· 82
一扇门 ······························ 82
二扇门 ······························ 82
二人上马 ···························· 82
外劳宫 ······························ 82
五指节 ······························ 83
甘载 ································· 83
靠山 ································· 83
外八卦 ······························ 83
威灵 ································· 83
精宁 ································· 84
虎口 ································· 84
皮罢 ································· 84
母腮 ································· 84
左端正 ······························ 84
右端正 ······························ 85
水底 ································· 85
老龙 ································· 85
十王 ································· 85
一窝风 ······························ 85

横门 ································· 86
螺蛳骨 ······························ 86
交骨 ································· 86
大横纹 ······························ 86
膊阳池 ······························ 87
肘肘 ································· 87
走马 ································· 87
琵琶 ································· 87
洪池 ································· 87
三关 ································· 88
六腑 ································· 88
天河水 ······························ 88
膀胱 ································· 88
百虫 ································· 89
前承山 ······························ 89
外鬼眼 ······························ 89
内鬼眼 ······························ 89
鱼肚 ································· 89
［躯干部穴位］
心眼 ································· 90
乳根 ································· 90
乳旁 ································· 90
胁肋 ································· 90
腹 ·································· 91
丹田 ································· 91
肚角 ································· 91
虚里 ································· 91
阑门 ································· 91
桥弓 ································· 92
天柱骨 ······························ 92
脊柱 ································· 92
七节骨 ······························ 92
龟尾 ································· 93
小儿推拿手法 ······················· 93
小儿推法 ···························· 94

小儿摩法 …………………………………… 94
小儿按法 …………………………………… 95
小儿揉法 …………………………………… 95
小儿捏法 …………………………………… 96
小儿运法 …………………………………… 96
小儿搓法 …………………………………… 96
小儿摇法 …………………………………… 97
小儿拿法 …………………………………… 97
小儿掐法 …………………………………… 97
小儿捣法 …………………………………… 98
小儿抖法 …………………………………… 98
小儿捻法 …………………………………… 99
小儿擦法 …………………………………… 99
小儿振法 …………………………………… 99
小儿刮法 ………………………………… 100
小儿推拿复式操作法 …………………… 100
水底捞月 ………………………………… 100
按弦搓摩 ………………………………… 101
天门入虎口 ……………………………… 101
老虎吞食 ………………………………… 101
黄蜂入洞 ………………………………… 102
运水入土 ………………………………… 102
运土入水 ………………………………… 102
天河引水法 ……………………………… 102
飞经走气 ………………………………… 103
赤凤摇头 ………………………………… 103
黄蜂出洞 ………………………………… 103
二龙戏珠 ………………………………… 104
凤凰单展翅 ……………………………… 104
猿猴摘果 ………………………………… 104
打马过河 ………………………………… 105
龙入虎口 ………………………………… 105
赤凤摇尾 ………………………………… 105
凤凰鼓翅 ………………………………… 106
揉耳摇头 ………………………………… 106

孤雁游飞 ………………………………… 106
引水上天河 ……………………………… 107
老汉扳缯 ………………………………… 107
肘肘走气 ………………………………… 107
乌龙摆尾 ………………………………… 107
凤凰展翅 ………………………………… 107
双凤展翅 ………………………………… 107
苍龙摆尾 ………………………………… 108
开璇玑 …………………………………… 108
总收法 …………………………………… 108
小儿推拿治疗 …………………………… 108
感冒 ……………………………………… 109
发热 ……………………………………… 110
咳嗽 ……………………………………… 111
哮喘 ……………………………………… 111
反复呼吸道感染 ………………………… 112
夏季热 …………………………………… 113
疰夏 ……………………………………… 113
腹泻 ……………………………………… 114
腹痛 ……………………………………… 114
小儿便秘 ………………………………… 115
呕吐 ……………………………………… 116
呃逆 ……………………………………… 117
疳积 ……………………………………… 117
厌食 ……………………………………… 118
小儿脱肛 ………………………………… 118
惊风 ……………………………………… 119
夜啼 ……………………………………… 119
遗尿 ……………………………………… 120
尿频 ……………………………………… 120
癃闭 ……………………………………… 121
癫痫 ……………………………………… 122
面神经瘫痪 ……………………………… 122
脑性瘫痪 ………………………………… 123
臂丛神经损伤 …………………………… 124

问题。虽然推拿的临床疗效显著，但是对于其手法、功法在不同体质及不同病情的患者中如何进行选择以增强临床疗效仍然需要进一步研究。相信随着现代科学技术发展，推拿学充分利用现代科学技术的手段进行深入研究，并将更加科学、合理，因其显著疗效而得以广泛推广应用。

研究范围　通过应用现代解剖学、生理病理学、分子生物学、神经生理学、生物力学、计算机技术等相关学科理论及光、电、磁等现代科学技术手段对推拿学科的基础理论、技术、应用和教学等相关问题进行深入研究。

理论研究　推拿学科主体边际清晰，有反映其特殊规律的理论，而且运用临床思维方法与治疗理论出现了多元化现象。例如，治疗运动系统疾病时采用现代解剖学、生理病理学与中医筋骨理论相结合；治疗内、妇科疾病时，多采用中医脏腑学说、经络学说理论；治疗儿科疾病时，则是按照小儿推拿的特定穴位、小儿推拿复式操作法等独特的理论进行治疗。这种理论学说上的多元性，极大催化推拿学科的成熟与发展；在理论研究时进行多元化理论的融合与研究，也推动了学科理论的丰富与发展。

技术研究　主要为推拿手法、功法，以其操作方法的标准化、临床应用的规范化及作用原理为主要研究内容。手法技术主要以力为作用特征，是医师用手，或适当运用医师肢体的其他部分，或借助一定的器具以达到手的功能的延伸，在受术者体表的特定部位上做规范性的动作以防病治病。研究时以"力"为突破口，应用生物力学，可以客观地描述手法的运动轨迹，对手法的作用部位、力的大小、频率高低、方向与角度等做出定量性分析及研究。可以运用力学计算公式对手法的人体作用力进行计算，研究制定手法的技术操作规范与标准。推拿功法通过应用现代研究方法对其作用效果及其机制进行系统的研究，证实推拿功法可对机体运动、循环、呼吸、神经、内分泌、免疫等各个系统产生有益的影响。

应用研究　推拿学的临床应用特点表现为手法与功法分别在人体体表上操作及运动人体肢体；宽泛的适应范围和严格的禁忌证成为推拿学的临床应用特点；多种推拿手法与功法及其产生不同的作用，能改善其临床疾病的某些病理过程，缓解症状，决定了推拿的治疗范围较广，应用于骨伤科、内科、外科、妇科、儿科等不同的临床学科。

与相关学科的关系　推拿学科与其他各学科相比存在理论学说上的多元性。推拿学科的形成与发展，除自身的推拿手法、功法和特定穴理论外，与中医学基础理论尤其是经络学说、现代解剖学、运动生理学和生物力学有着密切的关联。推拿学科与这些西医学学科进行融合创新，既可使医师正确地掌握和操作推拿手法，熟悉受术者的解剖结构和生理病理特点，从而发挥推拿的治疗作用，又可通过科学研究进一步阐释推拿的作用机制和临床效应，使推拿学科日趋完善和成熟。

（房　敏　吕立江）

tuīná

推拿（tuina）　用手法与功法治疗疾病的方法，又称推拿疗法。手法：是指在中医基本理论指导下，医师以手或肢体其他部位或器械，按照规范化的技术要求，在受术者一定的部位或腧穴上所做的以防治疾病和保健强身为目的的技巧动作。功法："功"指功夫，通过各种特定的锻炼方法，使技能得以提高，其主要要素由功底、功时、功力等组成。功底是一个人的悟性与练功素质，功时是指练功时间的累积，功力是练功的效果。"法"为练习方法与法则，主要有徒手练功法、器械练功法、武术练功法及医疗练功法等。两者均通过疏通经络、行气活血、理筋整复、滑利关节、强筋壮骨，起到防病治病的作用，均属于外治法。临床上常相互配合使用。

历史源流　推拿，古称按摩、按蹻、跷引、导引等，如《素问·血气形志篇》记载："形数惊恐，经络不通，病生于不仁，治之以按摩醪药。"《素问·异法方宜论篇》记载："中央者，其地平以湿，天地所以生万物也众，其民杂食而不劳，故其病多痿厥寒热，其治宜导引按蹻。"《灵枢·病传》记载："黄帝曰：余受九针于夫子，而私览于诸方，或有导引行气、乔摩、灸、熨、刺、焫、饮药之一者，可独守耶，将尽行之乎？岐伯曰：诸方者，众人之方也，非一人之所尽行也。""推拿"一词，始见于明代万全的小儿推拿著作《幼科发挥》，明代钱汝明在《秘传推拿妙诀·序》中指出："推拿一道，古曰按摩，上世治婴赤，以指代针之法也。"目前，中国有的地区称推拿，有的地区称按摩，按照学科内涵的发展，应该统称为"推拿"。推拿起源，可能萌于人类本能的自我防护，在原始社会，人类在繁重而艰苦的劳动生产过程中，经常发生损伤和病痛，会不自觉地用手抚摸、拍打伤痛局部及其周围部位。当这种抚摸、拍打使疼痛减轻后，人类从中不断地积累了经验，逐渐由自发的本能行为发展到自觉的医疗行为，再经过不断的总结、提高，就成为一门古代的推拿医术。导引的起源是远古人根据当时生产和生活的需要，在采集和渔猎生活中，受行走、跑步、跳跃、投掷、攀登、游水、角斗等生产与生活技能的启发，或为了丰富生活而进行的各种舞蹈动作，或为缓解身体病痛进行的自我保健按摩。这些生活中的跑跳、为了争夺领地的搏斗，或舞蹈娱乐，或按摩疗伤的古老方法，逐渐演变为自觉的、有意识的身心锻炼方法，随着社会的发展与保健的需要，逐渐发展为推拿功法。现代推拿的形成经历了漫长而曲折的发育、成熟与完善的过程。先秦时期，按摩是主要的治疗和养生保健手段，发展到晋代葛洪《肘后备急方》已经从简单趋于成熟，其记载的其他按摩手法，有摩、指按、爪、按、抓、指弹、抽掣、捻、摩捋、抑按、掷、拍、指捏等。手法的适应证，涉及卒心痛、卒腹痛、霍乱转筋、口㖞僻、风头及脑掣痛、脚气、胃反、风热隐疹等内外科诸疾。并首次对汉代以前已广泛应用的膏摩做了总结。在隋唐之前，常常将"导引"和"按摩"联系在一起称谓。到了隋唐时期，巢元方的《诸病源候论》在各病症之后附以"补养宣导"之法（对症导引疗法），达260多种，其中包括大量按摩法，主要是自我按摩法。唐朝在官方设置的医学教学机构中由按摩博士向按摩生做系统的技法传授。至明代形成的小儿推拿的独特操作法，这种操作法包括小儿推拿手法和小

儿推拿特定穴。明末曹珩（元白）的《保生秘要》，书中涉及的手法有：扳、搓、拿、摩、擦、掐、运、击（弹）、擦摩、摩运、搓运、擦搓、分、分摩、推拂、指按、掌熨、中指熨搓、一指点、指甲捻等。明代托名达摩的《易筋经》有"揉法"专论，还有木杵、木槌、石袋拍打法，开后世捏筋拍打流派之先河。清代以"正骨八法"为代表的骨伤类手法在正骨科中确立了地位；小儿推拿疗法从南方向全国辐射，治疗范围扩大，手法渐多。直到近代，推拿手法主要是在民间，一门一派以师带徒的形式世代相传。新中国成立后，各具特色的手法技能、学术观点与专业理论开始交流并逐渐融通，有关推拿手法文献、基础、动作原理及临床应用机制等各个层面的科研成果，其涉及的数量、范围与水平得到了全方位的提高。推拿依据手法的运动学特征分成摆动类、挤压类、摩擦类、振动类、叩击类与运动关节类六大类手法，初步构建成中国推拿手法的学术体系。推拿疗法的科学研究也有了突破性进展，极大地丰富了推拿手法理论，向传统推拿手法经验注入了现代科学内涵，为现代推拿手法学的形成提供了充足的科学依据，使推拿疗法重新焕发出勃勃的生机。

基本内容 推拿学是一门跨学科的应用科学，涉及中医学和现代科学的许多领域。其基本内容有：推拿基础知识，如推拿的基本概念、基本内容、发展源流、适应证、禁忌证、注意事项、推拿体位、推拿辅助要素、推拿反应、推拿诊法、推拿穴区、推拿的作用和原理等；推拿手法，主要研究手法式结构、技能训练、动作原理、作用机制、临床应用

及其研究方法等；推拿功法，其内容与推拿手法共同构成推拿疗法的基本技能；推拿治疗，研究推拿的治疗作用、治疗原理、治疗原则、基本治法及骨伤、内、外、妇、儿、五官等科中推拿适应证等；推拿保健，研究推拿的预防保健作用、施术方法、自我推拿保健方法等；推拿实验，是运用现代科学研究推拿手法、功法和治疗机制等，其内容主要分为基础研究和临床研究；推拿文献，是以研究代表性推拿古籍和各推拿流派的理论、方法和应用为主要内容。

指导意义 推拿要创新发展就要适应新时代要求，必须建立推拿的量化标准及科学的操作规范。在中医理论与现代科学的指导下，对手法评判标准、分类、力学特征及量效关系等进行充分研究，以提高推拿治疗的技术层次和应用水平。充分应用推拿基本理论，在教学上，让操作者容易明确自己手法操作的力量和深度，容易理解"持久、有力、均匀、柔和"的手法操作要领，使传统推拿重在感性地"悟"转变为可以量化地去做，尽快掌握推拿要领；在科研上，使推拿基础研究更有科学性、可重复性，也有利于优秀成果的推广应用；在临床上，形成手法与功法标准化、规范化，提高临床疗效具有重要的指导意义。

（房　敏　吕立江）

ànmó yǔ dǎoyǐn

按摩与导引（massage and daoyin） 是中国传统祛病养生的方法。按摩是推拿的别称，是以手法为主要手段，在人体上进行的规范化操作而防治疾病的方法。导引是以中国传统功法为主要手段，通过自我锻炼调整而防治疾

病和养生保健的方法。中医经典著作《黄帝内经》把导引和按摩作为防治疾病的重要手段纳入医学体系之中。按摩与导引联系密切，又各有侧重。

历史源流　按摩是人类在长期实践中由本能动作逐渐演变为自觉的医疗行为。中国较早的推拿记载可见于甲骨文。甲骨卜辞中多次出现一个象形文字"付"，为"拊"字的初文，意为"一个人用手在另一人腹部或身上抚摩"。早期的按摩有许多称谓，明代出现了"推拿"一词，此后两者并存通用。目前多以"推拿"正式命名这一学科，仍有地区或领域沿用"按摩"名称。

导引可追溯到原始社会或者更早。《吕氏春秋·古乐》记载，"昔陶唐氏之始，阴多滞伏而湛积，水道壅塞，不行其原，民气郁阏而滞著，筋骨瑟缩不达，故作为舞以宣导之"。其中，"舞"是导引的最早雏形。"导引"一词，较早的见于《庄子·刻意》："吹呴呼吸，吐故纳新，熊经鸟伸，为寿而已矣。此道（导）引之士，养形之人，彭祖寿考者之所好也。"

《引书》记载了导引是以主动性关节运动为主，也可以由他人被动操作。晋代李颐注《庄子》释为"导气令和，引体令柔"，认为导引包括肢体运动和呼吸开合等。唐代成玄英疏《庄子》亦称"导引神气，以养形魄，延年之道，驻形之术"，认为通过导引神气，对人的形神均有益处。

王冰《素问·异法方宜论》注解"导引按蹻"谓："导引，谓摇筋骨，动支节。"而按蹻则是被动运动："按，谓抑按皮肉，蹻，谓捷举手足。"唐代慧琳《一切经音义》："凡人自摩自捏，伸缩手足，除劳去烦，名为导引。若使别人握搦身体，或摩或捏，即名按摩也。"对按摩与导引分别做了明确的释义，将被动的手法操作称为按摩，肢体动功加上自我按摩称为导引。宋代张从正将按摩与导引合称"按导"。

指导意义　目前，按摩与导引都是推拿学科的重要组成部分。按摩有治病保健功效，既可他人操作，也可自我按摩。导引有调身、调息、调心功效，以自我锻炼为主，也可由他人协助导引。在研究古代推拿文献时，按摩和导引具有重要的学术价值。

（姚斐　房敏）

gāomó

膏摩（tuina with herbal ointment）

将中药配制而成膏剂抹于体表的治疗部位上，再施以手法，以发挥手法和药物的综合治疗作用来防治疾病的方法。膏摩是将推拿与药物配合运用的一种形式。之所以称为"膏摩"，一是因为"摩"是操作时常用方法，故作为推拿的简称；二是因为手法操作时，介质通常选用膏剂。

历史源流　膏摩在中国的发展源远流长。长沙马王堆3号墓出土的帛书《五十二病方》中记载了中国推拿史上最早的药膏与膏摩。《黄帝内经》记载了"马膏"面瘫。汉代张仲景在《金匮要略》首次提出了"膏摩"一词，并将其与针灸、导引等法并列，用于预防保健。据《诸病源候论》《外台秘要》《千金要方》等记载，华佗还将膏摩与火灸同用以治疗"伤寒始得一日在皮肤"，对后世医家的影响极其深远。《神农本草经》有膏摩用于小儿疾病的最早记载。

晋代葛洪是第一位系统论述膏摩的证、法、方、药的医家。《肘后备急方》中介绍了以蜜作为介质摩身，治疗时行疮疡。《刘涓子鬼遗方》书中记载了近十首膏摩方，用于治疗外科病症，并体现了对痈疽病的辨证论治思想。孙思邈《千金要方》记载了许多预防和治疗小儿疾患的膏摩方。王焘所著的《外台秘要》一记载大量的膏摩方名，多注明了膏摩方的出处，为后世研究膏摩的发展史提供重要的参考价值。北宋初期的《太平圣惠方》记载大量膏摩方，并体现了专方专用的特点。

清代吴尚先编著的外治法专著《理瀹骈文》一书详细介绍了将药物熬膏，或敷或擦，或摩或浸或熏的方法。这就使古代的膏摩、药膏得到了空前的发展。民国陆锦笙著的《鱼孚溪外治方选》，载有推拿外治方数十则，有众多用药物推拿之法，突破了前人用药膏摩患处的局限，在用药、手法方面更加灵活多变，适应证范围也更为广泛。

指导意义　膏摩适用范围广，在内科、外科、妇科、儿科、伤科及五官科等诸科都广泛应用。从膏摩配方及其应用来看，膏摩主要是具有温热散寒、健脾化湿、疏通经络、行气活血、消肿镇痛的作用。目前在运用推拿进行治病的过程中，常选用姜汁、葱白汁、酒精、薄荷水、冬青膏等作为介质，也是从膏摩演化而来。膏摩介质不但可以加强手法作用，提高治疗效果，而且还可起到润滑和保护皮肤的作用。

（姚斐　房敏）

tuīná jièzhì

推拿介质（tuina mediums）

在推拿手法操作时涂于受术者体表起润滑作用或兼有治疗作用的制剂。手法操作过程中，在推拿部位的皮肤上配合使用的葱姜水、酒精、香油、药膏、粉剂或清水等，这些水剂、油剂、膏剂或粉末统称为推拿介质，也称推拿递质。如摩擦类手法使用膏剂介质，又称膏摩。

历史源流　推拿时应用介质，在中国有悠久的历史，《五十二病方》记载了介质制作和运用，如将多种中药按一定比例，并以车故脂调和制成药膏用来按摩。《灵枢·经筋》介绍了用白酒和桂制作成马膏。东汉张仲景《金匮要略》首次提出"膏摩"一词："四肢才觉重滞，即导引、吐纳、针灸、膏摩，勿令九窍闭塞。"《圣济总录》记载"若疗伤寒以白膏摩体，手当千遍，药力乃行，则摩之用药，又不可不知也"。《景岳全书》记载"治发热便见腰痛者，以热麻油按痛处揉之可止"。

指导意义　介质的作用一是润滑、保护皮肤，减少手法摩擦对皮肤造成的损伤；二是通过透皮吸收，发挥介质中药物的治疗作用；三是通过手法摩擦生热，发挥手法、穴位和介质中所含药物的协同作用，增强疗效。小儿推拿重视膏摩的应用，常使用葱姜汁、滑石粉等介质进行推拿。

介质的剂型通常有水剂、粉剂、油剂、汁剂、乳剂、膏剂等。一般来说，葱姜汁、薄荷汁等具有解表的作用，多用于表证；葱姜水、冬青膏等具有温热散寒作用，多用于寒证；凉水、酒精等具有清凉退热作用，多用于热证；含人参等滋补成分的药酒等具有滋补作用，多用于虚证；红花油、云南白药酊等具有活血化瘀的作用，多用于血瘀证；其他证型可选用一些中性介质，如滑石粉、爽身粉等。

（姚斐　房敏）

tuīná rèfū

推拿热敷（tuina with hot compress）　根据病情将相应的药物装入袋内或毛巾包裹，煎汤用毛巾热敷或炒热后置于患部，将药物的治疗作用和热力通过皮肤深透吸收，起到温经通络、调和气血的作用，加强推拿疗效的外治疗法是推拿临床常用的一种辅助疗法。

历史源流　药物外敷疗法的产生与人类用植物、泥浆之类涂敷伤口的自发行为有关，随着局部按压和敷药重复操作，发现具有止血、镇痛、消肿，甚至加速创伤的愈合的作用，此类经验不断总结和发展逐步形成一种外治疗法。古代的热敷方法很多，诸如药熨、汤熨、酒熨、葱熨、铁熨、盐熨、土熨等。《五十二病方》和《黄帝内经》中记载的"熨"法就是热敷法。

指导意义　根据热敷用具湿度的特点，热敷可分干热敷和湿热敷，可以单独操作，也可以在推拿之后操作。干热敷就是用黄豆、盐、沙、土、药等炒热放于袋中敷于患处。湿热敷是将热敷毛巾等用具浸泡在熬煮好的药液内，绞干取出，趁热敷在患处。根据不同的热敷方法，热敷用具可以灵活变通。民间也往往就地取材选用泥坯、砖加热后浇醋裹上毛巾做热敷。热敷也可以用一个布袋做敷料收纳容器，将熬煮中药的渣滓收纳于布袋以做热敷，布袋有收纳药物作用，还可以提供形状塑造，以其做热敷可以调整脊柱生理弧度，也有支撑作用。或可采用药饼（糊）热敷法。将药物直接捣烂调拌面粉做成饼并放入笼上蒸熟，或将药物研成细末，调拌辅料做成饼或糊状，加热后敷于治疗部位。也可捣烂新鲜药物或调拌油料类药物直接捏饼。另外，也可以将糊剂或饼剂置于患处，用艾绒搓柱放置其上，点燃后加热操作，类似临床隔物灸法的操作。

热敷法借助温热之力，将药物渗透皮毛腠理，循经运行，内达脏腑，从而产生防治疾病的作用。热敷法是中医独特有效的外治法之一，由于操作简单，取材方便，费用低廉，安全性高，临床应用广泛。

（姚斐　房敏）

tuīná zhìzé

推拿治则（tuina treatment principles）　推拿治疗疾病的总的治疗原则。推拿医师坚持在中医整体观念和辨证论治指导下，制定对临床病症具有普遍指导意义的治疗规则。推拿的基本治疗原则包括：整体观念，辨证施术；标本同治，缓急兼顾；以动为主，动静结合。临床工作中，在基本治则的基础上，因人、因时、因地、因病、因症制宜，采用和组合不同的治疗方法治疗疾病。

基本内容　主要包括以下3个方面。

整体观念，辨证施术　推拿治疗既要注意机体整体对局部的影响，又要重视局部整体的调整作用。推拿诊疗过程中要树立整体观念，全面端详，做到重点突出，远近兼施。依据病邪的特异性、中病层次、体质特异性及推拿治法的特异性选择适当的疗法，综合功法、手法、膏摩、熏蒸、热敷、药物等要素，达到良好的临床疗效。在临床上运用推拿疗法治疗骨伤科疾患，应建立整体观念及"筋骨整体观"，在治疗内妇疾病时，明确推拿方案的临床作用和地位，是作为主要治疗措施，还是辅助性治疗，必要时配合其他治疗方法。辨证施术是指推拿临床中将四诊所收集的资料、症状和体征，通过分析、综合，辨清疾病的病因、性质、部位，以及邪正之间的关系，概括、判断为某种性质的证，然后根据辨证的结果确立治疗法则，选择手法的操作方法、穴位和部位，进行具体的操作治疗。辨证施术的原则具有同病异治和异病同治特点。同病异治，即同一疾病采用不同的推拿手法和功法治疗。异病同治，即不同的疾病采用相同的推拿手法和功法治疗。

标本同治，缓急兼顾　由于推拿学具有自身的特点，在"治病必求于本"的原则指导下，应该标本同治、缓急兼顾。既要针对疾病的主要矛盾治疗，又要注重疾病次要矛盾的处理；既要针对疾病的急性发作采取应急措施，又要兼顾疾病慢性症状的处理。例如小儿惊风，患儿出现高热、神志不清、牙关紧闭、气急鼻扇、四肢抽搐等危重症状时，应以开窍镇惊为主，治以掐人中、拿合谷、掐老龙、掐威灵等，待症状情况缓解后，再审证求因以治其本。然而在某些情况下，则应标本并重，标本同治。例如，治疗脊柱关节紊乱所致的肌痉挛疼痛，此时要遵循"标本同治"原则，施以整复手法，纠正脊柱关节的紊乱，同时施以理筋手法，缓解肌痉挛，从而达到治愈的目的。

以动为主，动静结合　推拿治疗是一种运动疗法。不论手法，还是功法训练，都是在运动。推拿需要坚持"以动为主"的治疗原则，在手法操作时，或指导患者进行功法锻炼时，根据不同的疾病、不同的病情，确定其作用力的强弱、节奏的快慢、动作的缓疾和肢体活动幅度的大小。适宜的运动方式，是取得理想疗效的关键。同时也必须注意"动静结合"，手法操作时，要求医务人员和患者都应该情志安静，思想集中，动中有静；治疗后，患者要注意安静休息，让机体有一个自身调整恢复的过程。

指导意义　推拿治则是在中医整体观念和辨证论治的基本原则指导下对临床病症制定的具有普遍意义的治疗法则，具体可概括为整体观念，辨证施术；标本同治，缓急兼顾；以动为主，动静结合。

推拿治疗的各种方法都是由推拿治则所规定的，正确掌握推拿治则能够指导临床针对性地选择应用推拿手法，对发挥推拿治疗方法的临床疗效具有重要作用。

（姚斐 房敏）

tuīná bāfǎ

推拿八法 (tuina eight methods)

针对具体病症的八种推拿基本治疗方法，即温法、通法、补法、泻法、汗法、和法、散法、清法。

温法　温散寒邪、恢复阳气的治法。《素问·至真要大论》曰："寒者温之。"《素问·举痛论》提出："按之则热气至，热气至则痛止矣。"说明手法有温经散寒、补益阳气的作用，对机体因受寒而引起的伤痛，推拿可达到祛寒镇痛的作用。临床中，为了达到温热的效果，多使用具有产热效应的手法。如擦法、振法、摩法等。临床主要用于治疗脾胃虚寒，表现为胃脘冷痛、呕吐溏泄、四肢不温等症。手法操作时多缓慢、柔和，时间较长。

通法　即疏通之法，具有通壅滞、行气血的作用。《素问·血气形志》曰："形数惊恐，经络不通，病生于不仁，治之以按摩醪药。"《医宗金鉴》曰："按其经络，以通郁闭之气……"《厘正按摩要术》说，"按能通血脉""按也最能通气"，说明推拿可以治疗经络不通所引起的病证。临床中，针对经筋不通，经常"以痛为腧"，在四肢上多用推、拿、搓、揉等手法，再结合拔伸法拉伸、放松肌肉，以通其经脉，用以治疗急、慢性软组织疼痛及其相关病证。

补法　又称补益、补养、补虚。补法有补气血津液之不足、脏腑机能之衰弱的作用，多用于治疗各种虚证。明代周于藩曰："缓摩为补"，说明手法具有补法的作用。《理瀹骈文》提出"按气血流通即是补"，认为推拿等外治法补益机制与药物内服的补气、养血、滋阴、壮阳等有相通之处。推拿临床补五脏，多以督脉、膀胱经背俞穴、腹部特定穴为主，可使用一指禅推、揉、摩、擦、按等手法；增强脾胃功能、疏理肝气、促进气血化生，可使用摩揉中脘、关元、脾俞、胃俞、肾俞，揉膻中、膈俞等；补益肝肾、滋阴壮阳可使用擦命门、腰阳关，揉关元、气海等方法。操作时多轻柔、长时间、弱刺激。

泻法　即泻实之法，用于治疗各种实证。推拿之泻，不同于药物之峻猛，故体质虚弱、津液不足、气虚无力致大便秘结者，亦有较好效果。一般来说，泻法操作有以下规律：逆经操作为泻，逆时针方向操作为泻，急速而重的推拿手法或操作为泻。临床上多使用一指禅推、揉、摩、擦、按等手法，操作时手法的力量稍重、频率较快。如食积便秘，可用一指禅推天枢、足三里、支沟、大肠俞、八髎穴等；如遇小儿癃闭、产后或术后尿滞留等小便不畅、小便不通之症时，可按压关元、中极、水道、归来，在下腹部操作时，医者揉摩患者小腹，从上往下推压腹部中线等。

汗法　即发汗、发散之法，用于治疗表证。《素问·至真要大论》云："其在皮者，汗而发之。"临床上，外感风寒可以挤压类和摆动类手法为主，配合一指禅推风池、风府以疏风；按揉合谷、外关以祛风解表；推按大椎、风门、肺俞以散热通经、祛风宣肺。先轻后重，使汗逐渐透出，达到祛风散寒解表的目的。小儿外感则要配合开天门、推坎宫、掐二扇门及黄蜂入洞等法。《幼科推拿秘书》曰："黄蜂入洞，此寒重取汗之奇法也。"推拿治疗发汗之后，应避风寒。

和法　即和解、调和之法，有调和气血、调理脏腑的功效，多用于治疗气血不和、脏腑功能失调的病症。当病在半表半里而不宜汗、不宜吐、不宜下者可用此法。《素问·至真要大论》云："谨察阴阳所在而调之，以平为期。"调和之法，以和阴阳为重。临床上多用推、揉、搓、按、拿、捏、运等手法，操作时平稳柔和，频率较缓，并注意经络的特性，以达到阴阳平衡的目的。推揉膀胱经背俞穴，可和脏腑阴阳；揉中脘、章门、期门，搓胁肋可和肝胃；按揉关元、中极，擦八髎可和经血；揉板门，可和脾胃；拿揉肩井，运外八卦，可和一身气血。分手阴阳，可和阴阳、气血，行滞消食，治寒热往来，烦躁不安；分腹阴阳，可健脾和胃，理气消食，治呕吐、腹胀、厌食；掐四横纹，可和上下之气血，治身体瘦弱不欲饮食；小儿捏脊，有调阴阳、理气血、和脏腑、通经络、培元气的功效。

散法　即消散、疏散之法，有疏散血气、化除结聚的功效，多用于治疗气滞、血瘀、积聚之证。《素问·举痛论》曰："寒气客于肠胃之间，膜原之下……小络急引故痛，按之则血气散，故按之痛止。"临床上多用一指禅推、搓、摩等手法为主，操作时要轻快柔和。如饮食过度、脾失健运所致的胸腹胀满、痞闷，可用一指禅推、摩、搓等手法散之；气郁胀满则施以轻柔的一指禅推、摩法散之；肝气郁滞所致的胁肋疼痛，常以搓抹双肋的方法散之；有形的凝滞积聚，可用一指禅推、摩、揉、搓等手法散之，频率由缓慢而转快，可达消瘀散结的作用。

清法　即清热之法，具有清热凉血、清热祛暑、生津除烦等作用，多用于治疗热病。《素问·至真要大论》曰："温者清之。"推拿用清法，无苦寒伤脾胃之虞。手法以推、揉、掐等手法为主，操作时多快速、重施，刚中带柔。推拿介质多用寒凉之水、滑石粉等。临床中如病在表者，当治以清热解表，多用开天门、推坎宫手法；表实热者，逆经轻推背部膀胱经，揉大椎等；表虚热者，顺经轻推背部膀胱经，顺揉太阳穴等；病在里且属气分大热者，当清气分之邪热，逆经轻推脊柱，掐揉合谷、外关等；阴亏虚热者，轻擦腰部、推涌泉、摩下丹田、清天河水等；血分实热者，逆经重推脊柱、退六腑等。

（姚斐　房敏）

tuīná yìwài

推拿意外（tuina accidents）

推拿者对疾病认识不清，操作错误或患者体位不当或精神过于紧张，会出现一些局部或全身性的损伤，如瘀血肿胀、破皮损伤、疼痛加剧、感觉异常，甚至休克等异常情况。

历史源流　推拿作为一种非药物疗法，历史悠久，疗效明确，相对安全。但临床实践中的意外现象时有发生。推拿意外的危害一直为医学界重视。如张介宾在《类经》中指出："导引者，但欲运行血气而不欲有所伤也，故惟缓节柔筋而心和调者乃胜是任，其义可知。今见按摩之流，不知利害，专用刚强手法，极力困人，开人关节，走人元气，莫此为甚。病者亦以谓法所当然，即有不堪，勉强忍受，多见强者致弱，弱者不起，非惟不能去病，而适以增害。用若辈者，不可不慎。"《古今医统》亦云："是法（按摩）亦绝不传。其仅存于世者，往往不能用，用或乖戾，以致夭札而伤者多矣。"万全的《幼科发挥》《育婴秘诀》等著作也有多处小儿推拿意外的记录。明胡文焕《类修要诀》劝人不要接受被动按摩："劝君更莫将摩按，按摩血脉终分散。只是搓揉自己行，自己行时甚方便。"这些手法误治现象对推拿医学的形象产生较为严重的负面影响。

指导意义　推拿意外的原因常见因素包括诊断不明或误诊，对疾病的机制和手法作用的原理缺乏认识，手法操作或者选用不当，未能鉴别推拿治疗适应证和禁忌证。为避免医源性损伤，医者应具备扎实的理论基础和医疗技能，提高诊断的正确率，排除推拿禁忌证，避免误诊误治。提高手法操作的正确性和安全性，特别是一些摇、扳、拔伸等运动关节类手法。在治疗时需注意选择适当的体位，减少和避免推拿意外的发生。

（姚斐　房敏）

bǎojiàn ànmó

保健按摩（health-care massage）

在中医学和西医学理论的指导下，运用手法达到未病防患、已病防变、病后防复目的的医学技能。保健按摩是相对于治疗性推拿而言，以养生保健、防病益寿为目的，具有放松性、康乐性、休闲性、调整性等特点。保健按摩可分为他人按摩和自我按摩两种。

历史源流　主要包括以下 3 个方面。

起源与形成　按摩起源于人类本能的自我防护反应。在原始社会中，当人类因撞击、跌损、扭挫等外伤引起肢体疼痛、麻木时，会不自觉地用手抚摸、拍打伤痛局部或其周围。当原始人发现这种抚摸、拍打可以减轻病痛后，经过长时间实践和不断总结，这种自发的本能逐渐发展成为自觉的医疗行为，形成了最古老的按摩疗法。

约 3000 年前刻在甲骨文上的文字已有保健按摩的记载。甲骨卜辞中多次出现一个象形文字"付"，为"拊"字的初文。表示一个人用手在另一人腹部或身上抚摩。甲骨文中有几段文字，记载了为王室成员按摩前作的可行性占卜过程，并记录了按摩师的名字。

马王堆汉墓出土的《导引图》包含秦汉时期自我保健按摩记载，书中描绘了捶背、抚胸、搓腰、揉膝等 44 种动作。《黄帝内经》记载了多种按摩手法，提出按摩的适应证和禁忌证，提出按摩的作用原理和按摩的发源地，将按摩确立为手法医学的名称，标志着按摩理论体系的形成。张仲景已将按摩的膏摩法同针灸、吐纳、导引等法并列，作为养生保健之

法。《金匮要略》记载："若人能养慎，不令邪风干忤经络，适中经络，未流传脏腑，即医治之。四肢觉重滞，即导引、吐纳、针灸、膏摩，勿令九窍闭塞。"陶弘景养生著作《养性延命录·导引按摩篇》详细论述了自我养生按摩法。魏晋南北朝时期，中国传统的道家养生之风大行。自我养生按摩法也进入了全盛期。这一时期葛洪《抱朴子·遐览》所存道经目录记载的《按摩经》（一卷），很可能是自我养生按摩专著。当时自我按摩称为"自按摩"，其名除见于《养性延命录》外，还见于南朝著作《上清修行经诀》和《上清修身要事经》等。

魏晋南北朝时期，自我按摩的操作手法从单式手法向套路按摩演变。《太清道林摄生论·按摩法第四》载有"自按摩法十八势"和"老子按摩法"。《太清道林摄生论》除推崇自我按摩外，重视被动性全身保健按摩的作用，记载了以足部操作的踩踏法。

兴盛与广传　保健按摩在晋隋唐时期广泛应用。隋唐开创按摩医学教育，在太医署设立按摩专科及其人员等级职称，确认了按摩在祖国医学中的地位，为按摩医学的发展奠定了基础。

隋唐时期，推拿已发展成为一门专业的治疗方法，得到了朝廷的认可，在医学分科设置中按摩科占据了重要位置。隋代太医署按摩科设有按摩博士 20 人，按摩师 120 人，按摩生 100 人。唐代增加了"按摩工."《新唐书·百官志·第三十八》记载："按摩博士一人，按摩师四人，并从九品下；掌教按摩导引之法，以除疾病，损伤折跌者正之。"按摩博士不仅承担按摩任务，还负有宫廷保健与指导导引养生的责任。

保健按摩在民间发展迅速。孙思邈在《千金要方·茶性》中提出："每日必须调气、补泻、按摩、导引为佳，勿以康健，便为常然，常须安不忘危，预防诸病也。"特别强调了按摩之法在预防疾病中的重要作用。《千金翼方》还记载有面部膏摩美容的方法。孙思邈将膏摩用于小儿保健"小儿虽无病，早起常以膏摩囟上及手足心，甚辟寒风"。宋代诗人陆游和苏东坡都十分推崇保健按摩，他们以诗文的形式赞颂保健按摩的功效。如苏东坡在《苏沈良方》中称："其效初不甚觉，但积累百余日，功用不可量，比之服药，其力百倍……其妙处非言语文字所能形容，然亦可道其大略，若信而行之，必有大益。"《陆游集》中"病减停汤熨，身衰赖按摩""抚摩尚有道，四境皆耕桑，我亦以治病，不减玉函方""晨兴袖手观空寂，饭罢宽腰习按摩""解衣摩腹西窗下，莫怪人嘲作饭囊"等，说明当时按摩在民间盛行，被广泛用于养生保健。

明代出现按摩的另一名称"推拿"，保健按摩和自我养生按摩进一步发展。明隆庆五年医学机构调整，按摩科取消。按摩从业者出现分化：以"手法"的名义寄身于正骨科；按摩的应用对象转向小儿，小儿推拿体系初步形成；流传于浴室和理发业，转化为民间的保健按摩。明代还出现了与保健按摩相关的著作《净发须知》，以及全身保健按摩程序，如王廷相《摄生要义·按摩篇·大度关》。

清代按摩被排斥在正规医学学科之外，保健按摩以自我保健按摩为主，在民间流传。尤乘的《寿世青编》中汇集擦鼻、摩面、兜肾、擦脐、叩齿、摩丹田等自

我按摩方法。徐文弼的《新编寿世传真》介绍了全身各部位的自我按摩保健功法。王祖源的《内功图说》阐明了摩腹的治疗原理，形成了自我按摩为主的"延年却病法"。

复兴 1911 年之后，保健按摩继续在民间发展，形成了一些地区性民间按摩流派。西方手法开始传入中国。

1950—1976 年，按摩出现复苏，并逐渐普及。随着推拿学科现代教育的开展，推拿学科快速发展，临床、教学、科研全面展开。

当前，推拿成为国家对手法医学和手法临床分科的正式命名。保健按摩作为推拿分支学科进入一个蓬勃发展的新时期，在民众的保健事业中发挥重要作用。

基本内容 包括以下 3 种经典保健按摩方法。

防病按摩 《千金要方·养性·居处法第三》："小有不好，即按摩按捺，令百节通利，泄其邪气。凡人无问有事无事，常须日别蹋脊 背四肢一度；头项苦令熟蹋，即风气时行不能著人。此大要妙，不可具论。"

保健按摩 《摄生要义·按摩篇》："凡人小有不快，即须按摩按捺，令百节通利，泄其邪气。凡人无问有事无事，须日要一度，令人自首至足，但系关节处，用手按捺，各数十次，谓之大度关。先百会穴，次头四周，次两眉外，次目眦，次鼻准，次两耳孔及耳后，皆按之；次风池，次项左右，皆揉之；次两肩甲，次臂骨缝，次肘骨缝，次腕，次手十指，皆捻之；次脊背，或按之，或捶震之；次腰及肾堂，皆搓之；次胸乳，次腹，皆揉之无数；次髀骨，捶之；次两膝，次小腿，次足踝，

次十指，次足心，皆两手捻之；若常能行此，则风气时去，不住腠理，是谓泄气。"

健脾按摩 《千金要方·养性·道林养性第二》："每食讫，以手摩面及腹，令津液通流。食毕当行步踌躇，计使中数里来，行毕使人以粉摩腹上数百遍，则食易消，大益人，令人能饮食，无百病，然后有所修为为快也。"

保健按摩以阴阳五行、脏腑经络、气血津液等中医基础理论为依据，在手法操作过程中将点、线、面、体结合在一起，刚柔相济。通过规范、有效的手法作用于体表的特定部位、经络或腧穴，起到行气活血、疏通经络、濡养筋骨、平衡阴阳、调和脏腑等作用，从而达到健身防病的目的。

(姚斐 房敏)

ànmó qìjù

按摩器具 (massage tools)

能够起到按摩功效的器械和工具。按摩器具可以分为手动和电动两类，如按摩梳、按摩棒、按摩捶等按摩辅助工具，以及具有自动按摩功能的按摩床、按摩椅等器械。

历史源流 按摩使用工具，在中国有悠久的历史。《五十二病方》记载了用钱匕推刮治疗小儿惊风抽搐。《灵枢·九针十二原》记载员针和锃针两种按摩工具，以员针摩于病所治疗病在分肉间和锃针用于按脉取气，令邪气独出。"员针者，针如卵形，揩摩分间，不得伤肌肉，以泻分气；锃针者，锋如黍粟之锐，主按脉勿陷，以致其气。"《医宗金鉴》记载了振梃微微振击用于治疗气血凝结，疼痛肿硬。《医宗金鉴·正骨心法要旨·器具总论》："振梃，即木棒也。长尺半，圆如钱大。

或面杖亦可。盖受伤之处，气血凝结，疼痛肿硬，用此梃微微振击其上下四旁，使气血流通，得以四散，则疼痛渐减，肿硬渐消也。"《遵生八笺》记载用滚凳摩擦足底养生，"以脚踹轴滚动，往来脚底，令涌泉穴受擦，无烦童子。终日为之，便甚"。《老老恒言》记载用美人拳捶背保健按摩。《老老恒言·卷三·杂器》："捶背以手，轻重不能调。制小囊，絮实之，如莲房，凡二。缀以柄，微弯，似莲房带柄者。令人执而捶之，轻软称意。名美人拳。或自己手执，反肘可捶，亦便。"

民国时期记载有揉打工具和具体程序，如《内功十三段图说》提出"揉打各法程序说"，先用揉法揉遍全身，后用散竹棒、木棒、铁丝棒等分层次对人体击打，"久则膜皆腾起，浮至于皮，与筋齐坚，全无软陷，始为全功"。就是通过揉法使人体浅层"气坚"后，需进一步加力而深入，方用散竹棒击打。最后要"用散铁丝棒打之，打外虽属浅，而震入于内则属深矣，内外皆坚，方为全功"。揉法和棒击结合，可使身体内外皆强。

内功推拿流派则将竹棒、木棒等拍打工具改进为桑枝棒，并创立了一套四肢和全身击打的常规套路。桑枝棒击法已成为内功推拿的标志性手法之一。

指导意义 目前在保健按摩实践基础上，结合物理学、仿生学、生物电学、中医学等原理研制开发出多种保健按摩器材，如按摩椅、按摩床及多部位的按摩器具等。包括天然按摩器和电子按摩器。电子按摩器又可分为电磁按摩器、震动按摩器和红外按摩器等。

按摩器是替代手的工具、器

械，作为手的延伸，已广泛地应用于保健按摩。但在施行按摩前，必须先进行诊断，排除按摩禁忌证，确保安全舒适。

（姚斐 房敏）

tuīná yánjiū

推拿研究（tuina research）

在中医理论指导下，应用现代科学技术和科研方法，研究推拿的基础理论、作用规律和作用机制而进行的一系列研究活动。

历史源流 推拿起源于人类自我防护的本能，是最早的保健手段。如砭石、艾灸、药物等需借助外界物质条件支持，而推拿仅凭人类双手便可进行最早的医疗活动。在古代殷墟甲骨文中便已有利用推拿治疗疾患的记载。推拿研究主要分为以下6个时期。

春秋战国时期 长沙马王堆出土的大批帛书和竹木简上也记载了大量按摩、导引、吐纳等内容。这些出土的医书反映了春秋战国或者更早时期，推拿就被广泛地应用于临床治疗。春秋战国至三国时期，由于医学发展的时代局限性，推拿研究较为分散，主要应用于临床治疗，《黄帝内经》《伤寒杂病论》《金匮要略》等经典医籍就完整地记载了推拿防治疾病的方法。此时期，推拿研究虽然尚未出现独立体系，但也出现推拿与其他疗法相结合应用的研究萌芽，形成了"膏摩"疗法。

两晋南北朝至隋唐时期 推拿手法研究得到一定的发展延伸，出现了捏脊法和抄腹法，表明推拿手法已经从简单的按压、摩擦向手指相对用力且双手协同操作的成熟化方向发展。此时期，又将按摩与导引功法的优势特点结合。《黄庭经》《胎息经》等均是导引的重要参考资料。《黄庭经》还将内丹理论得以发挥。

宋金元明清时期 开始对推拿手法作用进行分析研究。《儒门事亲》开展了推拿按摩理论研究的新思路，认为按摩属于"汗法"范畴，这是首次提出了推拿按摩具有发汗的作用。此时期，推拿的适应人群也拓展至儿童，许多小儿推拿专著相继问世。同时，对于伤科疾病的诊治经验也在逐步研究总结。《医宗金鉴》中把"摸、接、端、提、按、摩、推、拿"列为伤科八法，对推拿按摩的治疗方法及适应证进行系统的研究论述。

民国时期 由于国家卫生政策不重视中医，尤其不重视操作型的医疗技术，推拿只能以分散的形式在民间发展。根植于民间的推拿虽然受地域限制无法交流，但也顺应地域性流行病学特点及民间需求，在几代推拿人的研究传承下，发展成为各具特色的推拿学术流派。这也使得推拿流派研究发展迅速，促进了近现代推拿流派研究的发展。

中华人民共和国成立后 随着推拿学正式被列入国家教育体系，规范、全面的推拿研究体系也逐渐构成。1956年中国第一所推拿专科学校在上海成立，为培养和壮大推拿领域专业人才作出了积极贡献，并逐步开始了对推拿历史和文献的研究与整理工作。1986年，上海中医学院推拿系成立，并招收了全国第一批推拿学硕士研究生，在培养高精尖临床推拿医师的同时，初步开展了推拿的生理作用和治疗机制探索等方面的研究工作，为后续推拿研究的开展奠定了基础。1991年，全国第一家上海市中医药研究院推拿研究所成立。研究所成立后，逐步改变推拿经验医学现状，各种新技术、新方法、新理念的融入，开拓了推拿研究的新局面，并全面开展了推拿作用机制的现代实验研究。与此同时，随着现代医学先进研究理念与技术的引进，全国各地的推拿研究也相继发展起来。从临床疗效观察发展到作用机制研究，从人体试验研究发展到动物实验研究，从文献整理研究发展到应用循证医学的方法开展推拿临床标准化研究等等，这些都标志着推拿研究领域得到了较大的拓展。

21世纪至今 这一时期主要以推拿作用规律、生物效应机制及推拿手法标准化研究为主。此时推拿研究在总结整理前期研究的基础上，不断突破，持续深入。各地开设了推拿生物力学实验室和推拿手法生物效应实验室，并紧跟世界医学领域发展前沿变化，正在逐步实现与其他学科的交叉融通，如组织胚胎学、病理生理学、分子生物学、细胞学、神经电生理学、生物化学、生物力学等学科，为推拿研究的进一步发展开辟了许多新的领域。时至今日，推拿研究仍不断发展，并且在全国各级别重大项目中，推拿学科均占有一席之地。2016年，世界卫生组织邀请长春中医药大学、天津中医药大学、上海中医药大学、南京中医药大学4家单位联合制定《WHO推拿实践操作规范》，这充分证明了在推拿相关研究成果的支持下，中国的推拿学科已经引领世界，并得到了全球医学界的重视。

基本内容 推拿研究包括推拿基础研究、推拿临床研究、推拿循证医学研究、推拿手法规范化研究及导引功法研究等。

推拿基础研究 主要包括推拿手法生物力学研究、推拿手法生物学效应研究、推拿动物模型研究等。推拿手法生物力学研究主要研究手法机械力作用于人体体表的特定部位，对各个组织进行局部力学加载，引起各组织形态学变化、应力变化、位移变化和局部内环境变化。同时，对手法动作的外形特征进行研究，包括手法运动的时间特征、空间特征和时空特征所表现出来的动作特点等。推拿手法生物学效应研究主要是研究手法作用后人体肌肉、神经、血流、脏器等一系列生理过程反应。

推拿临床研究　主要包括前瞻性研究、队列研究及病例对照研究等。在20世纪50年代后期，推拿的临床研究范围已经涉及骨伤、内、妇、外、儿科等领域。从发表的临床研究文献来看，推拿临床研究病种已经达到200余种，其中以运动系统、神经系统、消化系统疾病为主。推拿领域的研究团队也获得了一系列如"973计划"、国家自然科学基金等重大科研项目的支持。然而，由于缺乏质控标准、样本量分配比例不合理及缺乏大样本、多中心、随机对照研究，故推拿临床研究还需进一步优化发展。

推拿循证医学研究　循证医学极其重视最佳证据的来源及其评价，临床证据主要来自大样本的随机对照临床试验和系统性评价或荟萃分析。只有严格遵照循证医学要求，才能保证推拿临床研究证据的有效性。

推拿手法规范化研究　主要是利用现代研究手段，探索手法生物力学特点及手法作用时间、作用量与推拿疗效之间的关系，揭示推拿手法产生疗效的规律性，更准确地指导临床实践，提高临床治疗水平，为推拿学科的教学、科研和临床工作提供科学依据。

导引功法研究　以中医学基础理论为指导，借助现代科学技术研究易筋经、少林内功、太极拳、八段锦、五禽戏等传统功法对人体各系统产生的有益影响，是推拿研究的重要组成部分。推拿功法具有强身健体、防病保健、功能康复的作用，医生指导患者进行功法锻炼，既可以提高临床疗效，也有助于患者达到治病、防病的目的。目前实验表明，导引功法对推拿医生、患者及亚健康人群的体能、肌肉骨骼系统均产生有益影响，其效应是通过对人体心血管、呼吸、神经、内分泌、免疫各系统的共同作用而实现的。

指导意义　中医学的各个学科，在发展建设的过程中既要充分传承中医学的特色和精华，也要不断地拓宽研究领域，结合现代循证医学、生物力学、现代生物技术等学科，实现理论创新和技术创新。而创新的根源在于长期的探索与实践。推拿研究在继承传统推拿学理论的基础上，充分利用现代科学的技术和方法，通过实验活动发现、验证、分析和解决推拿作用理论、作用机制，以及推拿学存在的相关问题。推拿研究的不断深入与丰富，不仅有助于推拿学科的可持续发展，而且更能精准地指导临床实践。推拿研究就是要在长期的临床与实验研究基础上，寻找推拿学的新问题、提出推拿学的新理论、实现推拿学的新发展。

（姚斐 房敏）

tuīná shēngwù lìxué

推拿生物力学（tuina biomechanics）　应用力学原理和方法对人体中的推拿力学问题进行定量研究的交叉属性的课程。如对推拿的力量大小、频率快慢、作用时间长短等的力学问题展开定量研究。研究范围从人体的整体到系统、器官、组织、细胞、分子。

历史源流　中国古代的医学文献中，针对推拿生物力学已早有部分论述，如清代张振鋆的《厘正按摩要术》中记载："揉法以手宛转回环，宜轻宜缓，绕于其上也，是从摩法生出者。"清代吴谦的《医宗金鉴·正骨心法要旨》中描述按法"谓以手往下抑之也"。清代熊应雄的《小儿推拿广意》中记载："揉外劳宫，和五脏，治潮热，左转清凉，右转温热。"此外，如"顺摩为补，逆摩为泻""捏而提起谓之拿"等都是关于手法运动学特征的简要描述。

为了揭示推拿的本质和特点，在20世纪50年代至60年代，相继开展了推拿生理作用及治疗机制的初步研究。20世纪80年代以来，推拿学科在与各个相关学科相互交叉、相互渗透的过程中，研究范围不断扩大。推拿生物力学研究大都围绕着推拿手法力的大小、方向和作用点等要素展开。这些研究为推拿手法量化、规范化及标准化的研究奠定了理论基础。为完成推拿数据的采集和分析，从20世纪80年代初起，国内开始了推拿手法刺激量参数采集设备的研制。最早王国才等研制开发了推拿手法力学信息测录系统，在此基础上建立了中医推拿力学信息计算机处理系统。而与此同时，上海中医学院与同济大学合作研制出推拿手法测定仪。近些年，国外的高科技压力传感器检测系统陆续被引入以及国内的一些科研开发创新，使得推拿手法的检测内容更为丰富和精确。通过研究分析，可以提示被测手法特定式的动力学参数，如频率和手法的动力学参数的最佳组合模式及最佳推拿时间等。了解产生手法动作形式的动作结构，使手法动力学研究从定性向定量化和客观化方面迈进了一大步，对推动推拿手法动力学研究进程大有裨益，也为探索推拿手法标准化提供了新的研究方法和途径。

基本内容 推拿生物力学研究包括两个部分：一是推拿运动学，是推拿生物力学的重要研究部分，是医师正确施力于受术者或功法锻炼从而达到治疗效果的前提。主要研究施术医师操作手法时的肩、臂、肘、腕和手等在操作过程中随时间变化的复杂动作和功法锻炼的姿态变化。二是推拿动力学，研究施术医师所施力的变化，以及施术医师自身肩、臂、肘、腕和手内在力的变化。二者相辅相成，紧密相关。运用生物力学的理论和方法，基于运动学与动力学参数对推拿手法进行规范化研究，对揭示手法操作原理及进一步探讨其治疗机制具有重要意义。

通过研究得出推拿手法的科学施力应包括以下内容：①最佳着力点部位的选择。②腧穴或治疗部位应有足够"强"的峰值力。③相关组织周围足够多的冲量值。④所选腧穴间距离的长短及其所处解剖部位的差异。⑤最佳手法频率。⑥治病所需最佳冲量值。⑦旋转手法操作的关键力学参数包括作用力、加速度、作用时间、位移及振动冲量及其相互关系等。研究均指出推拿手法刺激量与手法的作用部位，手法的着力面，作用力的大小、方向及持续时间等因素相关。近年来，手法的规范化研究大多根据手法运动生物力学的研究成果，以揭示手法动

作的运动学、动力学规律和原理，再结合应用人体运动的"动作结构"原理来构建手法技术规范的标准和内涵。

一种推拿手法动作的完成不是一个关节所能实现的，而需要多个关节共同作用，目前尚未进行手法多关节运动规律的研究，也未对某一关节的关节角度进行明确研究。构建以三维运动捕捉、表面肌电图、手法压力测试等技术为主的推拿手法多系统同步测试平台，具有能够同时获得运动特征、肌肉电信号和力学参数的优势。在此基础上，研究推拿手法的运动耦合性特征，更能真实地反映推拿手法的生物力学特征和运动规律。因此，基于多系统同步测试平台研究推拿手法的运动耦合性特征，可成为推拿手法生物力学研究的首选方法。

指导意义 推拿生物力学的研究对今后的临床及科研主要有以下两个方面的指导意义：一是运用不断发展的现代技术，采集推拿作用的应力应变、手法载荷与功法不同姿势所产生的效应等，结合神经生物等学科交叉探讨手法的治疗机制；二是在现有的技术基础之上，扩大样本量，深入研究，以获得更多有效数据，建立手法力学数据库，利用大数据处理并挖掘手法运动规律，实现规范化，指导临床，继而反哺基础研究，如模拟真实手法开发人工智能、推拿仿真机器人等。

（王金贵 吕立江）

tuīná shǒufǎ cèdìng fēnxīyí

推拿手法测定分析仪（tuina manipulation analyzer） 运用计算机处理系统，应用计算机技术测量、记录并分析推拿手法作用力的数字与模拟信号的仪器。目前常用的推拿手法测定分析仪为

FZ-Ⅰ型推拿手法测力分析仪。

历史源流 早在20世纪50年代末，就有人设想从力学角度来研究推拿手法。但受到当时环境条件的影响，直至20世纪70年代，有学者开始将中医推拿手法学与力学、运动学、生物学、数学、物理学、计算机学等学科结合起来，初步形成了以现代科学理论、观点和方法来研究手法力学特性的推拿手法运动生物力学。在山东中医学院与山东省科学院计算机中心的合作下，1982年王国才等人率先应用电阻应变技术，将手法表现为可视化的三维动态曲线图，研制出TDL-Ⅰ型推拿手法动态力测定仪，开发了推拿手法力学信息测录系统，并通过该系统采集了上海、山东等地推拿名师的㨰法、一指禅推法等手法。后又与刘鲜京等人合作，建立了中医推拿力学信息计算机处理系统，在济南、上海、杭州等地测录了70多位推拿名家的16种手法，多达360余条，建立了中国第一个"推拿手法力学信息数据库"，并在后期开发出TDL-Ⅱ型推拿手法测定仪。推拿手法测定仪的研制成功，为推拿手法操作提供了一种客观的检测和评价工具，有力地推进了推拿手法动力学研究、推拿手法标准化和手法教学现代化的进程。但推拿手法测定仪只能输出瞬时观察的电信号，该电信号消失迅速，不利于保存。为了进一步研究推拿手法动力学，在同一时期，沈国权等人在应用APPELE-Ⅱ型微机上通过实时数据处理，对㨰法和一指禅推法的动力学数据进行了深入研究。其首先根据不同手法的曲线特征自动地测试数据，进行周期识别，把连续的手法动力信号划分成各周期，然后应用统

计软件对手法各周期的不同数值进行分析。

在 20 世纪 90 年代末，通过上海中医药大学与复旦大学的合作，许世雄等人在原推拿手法测定仪的基础上进一步改进，研制了 FZ-Ⅰ型中医推拿手法测力分析仪。其将测力分析仪的输出信号输入电脑，使计算机实时显示、定量和作用力三维分析处理等功能相结合，研究㨰法合力作用点的几何轨迹，分析了产生合力几何轨迹不同形态的原因，提出了定量指标。目前，在手法运动生物力学领域内，各科学的实验方法正在不断深入并被逐步采用，应用更新数据采集和分析技术的推拿手法测定分析仪发展迅速，不断有新产品研制成功。实验手段的进步、研究的逐步深化，使得传统推拿手法正在向着现代化方向的更高水平发展。

指导意义 推拿手法测定分析仪可实现手法运动生物力学实验与教学时所需要的联机测录与存贮、信号分析处理、图形显示与识别，以及资料管理和复制再现等多方面的应用功能。其可提示手法对机体的刺激量和作用形式及其量效关系，相关人员可依据其所产生的数据与图形资料定量地评判手法的质量，以制订手法学习计划、提出改进手法动作技术的方案、观察与考核训练的进度与程度、预防错误动作造成损伤等，并在手法科研中，可以为推拿手法的运动学和动力学研究提供一种客观的评价方法。

（王金贵 吕立江）

tuīná shǒufǎxué

推拿手法学（science of tuina manipulations） 学习和研究推拿手法的术式结构、动作原理、作用机制及临床应用规律的学科。

推拿手法学是中医推拿学的组成部分，随着推拿学科整体上不断完善，"手法"作为其基本的核心医疗技术，在手法门类、操作技术及其训练方法、经验积累、疗效水平、适用范围、理论内涵及科研的深度与广度等方面，都得到了发展。

简史 推拿手法源远流长，起源于古代人类的生产劳动和生活实践经验，并不断总结发展至今。从总体上说推拿手法的发展经历了由少渐多，由简而繁，由分散的不系统的民间手法到形成各具特色的不同推拿流派，其适应范围也相应地由殷商时期用"拊法"治疗腹疾发展到治疗内、外、妇、儿等各科疾病。

春秋战国时期 手法即被广泛运用。《导引图》描写各种医疗和保健导引动作，是最早的自我推拿图谱，记载了以双手搓腰、揉膝等自我保健按摩手法。《五十二病方》记载了中国历史上最早的以车故脂（即用了多年的车轴润滑油）、黍潘（即黍米熬的汤汁）等作介质配合推拿手法的方法，还提到当时运用的多种推拿器械。《养生方》中提到的"药巾"，是将帛浸在药汁中或把药物涂在布上，用以按摩身体进行养生保健。《引书》是一部导引术专著，其基本内容包括自我按摩与肢体被动运动。此外，当时成书的许多非医学名著，如《老子》《孟子》《荀子》《墨子》等，其中都可见到有关推拿手法方面的记载。这说明当时推拿手法作为一种比较成熟的医疗与保健的手段在民间已被广泛应用，手法的形式亦日臻完善，适用范围明显扩大，治疗效果得到了进一步的提高。

秦汉三国时期 诞生了中国第一部推拿医学专著——《黄帝岐伯按摩经》10 卷（已佚）。与其同时成书的《黄帝内经》中，阐述了推拿的起源、手法、适应病证、治疗原理等，第一次提出了"按摩"一词。东汉张仲景所著《金匮要略》首先总结了"膏摩"疗法，认为它具有手法与药物的双重治疗作用，既可以预防疾病，也可以治疗疾病，而且扩大了推拿治疗范围。三国名医华佗擅用膏摩治疗伤寒及驱除肌肤的浮淫，创造了"五禽戏"导引法。另外，在《金匮要略》中，还详细记载了用按摩方法救治自缢的胸外心脏按摩术、按腹人工呼吸法、颈椎牵引、四肢关节屈伸法等。

两晋南北朝时期 膏摩疗法逐步完善并得到广泛应用。东晋道家葛洪在《肘后备急方》中系统总结了膏摩的方、药、证、法和摩膏的制作方法。书中还记载了许多推拿手法，治疗颞颌关节脱位的口内复位法已较《引书》更完备，目前还被临床广泛应用。《太清道林摄生论》是自我按摩向套路化发展的代表性著作。

隋唐时期 是推拿发展的盛世，推拿受到政府的重视，开始了有组织的推拿手法教学工作，由按摩博士教导按摩生"导引之法以除疾，损伤折跌者正之"。巢元方的《诸病源候论》在每卷之末都附有导引、按摩等相关的"补养宣导"之法。孙思邈的《千金要方》将导引与推拿结合用于保健，尤重妇儿推拿，还详述了"老子按摩法"和"天竺国按摩法"。蔺道人所著《仙授理伤续断秘方》是中国现存最早的骨伤科专著。此时期的自我按摩与膏摩疗法亦得到更广泛的应用和进一步的总结，治疗范围进一步扩大，并向国外传播。

宋元明清时期　宋代由政府组织编写的《圣济总录》是一部包括现存最早、最完整的推拿专论的医学著作。明清时代，在推拿治疗小儿疾病方面，逐步积累了丰富的临床经验和理论知识。徐用宜的《补要袖珍小儿方论》载有现存最早的小儿推拿专篇。四明陈氏所著《小儿按摩经》是中国第一部小儿推拿专著，原名《保婴神术》。龚廷贤的《小儿推拿方脉活婴秘旨全书》是现存最早的推拿专著单行本，今天采用的"推拿"这一学科名称，正是该书首先提出。明代张介宾晚年编撰的《景岳全书》记载了用背部刮痧法治疗痧证，另外还有关于手法助产、阴道手法治疗产后胞衣不下，手法揉乳治疗产后急性乳腺炎，中指按捺及摇动耳窍防治耳鸣耳聋等相关资料。《易筋经》开后世捏筋拍打疗法流派之先河，用木杵、木槌、石袋拍打肢体治疗疾病，并有"揉法"专论。清代唐元瑞编著的《推拿指南》是一部小儿推拿专著，也用于成人推拿。明清时期还形成点穴推拿流派、一指禅推拿流派、内功推拿流派等众多推拿流派。近代受封建思想及西方外来文化的影响，推拿被排斥于正统医学体系之外，长期以来，推拿手法主要在民间发展，在一门一派的范围内以师带徒的形式相传。

中华人民共和国成立后　党和政府非常重视中医及推拿医学的发展。自20世纪50年代开始，全国各大综合性医院、中医医院与教学科研单位，吸纳各地推拿名医参加工作。1987年以后，有关推拿手法的专著大量面世，手法的科学研究也进一步加强。推拿手法学科在临床医疗、手法技能、文献挖掘与利用及学术传承等方面得到了全方位的提升。推拿手法学作为一门崭新的学科，开始了新的发展历程。

研究范围　推拿手法学是理论性与实践性兼具的一门应用学科，是推拿学的核心部分。推拿手法学采用先进的技能训练方法，倡导运动生物力学实验教学模式，传承精华，守正创新，既保持了传统中医推拿学术特色，又创造性地汲取了现代研究成果的新概念、新技术与新理论。推拿手法学研究范围主要包括推拿手法的源流和流派手法，推拿手法的术式结构及其运动学、动力学规律，推拿手法的人体工程学原理，推拿手法的作用原理，推拿手法的临床应用规律，推拿手法技能的教学方法和测评方法等内容。

研究方法　以传统推拿手法理论与实用手法技术技能为主线，并与运动生物力学等现代人体科学的理论、观点与实验技术相结合。对推拿手法文献进行挖掘整理，积极推进手法的科研和创新，注重用现代科学解读推拿手法学原理，推动推拿手法和现代科学相结合、相促进，从运动生物力学的视角研究推拿手法的科学定义，进一步阐述传统推拿手法术式的动作结构、手法运动学与动力学特征为核心要素的动作原理及手法操作技术的基本要求。同时，结合临床观察研究手法的作用原理、补泻原则与刺激量的概念及其辨证应用的规律。开展实验仪器的操作应用及手法运动生物力学的研究，开拓手法前沿研究领域。

与相关学科的关系　推拿手法学是推拿学的重要组成部分，是推拿学科防治疾病的主要手段，是推拿治疗学的核心医疗技术。推拿手法学、推拿功法学关系十分密切，在临床中相互配合，互为一体，古代两者不分主次，导引、按摩合而为用。推拿学在培养专业人才方面的经验提示，手法技能的获得必须经过练功，而练功的过程包括推拿基础功法（徒手练功）与手法技能训练（米袋练习及相关人体练习）。其目的与任务包括两个方面：①通过较长时间的徒手练功，使练功者从一个"凡体"达到"精、气、神"三宝合一的境界，在身心素质方面，包括心理、意念的调控能力，脏腑器官的功能水平及肢体的力量、耐力、灵敏性、柔韧性等各方面的素质得到明显提升，为第二阶段的训练准备好身心方面的基本条件。所以，将此阶段的推拿练功，称为手法技能训练的基础。②手法技能训练阶段，包括米袋练习与人体练习两部分。米袋练习在传统推拿学中又称为米袋功，是在徒手练功之后进行的手法基础练习课目，通过此阶段练习，旨在掌握各种作用于人体软组织类手法动作结构的规范操作技术，进而练习操作时全身各环节的协调性与增强术手的臂力、指力及提高其灵敏度与柔韧性。在此基础上再进行人体操作练习，进一步获得在人体上进行手法操作的技能与体验，为临床实用奠定坚实基础。

（周运峰　房　敏）

tuīná shǒufǎ

推拿手法（tuina manipulatons）　用手或肢体的其他部分，按照各种特定的技巧和规范化的动作，作用于体表的特定部位或穴位，以达到防治疾病的治疗方法。属中医外治疗法范畴。手法是推拿防治疾病的主要手段，是一种治疗方法的特定称谓，这种特定的技巧动作根据需要可以用手操作，也可以用肢体的其他部分操作或者使用工具，如用脚操作的踩蹻法，用桑枝棒操作的棒击法，均属手法。手法以力的形式表现，但不是蛮力和暴力，而是柔和之力、巧力，这种动作技巧有别于日常生活中随意的按、拿、捏等动作，它是一种具有医疗保健作用的治疗手段，故称为法。

手法的基本要求，是持久、有力、均匀、柔和，达到深透。所谓持久，指手法持续运用一定时间，保持动作和力量的连贯性；有力，即有力量，且这种力量不可以是蛮力和暴力，而是一种含有技巧的力量；均匀，指手法操作的力量、频率和幅度都必须保持均衡；柔和，指手法轻而不浮，重而不滞，刚中有柔，柔中带刚；深透，则指手法具备了持久、有力、均匀、柔和4项要求，形成的一种渗透力，可透皮入内，深达内腑及组织深层。持久、有力体现了手法的阳刚之性，均匀、柔和体现了手法的阴柔之性，两者共同体现了刚柔并济、阴阳协调；深透是衡量手法的标准，也是取得疗效的重要保证。

以手法治疗疾病，其疗效的判定，在诊断、取穴及施治部位无误的情况下，关键取决于手法操作的准确性、应用熟练程度和功力的深浅。只有规范地掌握手法要领，操作娴熟并经过长期的功法训练和临床实践，才能极尽手法的运用之妙。正如《医宗金鉴·正骨心法要旨》所言："一旦临证，机触于外，巧生于内，手随心转，法从手出。"

（周运峰 房 敏）

tuīná jīběn shǒufǎ
推拿基本手法（basic tuina manipulations）
在推拿手法发展的过程中，经过历代医家总结归纳形成的基本的、常用的手法。由于历史和地域的原因，手法的种类繁多，为习练和研究的需要，历代医家将手法进行了较为合理的分类。若按手法术式结构的简繁分类，可分为单式手法、复式手法两类；若按手法的临床应用分类，可分为伤科类、脏腑类、小儿类手法；若按推拿流派分类，可分一指禅推拿手法、内功推拿手法、正骨推拿手法等。根据手法的动作形态，即动作结构的运动学及动力学特征分类，可分为摆动类、摩擦类、挤压类、叩击类、振动类和运动关节类六大类手法，此分类便于学习和掌握，教科书多采用此种分类方法。

（周运峰 房 敏）

gǔnfǎ
滚法（rolling manipulation）
以第5掌指关节背侧吸定，以手背近尺侧部分在受术部位上做来回滚动的手法。

历史源流 滚法是滚法推拿流派的标志性手法，为丁季峰先生在继承家传一指禅推拿流派原有的滚法基础上，于20世纪40年代所创。

具体操作 医师五指自然放松，示指到小指的屈曲角度依次变大，以第5掌指关节背侧吸定于受术部位（图1），沉肩，以肘部为支点，以前臂的主动摆动，带动腕关节的伸曲和前臂旋转的复合运动，使小鱼际尺侧与手背尺侧半在受术部位上做持续的、节律性的来回滚动（图2、图3）。

动作要领 ①滚法是由腕关节的伸曲运动和前臂的旋转运动复合而成。②肩部自然放松下垂，肩关节略前屈、外展，上臂中部与胸壁相隔1~2拳的距离。③站立操作时，身体略微前倾约30°，肘关节为支点，屈曲角度为

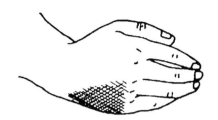

图1 滚法（吸定部位）

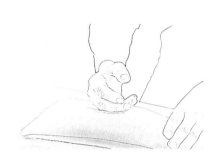

图2 滚法－回滚

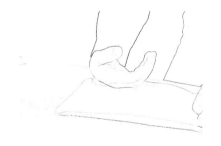

图3 滚法－前滚

120°~150°，发力主要来自身体的重力和肘关节的主动屈伸，可通过调节身体前倾的角度和前臂与体表的角度来调整施术压力的大小。④腕关节放松，腕关节屈伸幅度尽可能大，前滚时屈腕80°~90°，回滚时伸腕30°~40°。⑤手指要自然弯曲，指掌部均应放松，第5掌指关节背侧要吸定、小鱼际及手掌背侧要吸附于治疗部位，不可拖动、跳动与辗动。⑥滚动过程中力量是持续的，不同的滚动周期力量要均匀。⑦动作协调连贯，有节律性，压力适中，每一个滚动周期吸定点固定不移。⑧滚法的频率为120~

160次/分。

注意事项 ①可通过调整两脚之间的距离或用弓步来调整身体的高度。②手背着力面必须紧贴治疗部位，不能在治疗面上来回拖擦和滑移。③滚法操作时，要避免掌指关节在受术者骨骼突起处滚动。④滚法操作的全程，其压力、频率、动作的幅度要均匀一致，不能忽快忽慢，时重时轻，动作要协调而有节律性。⑤滚法操作时不可拖动、跳动、拧动或甩动。拖动使滚动摩擦变成了直线滑动摩擦；跳动指回滚力过小或没有回滚而形成单向冲击用力；拧动指将吸定点上移到了小鱼际，且腕关节屈伸幅度过大而前臂旋转幅度过小；甩动指没有肘关节的主动屈伸而仅以腕关节的屈伸发力。

适用部位 滚法刺激面积大、作用力强、深透作用明显，是临床最常用的手法之一。此法除面部、胸腹部外，其他部位均可应用，特别适用于肩背、腰臀及四肢肌肉较为丰厚的部位。治疗时如需加大刺激量，可将术手立起来，以第2、3、4、5掌指关节处着力来进行操作。

临床应用 滚法具有活血祛瘀、舒筋通络、滑利关节的功效。临床上滚法常用于运动系统疾病，如颈椎病、肩关节周围炎、急性腰扭伤、腰椎间盘突出症、腰椎椎管狭窄症、第三腰椎横突综合征等，以及部分神经系统疾病，也常用于养生保健。

（周运峰　房　敏）

gǔnfǎ

滚法（rolling manipulation with the proximal interphalangeal joints）

用指间关节背侧（示指、中指、环指、小指的近端指间关节）作为着力点进行滚动的手法。

历史源流 滚法是一指禅推拿流派的代表性手法之一。民国黄汉如《一指禅推拿说明书》指出一指禅推拿除传统的按、摩、推、拿手法外，更以搓、抄、滚、捻、缠、揉为特色，如病宜攻即用滚。

具体操作 医师手握空拳，拇指盖住拳眼，用示指、中指、环指、小指的近端指间关节背侧吸定在受术部位，腕关节放松，以肘关节为支点，前臂做主动摆动，带动腕关节的伸屈运动，使拳背面在治疗部位上做连续的、均匀的往返滚动，使所产生的功力轻重交替、连续不断地作用于受术部位（图1）。

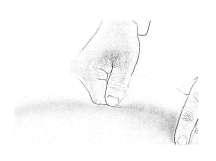

图1　滚法

动作要领 ①医师要手握空拳，即掌指关节略伸100°~120°，四指自然屈曲，不要用力捏紧，拇指盖住拳眼，以免动作僵硬。②操作时着力点要紧贴在治疗部位上，不可离开或在其上摩擦。③用力要灵活，不可用强力按压。④动作频率120~160次/分。

注意事项 ①躯体要正直，不要弯腰屈背，不得晃动身体。②肩关节自然下垂，腕关节要放松，操作时肘为悬立支点，不可过于晃动。③滚法操作时，要避免指间关节在受术者骨骼突起处滚动。④滚法操作的全程，其压力、频率、动作的幅度均匀一致，不能忽快忽慢，时重时轻，动作

要有协调而有节律性。

适用部位 滚法着力部位面积较大，刺激量较强，主要适用于头部、颈项部、肩背部。

临床应用 滚法是一指禅推拿流派中的一种常用手法。具有舒筋通络、理气镇痛的作用，用于治疗失眠、焦虑、头痛、头晕、慢性疲劳综合征、落枕、颈椎病、颈项部的肌肉酸痛、腰背肌劳损等。

（周运峰　房　敏）

yìzhǐchán tuīfǎ

一指禅推法（one-finger chan pushing）

用拇指的指端或螺纹面着力，通过前臂的摆动带动拇指做屈伸运动，使所产生的功力持续不断地作用于受术部位或穴位上的手法。

历史源流 一指禅推法起源于清朝末年，一般认为由按法、揉法发展而来，尤其是通过治疗脘腹头面部内科疾病而逐渐定型成熟，已成为推拿学科重要的手法之一，也是一指禅推拿学术流派的代表性手法。

具体操作 ①医师手握空拳，拇指自然伸直并盖住拳眼，用拇指指端或螺纹面着力于受术部位，以肘关节为支点，前臂做主动摆动，带动腕关节摆动及拇指掌指关节或指间关节的屈伸运动，使所产生的功力轻重交替、持续不断地作用于人体受术部位（图1），此法也可双手同时同向或反向操作。②根据拇指着力部位的

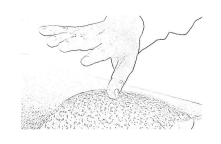

图1　一指禅推法

不同，一指禅推法可分为指端推法和指腹推法两类；拇指较挺直者一般采用指端着力的一指禅推法，而拇指指间关节弯曲（背伸）幅度较大者可选用指腹推或指端推法；指端推者接触面积较小，局部压强较大；指腹推者接触面积较大，因而较为柔和；练习和应用时可根据个人拇指生理条件及不同的受术部位而选择相宜的操作。③一指禅指端推法操作时，拇指指间关节有屈伸和不屈伸两种式样；拇指屈伸式一指禅推法操作时，拇指指间关节跟随腕部的摆动而做协调的小幅度屈伸活动；拇指不屈伸式一指禅推法操作时，拇指自然伸直，拇指指间关节不做屈伸活动；操作时应根据拇指生理条件及治疗要求而选择相宜的操作方法。④若拇指指间关节弯曲（背伸）幅度较大者欲做指端着力的一指禅推法，只能采取屈伸术式，以防止指腹接触；而拇指指间关节较挺直者，则可酌情决定屈伸与否。⑤此法若双手同时操作，称为一指禅推法的"蝴蝶双飞"；操作时双手可交替摆动，也可对称摆动（图2）。

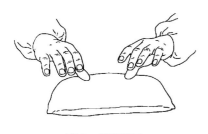

图2　蝴蝶双飞

动作要领　①沉肩：肩关节放松，禁止耸肩用力，以腋下能容一拳为宜。②垂肘：肘关节放松，自然下垂，坐位操作时，肘关节略低于腕关节。以肘部为支点，前臂做主动摆动，带动腕部摆动。③悬腕：腕关节放松，自然垂屈接近90°腕关节摆动时，其尺侧缘多略低于桡侧缘。④指实：拇指指端、偏锋或螺纹面自然着实吸定于一点，使产生的"力"持续地作用于治疗部位上，不能产生跳跃，同时切忌拙力下压。⑤掌虚：除拇指外，其余四指及掌部自然放松屈曲，呈握空拳状。⑥紧推慢移：一指禅推法的操作过程中，前臂及腕关节的摆动较快，但着力面沿经络或治疗路线的移动速度要缓慢。⑦频率为120~160次/分。

注意事项　①每一个摆动周期着力点要吸定，不能在治疗面上来回拖擦和滑移。②移动时要自然，顺势移动。③力度与节律要均匀，不能够忽快忽慢，时重时轻。④避免在受术者骨骼突起处操作。⑤操作时以肘部为支点，不可摆动。

适用部位　一指禅推法接触面小，功力集中，渗透性强，适用于头面部、颈项部、胸腹部及四肢关节处等全身各部，尤以经络腧穴为佳，即所谓"循经络，推穴道"。

临床应用　一指禅推法具有疏经活络、调和营卫、祛瘀消积、开窍醒脑、调节脏腑功能的功效。一指禅推法广泛应用于内、外、妇、儿科病证，根据受术者症状、经筋走向和卡压神经的反射区，对应选取不同经筋循行部位进行一指禅推法操作，可有效改善肢体循行部位的症状；临床上不仅适用于颈椎病、腰椎间盘突出症、腰肌劳损等伤科疾病，对于消化系统疾病、头痛、失眠、面瘫、劳倦内伤和关节疼痛僵硬等病证也有一定疗效。

（周运峰　房　敏）

yīzhǐchán piānfēng tuīfǎ

一指禅偏锋推法（one-finger chan pushing with the radial side of the thumb tip）　用拇指末节桡侧缘着力作一指禅推法的手法。

历史源流　此法由一指禅推法演变而来。因为是用拇指的侧面操作，类似于毛笔书法的偏锋行笔，故得此名。

具体操作　医师掌指部自然伸直，以拇指桡侧偏锋（相当于少商穴处）着力于受术部位，腕关节放松，呈微屈或自然伸直状态，沉肩、垂肘，以肘关节为支点，前臂做主动摆动，带动腕部往返摆动和拇指掌指关节或拇指指间关节的屈伸活动，使所产生的功力作用于受术部位（图1）。

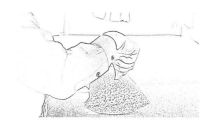

图1　一指禅偏锋推法

动作要领　①拇指桡侧偏锋着力点要吸定。②动作要轻快、平稳而有节奏感。③部分拇指指骨间关节背伸幅度较大者，操作时应适当微屈指骨间关节，以避免因接触面过大而影响移动。④频率为120~160次/分。

注意事项　①每一个摆动周期着力点要吸定，不能在治疗面上来回拖擦和滑移。②移动时要自然，顺势移动。③力度和节律要均匀，不能忽快忽慢，时重时轻。④避免在受术者骨骼突起处操作。⑤操作时以肘部为支点，不可摆动。

适用部位　一指禅偏锋推法

动作轻快、柔和、舒适，适用于头面部、胸腹部和胁肋部等，尤以头面部最为常用。

临床应用 此法具有镇静安神、活血通络等功效。临床可用于治疗失眠、头痛、头晕、近视、视物模糊、牙痛、面瘫、劳倦内伤等病证，也可作为面部美容手法。

（周运峰 房敏）

róufǎ
揉法（kneading manipulation）

用手指指腹、掌根或手掌大鱼际等处着力，吸定于一定部位或穴位，做轻柔缓和的环旋运动，并带动该处皮下组织一起揉动的手法。包括指揉法、鱼际揉法、掌揉法、肘揉法等。

历史源流 揉法是推拿较早手法之一，也是小儿推拿八法之一。《修昆仑证验》载揉法可使经络气血通畅，治大小内外病证。

具体操作 主要包括指揉法和鱼际揉法。

指揉法 指腹着力于受术部位，做轻柔缓和的小幅度环旋揉动，并带动皮下组织一起运动（图1）。常用的有拇指揉法、中指揉法、三指揉法。

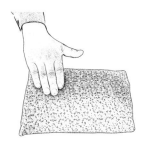

图1 指揉法

鱼际揉法 沉肩、垂肘、腕关节放松，拇指内收，余四指自然放松，鱼际附着于受术部位，以肘关节为支点，前臂做主动摆动，带动腕关节摆动，通过鱼际带动该处的皮下组织一起揉动。

动作要领 鱼际揉法腕部宜放松，掌根揉法腕关节松紧适度，指揉法则腕关节要保持一定紧张度。

注意事项 揉法应吸定于受术部位，带动皮下组织一起运动，不能在体表上有摩擦。向下的压力不可太大。

适用部位 大鱼际揉法主要适用于头面部、胸胁部；掌根揉法适用于腰背及四肢等面积大且平坦的部位；掌揉法常用于脘腹部；中指揉法、拇指揉法适用于全身各部腧穴，小儿推拿常用；三指揉法常用于小儿颈部。

临床应用 适用于脘腹胀痛、胸闷胁痛、便秘、泄泻、头痛、眩晕及儿科病症等，亦可用于头面部及腹部保健。

（唐宏亮 周运峰）

mófǎ
摩法（circular rubbing manipulation）
用指或掌在体表做环形有节律的摩动的手法。

历史源流 摩法是推拿较早手法之一，早在帛书《五十二病方》中就有运用摩法的记载，如药摩和膏摩法治疗皮肤瘙痒、冻疮等。

具体操作 包括指摩法、掌摩法、团摩法、小儿运法等。以下重点介绍指摩法和掌摩法。

指摩法 以手指接触受术部位，掌指、指间关节自然伸直，手指并拢，腕关节微曲，以肘关节为支点，前臂主动摆动，带动手指在体表做环形摩动（图1）。

掌摩法 以手掌掌面接触受术部位，手掌自然伸直，腕关节放松，以肩关节为支点，通过肩、肘关节的运动带动手掌做环形摩动（图2）。

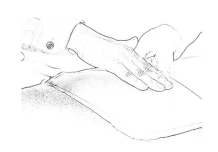

图1 指摩法

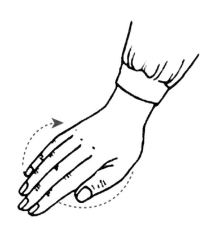

图2 掌摩法

动作要领 ①肘关节微屈120°～150°，上肢各关节动作要协调缓和。②摩动的速度、压力宜均匀。一般指摩法宜稍轻快，掌摩法宜稍重缓。

注意事项 操作时要紧贴受术部位体表，注意摩动的速度、压力均匀适中。

适用部位 适用于全身各部。以腹部应用较多。

临床应用 主要用于脘腹胀满、消化不良、泄泻、便秘、咳嗽、气喘、月经不调、痛经、阳痿、遗精、外伤肿痛等病症。

（唐宏亮 周运峰）

tuīfǎ
推法（pushing manipulation）
以指、掌、拳或肘部着力于受术部位，做单方向直线推动的手法。又称平推法。

历史源流 推法是推拿较早手法之一，《推拿指南》记载推为推去而不返。《小儿推拿广意》载推法操作需似线行，毋得斜曲。

具体操作 包括拇指推法、掌推法、肘推法等。以下重点介绍拇指推法和掌推法。

拇指推法 以拇指螺纹面着力受术部位，虎口张开，余四指并拢前按助力，腕关节略屈，拇指及腕部主动施力，向示指端单向直线推动（图1）。

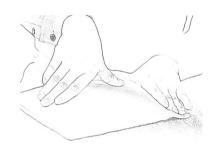

图1 拇指推法

掌推法 以掌根部着力于受术部位，腕关节略背伸，以肩关节为支点，上臂主动施力，做单方向直线推动（图2）。

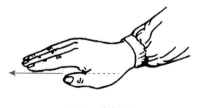

图2 掌推法

动作要领 ①着力部位要紧贴体表。②推进的速度宜缓慢均匀，压力要平稳适中。③沿经络循行路线或肌纤维走行方向，单向直线推动。

注意事项 ①不可推破皮肤，为防止推破皮肤，可使用冬青膏、滑石粉及红花油等润滑剂。②不可歪曲斜推。

适用部位 适用于全身各部。拇指推法适于头面部、颈项部、手部和足部；掌推法适于胸腹部、背腰部和四肢部；拳推法适于背腰部及四肢部；肘推法适于背、腰部脊柱两侧。

临床应用 主要用于高血压、头痛、头晕、失眠，腰腿痛、腰背部僵硬、风湿痹痛、感觉迟钝、胸闷胁胀、烦躁易怒，腹胀、便秘、食积、软组织损伤、局部肿痛等病症。

（唐宏亮　周运峰）

cāfǎ

擦法（linearrubbing manipulation） 以掌、指或鱼际等部位紧贴受术部位，做直线来回摩擦运动的手法。常用有小鱼际擦法、掌擦法、指擦法等。

历史源流 擦法是推拿常用手法之一，亦是内功推拿的主要手法，《一指阳春》载擦法有疏通痰壅食积的功效。

具体操作 主要介绍小鱼际擦法。小鱼际擦法又称侧擦法，以手掌的小鱼际着力于受术部位，腕关节伸直，手掌面和前臂相平，以肩关节和肘关节联合屈伸运动，带动小鱼际及小指尺侧面在受术部位做均匀的直线往返摩擦运动。

动作要领 ①压力适中，往返用力要平均。②直线距离尽可能拉长，动作连贯。

注意事项 ①医师保持自然呼吸，切忌不可屏气。②可隔着一层单衣或治疗巾操作，如直接接触皮肤，应先在受术部位涂抹少许麻油、冬青膏等润滑介质，既有助于热量渗透，也可防止破皮。③擦法操作过后一般不能再在该处使用其他手法，以免皮肤损伤；操作环境应保持温暖，以免着凉。

适用部位 擦法适用于全身各部位，其中小鱼际擦法适用于脊柱两侧、肩胛上部、肩部（图1）；鱼际擦法适用于四肢部，尤以上肢部为多，掌擦法接触面积大，适用于肩背部、胁肋部、胸腹部，面积较大且较平坦的部位（图2）；指擦法适用于四肢小关节及胸骨部，锁骨下窝等处（图3）。

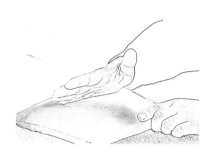

图1 小鱼际擦法

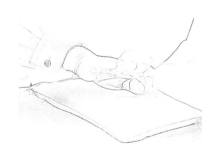

图2 掌擦法

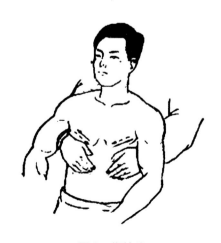

图3 指擦法

临床应用　临床多用于虚证、寒证和痛证。

（唐宏亮　周运峰）

cuōfǎ
搓法（palm-twisting manipulation）
用手掌面着力于治疗部位或夹住肢体做交替来回搓动的手法。

历史源流　搓法是推拿常用手法之一，也是小儿推拿八法之一。《小儿推拿补正》载搓法可使血气随指下往来的作用。

具体操作　用双手掌面夹住肢体的治疗部位，相对用力，做方向相反的快速搓揉、搓转或搓摩运动，并同时做上下往返移动。

动作要领　①肩及上臂部放松。②两掌协调用力，搓动要快速均匀，移动要缓慢。③施力深沉，紧贴治疗部位，动作连续。

注意事项　①操作时不要屏气。②腕关节放松，动作灵活，治疗部位不宜夹得太紧。

适用部位　多用于四肢部。

临床应用　临床上常作为辅助手法或结束手法，如搓上肢（图1）、搓揉肩部、搓肩颈部、搓小腿、搓胁肋部（图2）及腰背部。

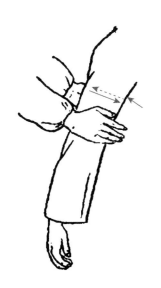

图1　搓上肢

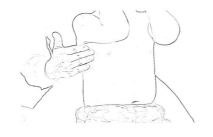

图2　搓胁肋部

（唐宏亮　周运峰）

mǒfǎ
抹法（wiping manipulation）
以单手或双手拇指螺纹面或掌面在体表往返抹动的手法。主要有指抹法与掌抹法。

历史源流　抹法是推拿常用手法之一，《幼科推拿秘书》中载抹揉上天心可治疗两目齐闭不开。

具体操作　以下主要介绍指抹法。指抹法以指腹或螺纹面紧贴于受术部位，以腕关节为支点，拇指主动施力做往返抹动（图1）。

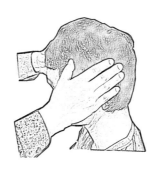

图1　抹法

动作要领　①抹法要求平稳缓，用力适中，轻而不浮，重而不滞。②运抹动方向较为自由，掌握"抹而顺之"的原则。

注意事项　①紧贴体表，防止破皮。②熟悉受术部位解剖特点。

适用部位　多应用于头面部，胸腹部和手掌部。

临床应用　常用于治疗感冒、头痛、头晕、失眠、近视、面瘫、胸闷、气喘、手指/掌麻木、酸痛、急慢性腰部软组织损伤等症，也用于美容保健。

（唐宏亮　周运峰）

sǎosànfǎ
扫散法（sweeping manipulation）
用拇指桡侧或其余四指端快速地来回推抹头颞部的手法。

历史源流　扫散法是内功推拿特色手法，因其做上下往返扫散动作而得名。

具体操作　以拇指桡侧面及其余四指指端，自太阳穴沿头颞部向脑后做弧形单向推动。令拇指在额角发际至耳上范围内移动，其余四指在枕骨两侧的上下范围内移动，左右交替行进（图1）。

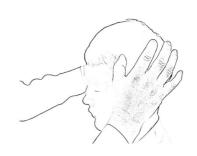

图1　扫散法

动作要领　①操作时须一手固定受术者头部。②移动的路线为前上到后下，顺经单向操作。

注意事项　①动作连贯，快慢适度，轻重有致，一气呵成。②受术者头发较长时，可将五指伸入发间操作，避免牵拉头发而致疼痛。

适用部位　适用于头颞、枕部。

临床应用　多作为高血压、偏头痛、神经衰弱症、外感病证的辅助治疗手法。

（唐宏亮　周运峰）

diǎnfǎ

点法（point-pressing manipulation）

以指端、指骨间关节突起部或者肘尖垂直按压治疗部位或者穴位的手法（图1）。

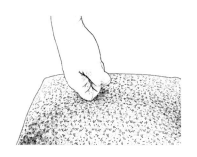

图1 点法

历史源流 点法由按法演化而来，是一种着力点较小的特殊压法。

具体操作 包括指点法和肘点法。

指点法 ①指端点法：主要有拇指指端点法、中指指端点法。拇指点时腕关节伸直或略屈曲，手握空拳，拇指伸直并紧贴示指中节桡侧，用拇指端着力于受术部位，逐渐垂直用力向下按压。中指指端点时以拇、示、环三指用力夹持中指末节，以中指指端着力于体表，垂直向下用力按压。前者平稳用力，后者可冲击发力。②指节点法：又称屈指点法。手握空拳，前臂略旋前，以屈曲的示指或者拇指的指间关节背侧突起部着力，垂直用力平稳下压。

肘点法 医师一手屈肘握拳，拳心向胸，以肘尖部着力于受术体表，另一手屈肘，以掌按住下面的拳背面，上身前倾，以肩及躯干发力，垂直用力平稳下压。

动作要领 ①点法的用力方向要垂直于受术部位。②取穴宜准，用力宜稳。点法有"指针"之称，准确取穴是关键，平稳加

力，直至"得气"，在持续刺激后达到应有的治疗效果。③用力由轻至重，由浅入深，再由深入浅，平稳持续。

注意事项 ①点法开始时不可施猛力或蛮力，结束时也要逐渐减力，不可突然撤力。②指点法操作时腕关节保持紧张，既有利于力的传导，又能避免腕关节损伤。③拇指指端点按时，示指桡侧缘须抵住拇指螺纹面，以免拇指受伤。④中指冲击式点法刺激较强，会引起疼痛，在操作前应提前告知患者。⑤肘点法压力大、刺激强，要根据受术部位、病情、患者体质等情况酌情使用，点后常施以揉法缓解点法所施部位不适之感。⑥对年老体弱、久病虚衰的患者慎用点法，对心脏病患者忌用点法。

适用部位 点法具有着力面小、压力集中、刺激强的特点，善治疼痛性质的疾病，指端点法适用于全身各部腧穴或压痛点。指节点法适用于四肢关节缝隙处，肘点法一般用于腰臀部等肌肉丰厚处。

临床应用 治疗脘腹挛痛、风湿痹痛、筋经或骨缝深处的慢性疼痛、痿症瘫痪、中风瘫痪、截瘫、腰臀部顽固性腰痛。

（唐宏亮 周运峰）

niēfǎ

捏法（pinching manipulation）

用拇指和其他手指相对用力挤压操作部位的手法，称为捏法。常用有二指捏法（图1）、三指捏法（图2）、五指捏法（图3）等。

历史源流 捏法是推拿常用手法之一，晋·葛洪《肘后备急方》最早记载捏脊法用于成人疾病治疗，后世多应用于小儿。

具体操作 用拇指与其他手指指腹对称用力，反复挤压受术部位。捏脊法应用时手指屈曲，

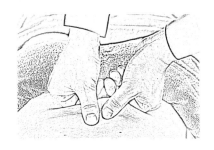

图1 二指捏法

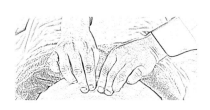

图2 三指捏法

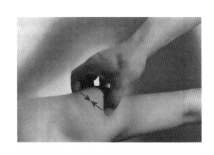

图3 五指捏法

以示指中节部分的背面紧贴脊柱两侧皮肤，拇指前按，其螺纹面与示指中节部相对用力，轻轻提捏皮肤，双手随捏随提，交替快速捻动向前。

动作要领 ①医师指间关节应尽量伸直，用螺纹面着力挤捏，不宜用指端抠掐。②连续操作时动作要连贯、均匀而有节律性。③捏脊法应用时以双手操作为主，也可单手操作。一般以循序捏三遍为宜，每捏三下提拿一下，称为"捏三提一法"。

注意事项 ①用指腹着力，不可用指端着力。②力度原则上在以"得气"为度的基础之上，根据病症的不同，力度可适当加

减，但总体力度应保持均匀。

适用部位 适用于肩背、四肢、颈项部和头面部。

临床应用 用于躯干四肢、消化系统、妇科等慢性疾病的治疗及小儿保健等。

（唐宏亮　周运峰）

náfǎ

拿法（grasping manipulation）

医师用拇指和示中指的螺纹面，或用拇指和其余四指的螺纹面，紧夹并提起治疗部位的肌肤。

历史源流 拿法是推拿较早的手法之一，《医宗金鉴》所列正骨八法之一，适用于是伤虽平，气血之流行未畅者。

具体操作 医师拇指与其余四指对合呈钳形，施以夹力，以掌指关节的屈伸运动所产生的力，捏拿治疗部位，做捏、提、松的交替称动作（图1）。

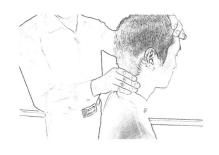

图1　拿法

动作要领 ①前臂放松，手掌空虚。②捏拿的方向要与肌腹垂直。③动作要有连贯性。④用力由轻到重，不可突然用力。⑤应以掌指关节运动为主捏拿肌腹，指间关节不动。

注意事项 在施用拿法时，应注意指间关节不动；若指间关节运动，易造成掐的感觉，从而影响放松效果。

适用部位 适用于颈部、四肢部、头部和穴位。

临床应用 ①缓解肌肉痉挛，消除疲劳，用于颈部、四肢部肌肉放松。②安神定志，用于头部，五指可同时拿督脉、足太阳膀胱经、足少阳胆经，称拿五经，治疗头痛、头晕等症治疗。③发汗解表，作用于风池、拿井等穴，治疗感冒无汗。

（于天源　周运峰）

ànfǎ

按法（pressing manipulation）

以掌着力向下按压的手法。包括掌按法和指按法。

历史源流 按法是推拿较早手法之一，也是小儿推拿八法之一。早在帛书《五十二病方》中就有运用按法的记载，《黄帝内经》载按法有散血气止痛的作用。

具体操作 ①按法多与其他手法结合应用，与揉法结合应用称为按揉，与摩法结合应用称为按摩。②背部按法：在背部操作时以两掌重叠置于背部正中，先嘱受术者用力吸气，再嘱其用力呼气，医师双手也随之向下按压，至呼气末，瞬间用力，听到弹响即表明复位（图1）。③按压动脉法：在动脉处进行按压时以拇指、掌、足按于人体大动脉干上并持续一段时间，至肢体远端有凉感，或麻木感，或蚁走感，或有邪气下行

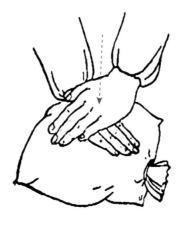

图1　掌按法

感时，将拇指、掌、足轻轻抬起，使热气传至肢体远端（图2）。

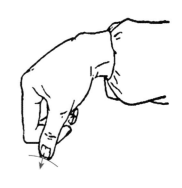

图2　指按法

动作要领 ①应逐渐用力。②作用于背部时医师应随受术者的呼气向下按压；用力的时机为呼气末，力量持续的时间为瞬间用力。③作用于动脉处首先应感觉到动脉搏动，按压30秒或更长，然后再将拇指、掌、足抬起。

注意事项 ①施用此法时，要根据治疗部位，选择着力部位。②作用于背部时，不可在吸气、吸气末和呼气过程中按压背部，以免造成损伤。③应使受术者俯卧于平坦、柔软的床上，受术者的胸前不要有硬物（如扣子），以免损伤。

适用部位 适用于肌肉丰厚处，如腹部、背部和动脉处。

临床应用 ①按法多与其他手法结合应用。②在背部用于整复胸椎椎间关节、肋椎关节错位。③按动脉法用于促进气血流动。

（于天源　周运峰）

niǎnfǎ

捻法（requirements of finger-twisting manipulation） 用拇指螺纹面与示指桡侧缘夹住治疗部位做上下快速揉捻的手法。

历史源流 捻法是推拿特色手法之一，《保赤推拿法》载捻五

指背皮可治惊吓，燥湿。

具体操作 ①捻指法：用拇指螺纹面与示指桡侧缘夹住手指，做上下快速揉捻（图1）。②捻耳法：用拇指螺纹面与示指桡侧缘夹住耳郭，做快速揉捻。

动作要领 ①捻动要快，移动要慢。②捻动时以示指运动为主，拇指运动为辅。③动作要有连贯性。

注意事项 捻动要快，移动要慢。

适用部位 适用于手指和耳郭。

临床应用 ①捻指法有疏通皮部的作用，用于治疗手指的麻木、肿胀。②捻耳法用于调养神志，治疗头面疾患。③也常用于保健。

（于天源 周运峰）

pāifǎ

拍法（patting manipulation）

五指并拢，以掌平稳而有节奏在治疗部位拍打的手法。

历史源流 推拿特色手法之一，《易筋经》中载有各式拍打法，开后世捏筋拍打流派之先河。

具体操作 五指并拢且微屈，以前臂带动腕关节自由屈伸，指先落，腕后落；腕先抬，指后抬，虚掌拍打体表法（图1）。

动作要领 ①应虚掌拍打受术者体表。②腕关节要自由摆动，且肘关节也要自由屈伸。③可单手拍也可双手拍。

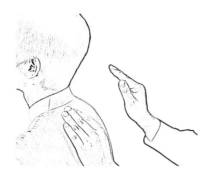

图1 拍法

注意事项 应注意虚掌拍打，以免产生疼痛。

适用部位 适用于腰骶部和背部。

临床应用 拍法有振击脏腑、行气、活血、镇痛的作用。作用于背部可祛痰止咳。作用于腰骶部时可治疗部分腰痛、痛经等病症。

（于天源 周运峰）

jīfǎ

击法（knocking manipulation）

用空拳或手指、手掌尺侧面、桑枝棒等由轻到重，有节奏地敲打治疗部位的手法（图1）。

历史源流 内功推拿常用手法之一，《易筋经》中载有采用木杵、木槌、石袋等击打法，清·吴谦《医宗金鉴》称棒击法为振梃法，使气血流通、疼痛减轻、肿硬渐消。

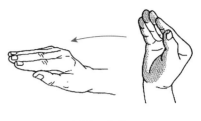

图1 击法

具体操作 ①掌根击法：手指微屈，腕略背伸，以掌根着力，有弹性、有节律地击打体表。②侧击法：五指伸直分开，腕关节伸直，以手的尺侧（包括小指和小鱼际）着力，双手交替有弹性、有节律地击打体表。也可两手相合，同时击打施治部位。③指尖击法：两手五指屈曲，以指尖着力，有弹性、有节律地击打受术者头部。④拳击法：以拳面、拳背、拳底有弹性地击打受术者的体表。⑤桑枝棒击法：医师手握拍打棒的手柄，有弹性、有节律地击打受术者的腰背部及下肢的后侧。

动作要领 ①无论哪种击法，腕关节都应放松并以肘关节的屈伸带动腕关节自由摆动，如此才能做到有弹性地击打。②操作时应有一定节律，使受术者感到轻松舒适。③做指尖击法时，若两手交替击打，应击打在相近的部位，并缓慢移动。

注意事项 ①应因人、因部位选择不同的击法。②注意保护皮肤。

适用部位 ①掌根击法用于腰背部。②侧击法用于颈肩、腰背及下肢后侧。③指尖击法用于头部。④拳击法用于背部、腰骶、下肢。⑤桑枝棒击法用于腰背部及下肢的后侧。

临床应用 ①掌击法和侧击法可通过振动缓解肌肉痉挛，消

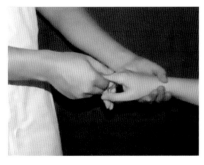
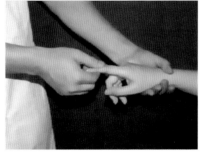

图1 捻指法

除肌肉疲劳。②指尖击法可开窍醒脑，改善头皮血液循环。③侧击法主要用于颈肩部、四肢部。④击法多在治疗结束时应用。

（于天源　周运峰）

bōfǎ

拨法（plucking manipulation）

以指、肘横垂直于病变部位，使肌肉、肌腱及骨骼肌中的神经纤维移动的手法。

历史源流　拨法是推拿常用手法之一，《黄帝内经》用此法进行诊断，如"弹之应小指之上""切而循之，按而弹之"。

具体操作　①拇指拨法：以拇指螺纹面按于施治部位，以上肢带动拇指，垂直于肌腱、肌腹、腱鞘、骨骼肌中的神经纤维、条索往返用力推动。本法可以两手拇指重叠进行操作。②掌指拨法：以一手拇指指腹置于施治部位，另一手手掌置于该拇指之上，以掌发力，以拇指着力，垂直于肌腱、肌腹、条索往返推动。③肘拨法：以尺骨鹰嘴着力于施治部位，垂直于肌腹往返用力推动（图1）。本法用于腰骶部、臀部、环跳穴。

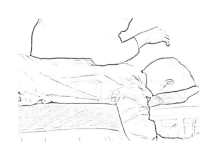

图1　肘拨法

动作要领　①先按后拨。②拨动时应垂直于肌腱、肌腹、条索。③以上肢带动着力部位，掌指关节及指间关节不动。④在做拇指拨法时，拇指应做对掌运动。

注意事项　①应注意垂直于肌腱、肌腹、条索拨动。②拇指拨法应避免掌指关节和指间关节的屈伸，以防止有抠的感觉。

适用部位　肌肉，神经干。

临床应用　①缓解肌肉痉挛的作用很强，在伤科疾病治疗中应用十分广泛。②通过拨动神经干，可以治疗肢体的麻木或疼痛，如拨缺盆穴（臂丛）治疗上肢麻木、疼痛。③在保健中主要用于背部脊柱两侧，达到放松骶棘肌的目的。

（于天源　周运峰）

dǒufǎ

抖法（shaking manipulation）

用单手或双手握住患肢远端做连续上下抖动的手法。

历史渊源　抖法是推拿常用手法之一，《按摩十法》载骨节屈伸不利宜用抖法。

具体操作　①肩部抖法：受术者取坐位。医师站在患侧，双手握住受术者的手指并使受术者肩关节外展，在牵引的情况下，做连续、小幅度、均匀、快速的上下抖动使抖动上传至肩关节，而使肩关节抖动的幅度最大。在抖动过程中，可以瞬间加大抖动幅度3~5次，但只加大抖动的幅度，不加大牵引力。②抖髋法：受术者取侧卧位。医师站在足侧，双手握住受术者一侧踝关节，在牵引的情况下，做连续、小幅度、均匀、快速的上下抖动使抖动上传至髋关节，并使髋关节抖动的幅度最大。

动作要领　①在抖动过程中，始终要有牵引的力量。②抖动时必须做到连续、小幅度、快速、均匀。

注意事项　①在抖动过程中可瞬间加大抖动幅度，但不加大牵引力。②对于年老体弱的受术者肩关节抖法可采用卧位治疗。③抖肩后有部分受术者感到腕关节疼痛（这是因为韧带或关节囊被卡压在腕骨间所致），此时医师两手分别握住受术者前臂下段和手，相对用力牵拉腕关节，然后缓慢松开即可。

适用部位　肩关节，髋关节。

临床应用　松解关节粘连，恢复肩关节、髋关节运动功能。

（于天源　周运峰）

zhènfǎ

振法（vibration manipulation）

以指或掌做振动的手法。

历史渊源　振法是推拿常用手法之一，南北朝·陶弘景《养性延命录》中载有振动手法用于自我按摩。

具体操作　①掌振法：以掌置于治疗部位，做连续、快速的上下颤动。作用于腹部称为振腹；作用于腰部称为颤腰（图1）。②指振法：以示中指指端置于穴位，做连续、快速的上下颤动。主要用于百会、膻中、中脘、关元等穴。

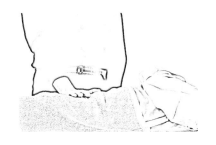

图1　掌振法

动作要领　①施用振法时，着力部位应紧贴皮肤。②频率以快为宜，频次多为200~300次/分。

注意事项　①施用该法时，医师的手不应离开治疗部位。②应以意领气，运气至手，发出振颤，并将振颤传达至治疗部位的深层。③振颤的频率以 300 次/分以上为佳。

适用部位 适用于腹部、腰部和穴位。

临床应用 ①作用于腹部时，有通行腹气、调理胃肠功能的作用，多用于治疗脾胃虚弱引起的消化不良、肠梗阻，还可用于预防术后肠粘连。②颤腰用于治疗腰椎间盘突出症。作用于穴位时，采用指振法，有调理气机的作用，如作用于膻中，可宽胸理气、调整上焦之气机。③指振法还常用于以下穴位：百会、中脘、梁门、天枢、气海等。

(于天源 周运峰)

tuīná fùhé shǒufǎ

推拿复合手法（compound tuina manipulations） 两种或两种以上的单式手法有机地结合在一起而形成的新手法。

复合手法是在实践过程中逐渐形成的新的手法。复合手法临床比较常用，包括两种手法作用均等，一种手法为主、一种手法为辅，或三种及以上手法复合，有提高疗效或增强手法适应性的优势。

(牛 坤 房 敏)

ànróufǎ

按揉法（pressing-kneading manipulation） 按法与揉法的复合动作。包括指按揉法和掌按揉法两种。指按揉法是用手指螺纹面置于治疗部位，前臂和手指施力，进行节律性按压揉动（图1）；掌按揉法分为单掌按揉法和双掌按揉法（图2）。按揉法要将按法与揉法有机结合，按揉并重，做到按中含揉，揉中寓按，刚柔相济，绵绵不绝。按揉时应有节律性，既不要过快，又不可过慢，适用于颈肩腰背及四肢肌肉丰厚处，临床常用于肌肉酸痛、软组织损伤、肿胀等病症。

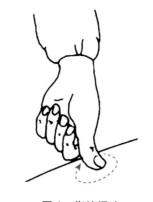

图1 指按揉法

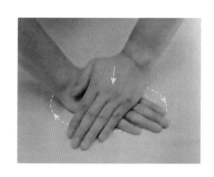

图2 双掌按揉法

(牛 坤 房 敏)

náróufǎ

拿揉法（grasping-kneading manipulation） 拿法与揉法的复合动作。操作时在拿法动作的基础上，使拇指与其他手指在做捏、提时增加适度地旋转揉动（图1），所产生的拿揉之力连绵不绝地作用于治疗部位。拿揉法是在拿中含有一定的旋转揉动，以拿为主，以揉为辅。操作时动作要自然流畅，不可呆滞僵硬。拿揉

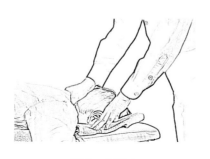

图1 拿揉法

法较拿法的力量更趋缓和、舒适、自然，适用于四肢部及颈项部，临床常用于颈项强痛、颈椎病、肩关节周围炎等病症。

(牛 坤 房 敏)

tuīmófǎ

推摩法（pushing-rubbing manipulation） 一指禅偏锋推法与四指摩法的复合动作。操作时医师将拇指端桡侧缘着力于受术部位，其余四指并拢，掌指自然伸直，将示指、中指、环指、小指四指的螺纹面着力于受术体表，腕部放松微屈，前臂做主动摆动，带动拇指做一指禅偏锋推法，其余四指螺纹面在受术体表做环形的顺时针摩动（图1）。推摩法主要适用于胸腹部、腰骶部、肩部等，临床常用于脘腹胀痛、消化不良、肩关节周围炎等病症。

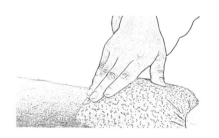

图1 推摩法

(牛 坤 房 敏)

qiāndǒufǎ

牵抖法（pulling-shaking manipulation） 拔伸法与抖法的复合动作。操作时医师用双手握紧拟抖动的关节近端，先拔伸片刻，待关节放松时，减缓牵引力，并做 2~3 次较大幅度的抖动，使牵抖力作用于该关节（图1）。牵抖法要将牵引力同抖动力有机结合，拔伸是第一步，然后减缓牵引力，再行较大幅度的抖动。需把握好抖动的时机，可滑利关节、松解粘连、理筋整复，适用于四肢关节和腰部，临床常用于腰椎间盘突出、急性

腰扭伤、肩关节周围炎等病症。

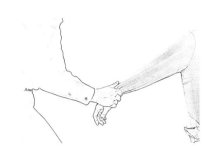

图1　牵抖法

（牛　坤　房　敏）

yùndòng guānjiélèi shǒufǎ

运动关节类手法（manipula-tions of moving joints）　对关节做被动性活动，使之产生滑动、分离、旋转、屈伸、收展等运动的一类手法。主要包括摇法、拔伸法、背法和扳法。

摇法主要包括旋转和环转两个动作形式，摇转的速度宜慢，动作要协调平稳，因势利导，适可而止，幅度应由小到大，并控制在关节的生理活动范围内或受术者能够耐受的范围内。摇法具有舒筋活络、滑利关节、松解粘连的作用，适用于脊椎及四肢各关节，临床常用于落枕、肩部软组织损害、急性腰扭伤等病症。

拔伸法为正骨推拿流派的常用手法之一，动作要稳而缓，用力要均匀而持续。具有整复错位、分解粘连等作用，适用于脊椎及四肢各关节，临床常用于椎骨错缝、肌肉痉挛、急性腰扭伤等病症。

背法主要适用于腰椎，具有整复错位、解痉镇痛的作用。应用于急性腰扭伤者，须待腰部肌肉紧张度下降后方可施术；应用于腰椎间盘突出症缓解患者，可使突出物还纳或移位，并可预防腰脊柱后弓，腰突症中央型突出者禁用背法，临床常用于腰部急慢性软组织损害、腰椎间盘突出

及腰椎退行性病变所出现的腰肌痉挛、腰椎后关节紊乱等症治疗。

扳法是对病变关节两端施加方向相反的"巧力寸劲"，使关节瞬间突然受力，做被动的小幅度旋转、屈伸或展收等运动。扳法是正骨推拿流派的主要手法，如应用得当，效果立验，具有滑利关节、整复错位、松解粘连、缓解肌肉痉挛的作用，主要适用于脊椎及四肢各关节，临床常用于脊柱椎骨各节段错缝的治疗。

（牛　坤　房　敏）

yáofǎ

摇法（rotating manipulation）　使关节做被动的环转运动的手法。适用于颈项部、腰部、肩部、前臂部、腕部、髋部、膝部和踝部等关节部，具有增加关节活动度的作用。

（牛　坤　房　敏）

jǐzhù yáofǎ

脊柱摇法（spine rotating ma-nipulation）　使脊柱环转运动的手法。是运动关节类的代表性手法。主要包括颈部摇法和腰部摇法，颈项部摇法速度宜快不宜慢，应嘱患者睁开双眼，以免引起患者头晕，眩晕患者慎用；腰部摇法幅度宜大，速度宜慢。摇动的幅度应在生理活动范围内进行。

颈项部摇法　受术者端坐位，颈项部放松，下颌微内收。医师立于其侧后方，一手掌部托其下颌处，另一手扶按其后枕部。双手在稍向上用力拔伸的基础上，同时做顺时针或逆时针方向环转活动，使头部带动颈部被动旋转。

腰部摇法　①俯卧位摇腰法：受术者取俯卧位，两下肢伸直，腰部放松。医师一手按其腰部保持不动，另一手环抱其双侧膝关节近大腿处，然后环转摇动。②仰卧位摇腰法：受术者仰卧位，

双下肢自然伸直并拢，腰部放松。医师先双手协助将其下肢屈膝屈髋约90°，然后一手扶按或手与前臂远端夹持其膝关节稍前上方，另一手握持扶按其踝关节部，最后协同用力下压并环转摇动。③站立位摇腰法：受术者站立位，双手扶墙壁或握持横杠，腰部放松。医师立于其一侧或后方，可双手分别按其腰部和脐部，或两侧髂嵴处，然后协调用力做环转摇动。④端坐位摇腰法：受术者向床头坐于床尾处，双下肢伸直并拢，腰部放松。助手扶按其双膝以固定，医师立于其后，以双手臂经腋下环抱其胸部，并锁定两手，然后顺时针或逆时针环转摇动（图1）。

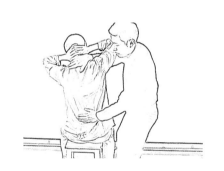

图1　端坐位摇腰法

（牛　坤　房　敏）

sìzhīyáofǎ

四肢摇法（four limbs rotating manipulation）　使肩、肘、腕、髋、膝、踝6个关节环旋摇动的手法。是运动关节类的代表性手法。

肩关节摇法　①握手摇肩法：受术者端坐，医师立于其侧方，一手扶按其肩关节处保持不动，另一手握其腕部并稍用力牵拉，然后顺时针或逆时针摇动（图1）。②托肘摇肩法：受术者端坐，医师立于其侧方，一手扶按其肩关节处保持不动，另一手握持其肘部并向上托起，自然屈曲其肘

关节，然后顺时针或逆时针摇动（图2）。③握肘摇肩法：受术者端坐，医师立于其侧后方，一手扶住近侧肩上部，另一手轻轻握住肘部，由低到高环旋肩关节（图3）。④环抱摇肩法：受术者端坐，医师立于其侧方，双手环抱其肩部，并将其肘托举于前臂上，然后由低到高顺时针或逆时针环旋肩关节（图4）。⑤大幅度摇肩法：受术者端坐，医师立于其侧方，双手夹持住受术者前臂下端，引导整个上肢做最大幅度的肩关节环旋运动（图5）。

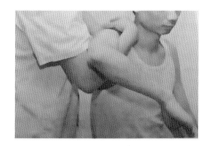

图4 环抱摇肩法

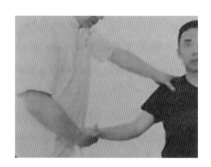

图1 握手摇肩法

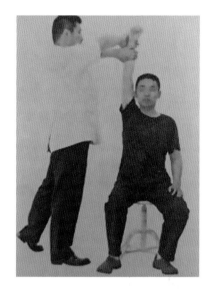

图5 大幅度摇肩法

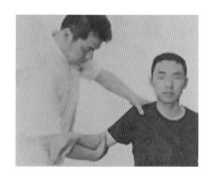

图2 托肘摇肩法

肘关节摇法 受术者端坐或仰卧，医师一手握持受术者肘后部，另一手握持腕关节稍上方，使肘关节屈曲约90°，然后顺时针或逆时针摇动（图6）。

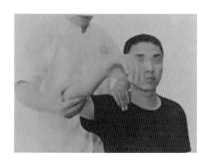

图3 握肘摇肩法

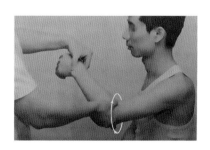

图6 肘关节摇法

腕关节摇法 受术者端坐或仰卧，医师一手握住患肢前臂下段，另一手五指与受术者的五指交叉扣住，然后顺时针或逆时针摇动（图7）。

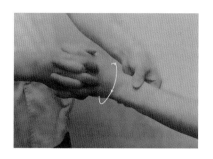

图7 腕关节摇法

髋关节摇法 受术者仰卧，双下肢放松。医师立于一侧，一手握持其踝部或足跟部，另一手扶按其膝部，先协助将该下肢屈膝屈髋约90°，然后下压并做顺时针或逆时针摇动（图8）。

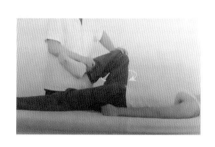

图8 髋关节摇法

膝关节摇法 ①受术者仰卧，双下肢放松。医师立于一侧，一手握持其踝部或足跟部，另一手扶按其膝部，先协助将下肢屈膝屈髋约90°，然后顺时针或逆时针摇动。②受术者俯卧，双下肢伸直放松。医师一手按压其腘窝处上方，另一手握持踝关节处，先屈曲该下肢膝关节约90°，然后顺时针或逆时针摇动（图9）。

踝关节摇法 受术者仰卧或俯卧位，下肢伸直放松。医师一手握持其踝关节近端，另一手握持足掌部，然后顺时针或逆时针摇动（图10）。

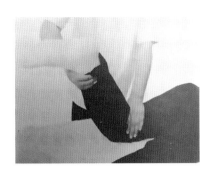

图9　膝关节摇法

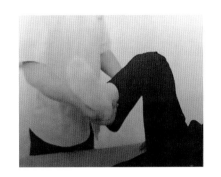

图10　踝关节摇法

（牛　坤　房　敏）

bānfǎ

扳法（pulling manipulation）

以"巧力寸劲"扳动关节使其做被动的旋转或屈伸、收展等动作，多数情况下为短暂、快速的运动，适用于脊柱及四肢关节。

（牛　坤　房　敏）

jǐzhù bānfǎ

脊柱扳法（spine pulling manipulation）

使脊柱做被动的旋转或屈伸、收展等动作的手法。包括颈椎、胸椎和腰椎，是运动关节类的代表性手法，手法完成后常可听到"喀喀"弹响声。

颈椎扳法　①颈椎斜扳法：受术者端坐，医师立于其侧后方，一手托其下颌部，另一手扶按后枕部，两手协同动作使头向一侧缓慢旋转至最大限度时，稍做停顿，瞬间发力，完成扳动（图1）。②颈椎侧扳法：以头向左侧

屈受限为例。受术者端坐，医师立于其右后侧，右肘压住受术者右肩，左手置于其右颞部。待受术者头左侧屈至最大限度时，瞬间发力，加大侧屈5°～10°，完成扳动（图2）。③颈椎旋转定位扳法：受术者端坐，医师立其侧后方，一手托住其下颌，另一手拇指顶住偏歪棘突旁。先令患者前屈颈部到医师拇指下感到棘突活动时，再使头向患侧旋转至最大限度，稍作停顿，再瞬间发力，同时拇指向对侧推顶棘突，完成扳动（图3）。

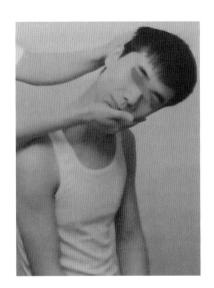

图1　颈椎斜扳法

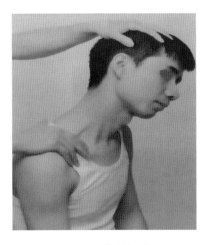

图2　颈椎侧扳法

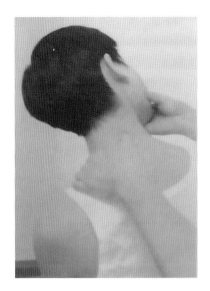

图3　颈椎旋转定位扳法

胸椎扳法　①扩胸牵引扳法：患者端坐，医师立于其后方，先协助其双手十指交叉相抱于枕后部，然后双手握持其两肘部，并用一侧膝部髌骨处顶住其胸椎病变处。令患者即前俯时呼气、后仰时吸气，活动数遍后，在背伸到最大限度时，以膝部向前顶推，同时两手向后上方突然拉起，瞬间发力，扳动胸椎（图4）。②对抗复位扳法：患者端坐，医师立于其后方，先协助其双手十指交叉相扣抱于枕后部，然后双手从其腋下穿过握住前臂中下段，一侧膝部髌骨处顶住其病变胸椎处。最后两手下压患者前臂，两前臂同时上抬，膝部向前下方抵顶。持续片刻后，双手和前臂后拉，同时膝部前顶，扳动胸椎（图5）。③胸椎后伸扳肩法：以棘突向左偏歪为例。患者俯卧，医师立于左侧，以右手掌根顶住偏歪棘突的左侧，左手置于右肩前，两手相对用力，使背部后伸并且旋转至最大限度时，两手瞬间发力，扳动胸椎（图6）。

腰椎扳法　①腰部斜扳法：患者侧卧，屈曲其上方的髋、膝

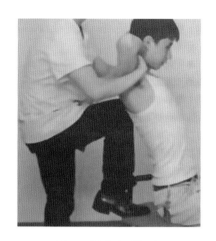

图4　扩胸牵引扳法

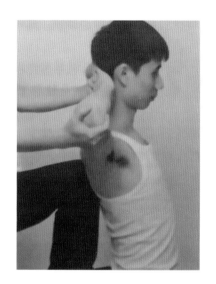

图5　对抗复位扳法

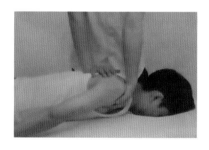

图6　胸椎后伸扳肩法

关节。医师立于其前侧，以两手或两肘分别固定其肩前和臀部，做幅度由小到大的扭转。当旋转到最大限度时，稍停片刻，两手瞬间发力，扳动腰椎（图7）。

②腰部后伸扳法：患者仰卧位，医师立于其侧，一手按压其腰部需要扳动的棘突上，另一手前臂托住两膝上部，缓慢向上抬起。当腰后伸到最大限度时，两手瞬间发力，扳动腰椎（图8）。③腰椎定位旋转扳法：以棘突向右偏歪为例。患者端坐，右手置于颈后。一助手固定患者大腿部，医师立于其右后方，左手拇指置于偏歪棘突右侧，右手臂从其右腋下穿过绕至颈后。令患者腰部前屈至医师左拇指下感到棘突活动、间隙张开时，再令其腰部向右旋至最大限度后，右手瞬间扳动，同时左拇指用力向左侧顶推棘突，完成扳动（图9）。④直腰旋转扳法：以腰部左旋受限为例。患者端坐，医师立于其右前方，用双腿夹住患者右膝以固定右下肢，并将左手置于其左肩前、右手置于其右肩后，待其腰部向左旋转至最大限度后，医师两手协调用力，瞬间扳动（图10）。

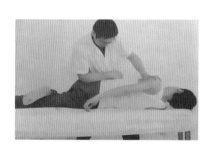

图7　腰部斜扳法

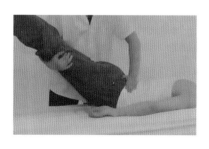

图8　腰部后伸扳法

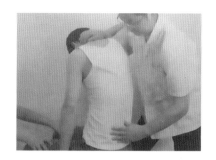

图9　腰椎定位旋转扳法

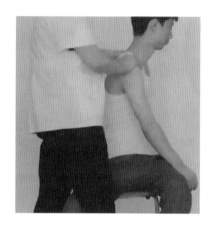

图10　直腰旋转扳法

（牛　坤　房　敏）

sìzhī bānfǎ

四肢扳法（four limbs pulling manipulation）　使四肢做被动的旋转或屈伸、收展等动作的手法。主要包括肩、肘、腕、踝等关节，是运动关节类代表性手法。

肩关节扳法　①肩关节外展扳法：以右肩为例。受术者端坐，上肢放松。医师半蹲于其右侧，先将其右上臂肘部搭在自己右肩上，双手十指紧扣下压其肩关节处。然后缓缓站起，使受术者肩关节外展至有阻力时，稍停片刻，双手与身体及肩部协同做小幅度闪动，完成扳法（图1）。②肩关节内收扳法：以右肩为例。受术者端坐，上肢放松。医师立于其后，先将其右上肢内收并屈肘，使手搭放于对侧肩部。然后右手按扶同侧肩部固定，左手握其右腕部上方，或托住其肘部。缓慢向左侧拉提，至有阻力时小幅度闪动，完成扳法（图2）。③肩关节外展上举扳法：受术者端坐，医师立于其侧前或侧后方。用上臂托起其上肢，同时用双掌按压固定其肩部，用抬肘的力量使肩关节外展，待肩关节外展上举到一定限度时，手掌下压、肘部抬起，小幅度闪动，完成扳法（图3）。④肩关节前上举扳法：受术者端坐，患侧前臂搭在医师肩上，医师以马步站式立于其一侧，双手环抱患肩，缓慢抬起患肢，做前屈上举被动运动至限制位后小幅度闪动，完成扳法（图4）。⑤肩关节后弯扳法：受术者端坐，患侧手背置于腰骶部。医师立于健侧，一手扶肩固定，一手握其腕或手掌，将前臂沿腰背部缓缓上抬，使其肩关节逐渐内收，至有阻力时小幅度闪动，完成扳法（图5）。

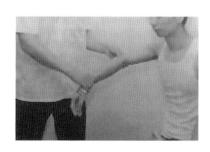

图6　肘关节扳法

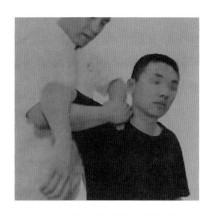

图3　肩关节外展上举扳法

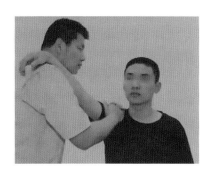

图4　肩关节前上举扳法

其手掌，先反复屈伸腕关节，然后将腕关节屈曲并加压，至阻力时小幅度闪动，完成扳法（图7）。②伸腕扳法：受术者与医师相对而坐，一手握住受术者前臂远端，另一手五指与其五指外相叉，先将腕关节背伸至阻力位时小幅度闪动，完成扳法（图8）。③腕侧屈扳法：受术者与医师相对而坐，一手握住受术者前臂远端，另一手握住其手掌，先拔伸腕关节，然后在保持拔伸力的同时小幅度侧屈闪动，完成扳法。

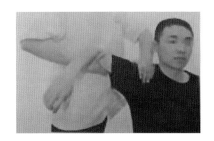

图1　肩关节外展扳法

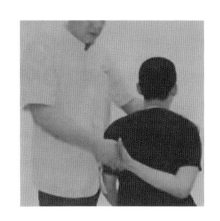

图5　肩关节后弯扳法

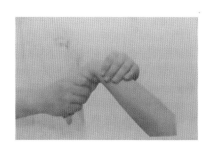

图7　屈腕扳法

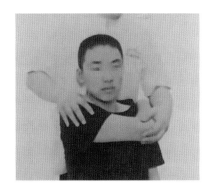

图2　肩关节内收扳法

肘关节扳法　受术者端坐，医师立于其侧，一手握肘关节上方，另一手握腕部，反复屈伸肘关节，在屈曲或伸展到阻力时小幅度闪动，完成扳法（图6）。

腕关节扳法　①屈腕扳法：受术者与医师相对而坐，一手握住受术者前臂远端，另一手握住

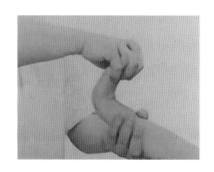

图8　伸腕扳法

踝关节扳法　①跖屈扳法：受术者仰卧位，医师立于足端，一手托起足跟，另一手握住足弓，将踝关节跖屈至阻力位时小幅度跖屈闪动，完成扳法。②背伸扳法：受术者仰卧位，医师立于足端，一手托起足跟，另一手握住足弓，将踝关节背伸至阻力位时小幅度背伸闪动，完成扳法。

（牛坤　房敏）

báshēnfǎ

拔伸法（pulling-stretching manipulation）　固定关节或肢体的一端，沿纵轴方向牵拉另一端，应用对抗的力量，使关节得到伸展的手法。又称牵引法。适用于脊柱和四肢关节。包括脊柱拔伸法和四肢拔伸法。

（牛坤　房敏）

jǐzhù báshēnfǎ

脊柱拔伸法（spine pulling-stretching manipulation）　固定脊柱的一端，沿纵轴方向牵拉另一端，应用对抗的力量，使脊柱得到伸展的手法。主要包括颈椎拔伸法和腰椎拔伸法，是运动关节类的代表性手法。

颈椎拔伸法　①坐位托举拔伸法：受术者端坐位，医师立于其侧方，一手掌托扶其下颌部，另一手托扶后枕部，两手同时缓慢用力向上牵拉，短暂停留，完成拔伸（图1）。②坐位端提拔伸法：受术者端坐，医师立于其后，双手拇指伸直内收顶住其枕骨下风池，余手指伸直并拢，两手同时缓慢用力向上提伸，短暂停留，完成拔伸（图2）。③仰卧拔伸法：受术者仰卧位，医师坐于其头端，一手托住枕部，另一手勾住下颌部，双手协同用力牵拉，短暂停留，完成拔伸（图3）。

腰椎拔伸法　①俯卧位拔伸法：受术者俯卧，双手用力抓住

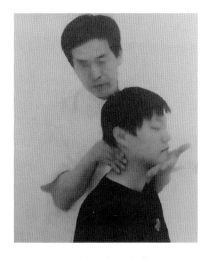

图1　坐位托举拔伸法

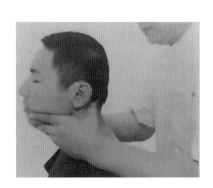

图2　坐位端提拔伸法

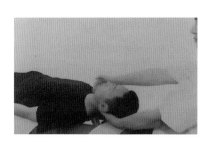

图3　仰卧拔伸法

床前沿，或由助手立于其头端双手固定其腋下。医师立其足端后方，双手分别握住其两踝部，身体后倾，逐渐用力牵拉，短暂停留，完成拔伸（图4）。②坐位拔伸法：受术者低坐，两前臂平行交错于腹前，医师立其后，胸部抵住其背部，双手从其腋下穿过

扣住前臂，向上提拉受术者上半身，双手分别握住其两踝部，身体后倾，逐渐用力牵拉，短暂停留，完成拔伸（图5）。

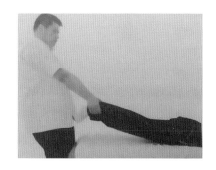

图4　俯卧位拔伸法

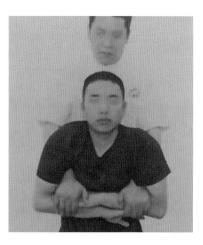

图5　坐位拔伸法

（牛坤　房敏）

sìzhī báshēnfǎ

四肢拔伸法（four limbs pulling-stretching manipulation）　固定四肢的一端，沿纵轴方向牵拉另一端，应用对抗的力量，使四肢关节得到伸展的手法。包括肩、腕、掌/指、髋、膝、踝、趾等关节，是运动关节类的代表性手法。

肩关节上举拔伸法　受术者坐位，医师立于后侧，双手握住患侧上臂近肘部，缓缓引导上肢上举至最大限度，并保持向上的牵引力，完成拔伸（图1）。

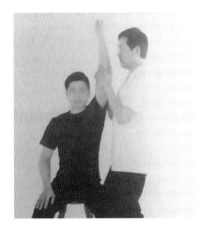

图1　肩关节上举拔伸法

腕关节拔伸法　受术者取坐位，医师立于其对面，一手握住其前臂中段，另一手握其手掌端，双手缓缓做相反方向的用力拔伸（图2）。

掌指及指骨间关节拔伸法　受术者取坐位，医师立于其对面，一手握住其腕部或手掌，另一手握其手指远端，双手缓缓向相反方向用力，持续拔伸掌指关节或指骨间关节（图3）。

髋关节拔伸法　受术者仰卧，医师一手掌按住其膝部，另一手以上臂夹住受术者足踝部，上身后仰、手牵足蹬，持续牵引，完成拔伸（图4）。

膝关节拔伸法　受术者俯卧，屈膝90°。术者立于患侧，用膝部压住其股后近腘窝部，双手握其踝部，向上拔伸并停留片刻，完成拔伸（图5）。

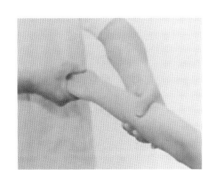

图2　腕关节拔伸法

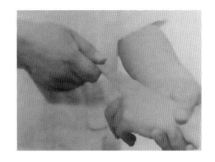

图3　手指拔伸法

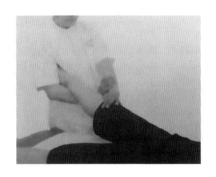

图4　踝关节拔伸法

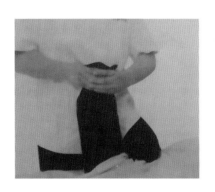

图5　膝关节拔伸法

踝关节拔伸法　受术者仰卧，医师一手握足跟部，另一手握其足弓或足趾，双手协同，持续牵引，完成拔伸。

足趾拔伸法　患者仰卧位，医师一手固定足背，另一手捏其足趾远端，双手缓缓向相反方向用力，完成拔伸。

（牛　坤　房　敏）

tuīná gōngfǎxué

推拿功法学（science of tuina gongfa）　以中医学理论为指导，研究推拿功法的基本理论、基础知识、操作方法、作用原理和临床应用规律的一门推拿专业基础学科。推拿功法具有强身健体、防病保健、功能康复的作用。患者可在医生的指导下，根据不同疾病的需要练习推拿功法，可以恢复体能和功能，从而达到有病治病、无病防治的目的。推拿功法学是技能性和临床应用性学科，以功法练习作为学科的标志特征。

简史　推拿功法古称"吐纳""导引""行气"等。推拿功法的渊源可以追溯到公元前3000至公元前2000年的新石器时代，殷商甲骨文中就有相关象形文字。远古人在生产实践、娱乐舞蹈和模仿动物的动作基础上逐渐演变成功法的雏形，各个朝代均有大量的功法文献记载。

春秋战国时期　该时期是推拿功法学的萌芽阶段。这时期的医家、道家、儒家的养生思想和实践为推拿功法学奠定了坚实的理论与方法学基础。老子所著《道德经》对后世功法养生具有重要的指导意义；《庄子》将功法分"养神"和"养形"，介绍"坐忘心斋"为静功养生开了先河，提到的"吹嘘呼吸，吐故纳新，熊经鸟伸"则是功法练习中的"调息"和"调身"锻炼；孔子强调静坐法，提出的"心斋"之说，是静功锻炼方法的起始；《吕氏春秋》提出的"动静结合""动以养生"的运动养生思想；战国时期的《行气玉佩铭》为现存最早的功法相关文物，铭文主要阐述了"小周天功"的锻炼方法；《黄帝内经》首次站在医学的角度阐述了功法的祛病养生问题，《素问·上古天真论》中指出的"呼吸精气，独立守神，肌肉若一"就是功法练习中的"调身、调息、调神"，要求功法练习要达到"三调合一"的境界。

秦汉时期 秦汉时期的功法思想在推拿功法发展史中起到了承前启后的作用。《金匮要略》首次提到"丹田"为后世的内丹术奠定了基础；华佗创编的"五禽戏"使功法从单个术式演化为套路练习，对于推拿功法发展具有划时代意义；长沙马王堆三号汉墓出土的《导引图》是中国最早的导引养生图谱，同时出土的《却谷食气篇》是以介绍吐纳功法为主的专著；东汉初年的《安般守意经》将佛教禅定引入功法练习；道教《太平经》和《周易参同契》倡导的"守一法""观五脏颜色法"和精气神的转化理论等功法内容沿用至今。

魏晋南北朝时期 该时期功法注重人体内部的积极因素，强调动静结合。《黄庭经》首次提出了三丹田理论；葛洪的《抱朴子》倡导胎息法，收集了较多的动功功法和仿生功法；许逊的《灵剑子》根据四季配五脏设计了动功功法；陶弘景的《养性延命录》辑录的五禽戏、六字气诀是目前现存最早的文字记载，记载了闭气法、吐气法等；这个时期出现的壁观法对后世的禅定功法具有较大影响。

隋唐时期 该时期的导引功法十分盛行，并广泛应用于各科病证的预防和治疗，是功法发展的黄金时期。隋代《诸病源候论》辑录了 289 条导引方用于 110 种病候的治疗；唐代孙思邈所撰的《千金要方》记载了"调气法""闭气法"为主的静功和"天竺按摩法""老子按摩法"等动功，对唐代以前的中医导引学发展进行了总结。隋代的《童蒙观止》是吐纳养生的经典著作之一，首

先提出了"八触"。

宋金元时期 宋代在关注功法养生、发展行气按摩的同时，创造了成套徒手功法，这个时期汇集散在的功法理论并进行融合，是功法理论发展的一个重要时期。宋代的《太上玉轴六字气诀》对六字诀的呼吸和读音提出具体要求，增加了叩齿、咽津等预备功；《道枢》记载了立式八段锦的最早口诀；金元四大家进一步将功法用于祛病养生、延年益寿的临床应用中。

明清时期 明清时期是传统功法一个兴旺发展的时期。功法内容更广泛地为医家所掌握运用，医学功法著作大量出现，积累了大量的功法资料，锻炼方法得到总结和推广。此时期最有代表性的功法成就是易筋经的创编并流传到社会，八段锦也在此时期演变出了十六段锦、十二段锦等功法。《普济方》中描述了运气练功的方法；敬慎山房主彩绘《导引图》将功法、导引、按摩融为一体，理、方、功自成一体。清代的《医学入门》将功法分为动功、静功两大类，并强调必须动静结合，提倡辨证施功。清代沈金鳌的《沈氏尊生书》认为"导引、运功"是养生家修炼要诀，辑录46种病症的导引运动方法，为研究辨证选功提供了宝贵的文献资料。

近代 近代功法的发展由于各种原因，使功法发展基本处于停滞状态。但该时期的一些著名医家为功法的发展也作出了一定的努力。潘蔚所著的《卫生要术》辑录了《十二段锦》《内功静坐气功图说》等著作，认为功法锻炼时预防疾病的方法之一，《卫生要术》又经王祖源在 1881 年重摹，改称《内功图说》，该书重

视动功锻炼。蒋维乔总结自身静坐经验写成《因是子静坐法》，是中国倡导科学锻炼静坐法的第一人。

中华人民共和国成立后 中医药事业得到空前的重视，推拿学科的发展迎来前所未有的发展机遇和挑战。全国各中医药院校相继开设了推拿功法学课程，易筋经和少林内功等功法成为推拿功法课程的重要内容，以传统功法为主、结合现代健身方法来练功的推拿功法学课程在全国各高等中医药院校中广为开设，课程设置涵盖了中专、大专、本科、研究生等不同层次的教育。推拿功法的现代科学研究也得以逐步深入而广泛开展，推拿功法应用得到大力推广，国家对功法进行了规范管理、科学推广和研究。推拿功法学正逐渐成为一门备受青睐的中医学学科，发展日趋成熟。

研究范围 推拿功法学的研究范围包括研究推拿功法的历史源流、基本理论、基础知识、作用原理、具体功法的训练方法、功法效应、文献典籍和功法临床应用规律等。

研究方法 推拿功法学在中医学和传统功法学理论指导下，开展多学科参与的学科交叉研究，借助生物学、心理学、行为医学、运动医学、康复医学、脑科学等学科的研究思路、途径和方法对推拿功法的技术特征、训练技巧、功法效能、作用原理和应用规律进行全面和系统的研究，用现代通用语言构筑推拿功法学的理论和技术体系。通过传统生命科学、养生学、武术学等学科开展推拿功法的文献理论挖掘研究。借助循证医学研究方法指导推拿功法学的临床研究，对推拿功法的临

床应用进行客观评价。

与相关学科的关系　中医基础理论是推拿功法学的理论基础。推拿功法和推拿手法是推拿学生基本专业技能的两个方面，二者关系密切，互为所用。推拿功法锻炼能够为手法学习打下坚实的体能、力量、身体协调性和平衡性等基础，所以说推拿功法是手法的基础。推拿功法还是推拿治疗学、中西医康复学等学科的重要治疗和康复技术，同时与运动医学关系密切。

（吴云川　吕立江）

tuīná gōngfǎ

推拿功法（tuina gongfa）　以提高推拿手法技能、治疗效果和推拿医生身体素质以及根据不同疾病的需要指导患者练习，达到强身健体、防病保健、功能康复为目的的锻炼方法。推拿功法中的"功"指功夫，通过各种特定的锻炼方法，使技能得以提高。这种功夫主要由功底、功时、功力等要素组成。功底是一个人的悟性与练功素质；功是十指练功时间的累积；功力是练功的效果。"法"为练习方法与法则，主要有徒手练功法、器械练功法、武术练功法及医疗练功法等，重点讲述能增强推拿专业人员指力、臂力、腰力及腿力等练功方法，掌握这些方法并注重意、气及力的转换，以内蓄功夫积累霸力，从而达到内劲外壮的目的。

历史源流　推拿功法起源于远古人的跑跳、搏斗、舞蹈娱乐、按摩疗伤等生产与生活技能，而逐渐演变成的自觉的、有意识的身心锻炼功法。其历史可以追溯到公元前 3000 至公元前 2000 年的新石器时代。先秦时期，医家如扁鹊、道家如老庄、儒家如孔孟、杂家如吕不韦等对于导引吐纳、强身祛病皆有论述。现存最早的功法文物《行气玉佩铭》中记载了小周天功的练功方法。秦汉时期对医学相当重视，此期的功法有了很大发展。汉代著名医家张仲景、华佗对功法做了进一步的理论总结与推广。长沙马王堆汉墓出土的《导引图》是现存最早的导引图谱；《却谷食气篇》是描述"食气"的练功方法专著；《养生方》是最早的功法养生专著。《太平经》和《周易参同契》都论及古代功法的内容。魏晋南北朝时期，功法注重人体内部的积极因素，强调动静结合，注重实效。葛洪的《抱朴子》记载了胎息法，许逊的《灵剑子》以四季配五脏设计了 16 个姿势的动功功法，陶弘景的《养性延命录》记载了五禽戏、六字诀、闭气法、吐气法等功法内容，达摩创立了"壁观法"。隋唐时期的导引功法十分盛行，并广泛应用于内、外、伤、妇、五官科病证的预防和治疗，是功法发展的黄金时期，《诸病源候论》《千金要方》《外台秘要》等均记载了大量的导引功法内容。此时期的推拿功法无论在理论上，还是临床应用上都得到了较大的发展，国外的导引功法亦传入中国，如婆罗门导引法的引进。宋金元时期创造了成套徒手功法，该时期的《夷坚志》和《道枢》记载了徒手八段锦套路和歌诀，内丹术得到的发展。这个时期汇集散在的功法理论，并使其理论得到融合，是推拿功法理论发展的一个重要时期。明清时期专论功法、导引、武术之著作很多，积累了大量的功法资料。其中静坐法和各种动功在医疗应用上发挥了很大作用，这是明清时期对推拿功法的重大发展和贡献。此时期最有代表性的功法成就就是易筋经的创编，八段锦也在此时期演变出了十六段锦、十二段锦等功法，形成了庞大的八段锦体系。近代推拿功法的发展散见于民间且无系统性，不同的推拿流派有其相对独特的练功方，这一时期重要的功法著作是《卫生要术》和《因是子静坐法》。中华人民共和国成立后，各中医院校开设推拿功法学课程中推拿功法的学习和训练以易筋经和少林内功为主要练功内容，还逐步增加了器械练功、武术练功、医疗练功法等内容。并开展了推拿功法的临床和实验研究，加强了功法的推广工作。

基本内容　主要有徒手练功法、器械练功法、武术练功法及医疗练功法等内容，即指能增强推拿专业人员指力、臂力、腰力及腿力等练功方法。通过练习使外部肌肉骨骼的锻炼与内部的意识和呼吸相配合，从身心两方面对推拿医生进行有益的训练，即所谓"内练一口气，外练筋骨皮"，循序渐进，可形成意、气、力三者合一，意与气合、气与力合，从而达到内劲外壮的目的，为手法的练习与临床推拿疗效的提高打下坚实的基础。

指导意义　进行推拿功法练习的意义在于两方面：一是提高推拿医生的素质和体质，通过练功可以促进手法的练习和掌握，增强其推拿临床运用手法的功力、耐力和技巧，提高推拿的疗效；通过自身长期的练习，积蓄内劲，激发潜能，使推拿医生具有充沛的精力、强健的体魄、灵活的肢体、灵敏的指感和持久的耐力。二是推拿功法具有强身健体、防病保健和功能康复的作用，患者在医生的指导下，针对不同疾病的需要进行推拿功法的练习，从而达到防治疾病、延年益寿的目的。

（吴云川　吕立江）

hūxī duànliànfǎ

呼吸锻炼法 （methods of breathing exercise）

调控呼吸的方法，指主动地、自觉地调整和控制呼吸形式和出入气息的操作，并使之符合练功的目的和要求的呼吸方法。推拿功法锻炼中的一个重要环节。也称调息。"一呼一吸谓之息"，所谓息，不仅是指呼和吸的过程，还指一呼一吸之间的停顿。

历史源流　呼吸锻炼法在古代称为调息，在历史发展过程中，儒、释、道、医对其发展影响巨大。其中，儒、道、医的呼吸锻炼方法最早可以追溯到商周时期。调息作为儒、释、道、医的共同练习练功手段，历经几千年的实修，形成各自的不同呼吸锻炼方法，也表现出一些共同特点，儒家的调息理念是以"存心养性"为宗旨，至宋代主张把静功调息打坐发展成儒家的主要修持手段。道家以"涵养心性"为宗旨，庄子提出调息时要恬淡虚无，不可刻意调呼吸。魏晋时期道家调息修炼规范，葛洪《抱朴子》提出闭气、胎息、行气、引气、布气等调息方法都为疾病康复手段。佛家以"明心见性"为宗旨，早在东汉时期的《安般守意经》中对呼吸锻炼强调呼吸和意念结合，并且有了具体的操作程序。医家以"防病治病"为宗旨，中医的调息主要是用来防治疾病、养生保健。在秦汉时期的《黄帝内经》就有关于调息的记载。隋唐时期《诸病源候论》中对调息治病进行了详细的阐述。到了宋元时期，调息成为中医养生治病的常规手段。明清时期的调息已经广为医家接受，明代养生名家万全指出："学长生者，皆自调息，为入道之门。"而至清代尤氏的《寿世青编》则结合各家特点对调息法功理进行了详细的阐述和总结。

具体操作　常用的呼吸锻炼方法有静呼吸法、腹式呼吸法、存想呼吸法及其他呼吸法。

静呼吸法是指功法锻炼者在精神活动相对安静的状态下，有意识地把呼吸锻炼得柔和、细缓、均匀、深长的呼吸法，称静呼吸法。常用的静呼吸法包括自然呼吸法、数息呼吸法和深长呼吸法。

腹式呼吸法是指有意识地使小腹部随着呼吸一张一缩运动的呼吸方法。常用的腹式呼吸法包括顺腹式呼吸法、逆腹式呼吸法和停闭呼吸法。

存想呼吸法是指锻炼者在自然呼吸锻炼与腹式呼吸锻炼基础上的比较高深的一种意念存想呼吸法。这是用意念引导呼吸，用呼吸引发内气锻炼的呼吸方法。一般有潜呼吸法、体呼吸法、胎息法等。

其他呼吸法包括读字呼吸法、内视呼吸法等。读字呼吸法是以人感念默读字音进行呼吸锻炼的方法，如六字诀锻炼法。内视呼吸法是指用意念将目光内视体内，引导内气在体内运行的一种呼吸锻炼方法。

动作要领　呼吸锻炼要在自然平和的原则指导下，尽力做到深、长、细、匀。深，指呼吸之气深达下丹田或脚跟；长，指一呼一吸的时间较长；细，指呼吸之气出入细微；匀，指呼吸之气出入均匀，无忽快忽慢现象。但深、长、细、匀的呼吸并不是每一个练功者一开始就能达到的，而是在练功过程中宁静情绪、集中意念的基础上慢慢形成的。

注意事项　必须遵循顺其自然、循序渐进、练养结合的原则，不能盲目追求某种呼吸效应与感觉，一切要从自然柔和着手，不可强求。练功者不要强求在短时间内即形成完整的深长呼吸，否则易使胸腹肌紧张，气机升降失调，出现气短胸闷、腹胀胁痛等症状。

适用部位　推拿功法的呼吸锻炼是通过一定的肢体动作和意识活动对呼吸运动进行调整来强化人体气机升降出入，要求深、长、细、匀。所以呼吸锻炼主要涉及部位是胸腔和腹腔的脏器和相关肌肉组织，通过呼吸可以对大脑皮质产生影响。

临床应用　推拿功法的呼吸锻炼通过协调自主神经功能，可以改善焦虑情绪，对肺心病、慢阻肺、高血压、冠心病等疾病有较好的疗效。可以调节胃肠的运动和分泌，改善其消化功能；对糖尿病等内分泌系统疾病也有干预作用。另外，推拿功法的呼吸锻炼的腹式呼吸是一种由膈肌舒缩引起的呼吸运动伴以腹壁的起伏，可以对腹腔的肝、胃、脾、胰等脏器起到很好的按摩作用，促进了胃肠蠕动和腹腔脏器的血液循环，从而增强脏器的功能。

（吴云川　吕立江）

shíyòng liàngōngfǎ

实用练功法 （methods of practicing gongfa）

在推拿功法训练和临床应用中具有实际应用价值的练功方法。

历史源流　推拿实用练功法历史悠久，古称"导引"，其含义是"导"指"导气"，导气令和；"引"指"引体"，引体令柔。具有治疗和强身防病的作用。长沙马王堆三号汉墓出土的《导引图》上绘有40余种练功姿势，是中国历史上所见到的最早的练功图解。隋唐时期，练功得到了广泛应用，被官方确定为重要的医疗手段之一。隋唐以后，衍化而生技击练功法、健身练功法等。推拿实用练功法属防治结合的健身练功法类。

具体操作 功法练习的基本操作方法分为形体姿势锻炼、呼吸锻炼和意念锻炼。形体姿势锻炼就是调身，是指练功者对基本身形和肢体运动的调控。呼吸锻炼就是调息，是指主动地、自觉地调整和控制呼吸的次数、深度等。意念锻炼就是调心，是指练功者在健身气功锻炼中，对自我的精神意识、思维活动进行调整和运用。

动作要领 实用练功法的总的锻炼要领为：松静自然、动静结合、内外兼修、意气合一、灵活准确、循序渐进和持之以恒。形体姿势锻炼要求形体自然放松，动作连绵圆活，周身中正一体。呼吸锻炼要求心平气和，尽量做到深、匀、细、长。意念锻炼的基本要求是"入静"，即思想上进入一种安静的状态，要求用意轻灵，把握真意，区分正念和杂念，达到恬淡虚无的目的。三者之间是相互依存和相互制约的关系，功法锻炼要求三者合一。另外，推拿练功还需要注意运动量的要求，注意练功的强度、密度、时间、数量和练功项目的特性。

注意事项 练功要明确锻炼目的，选择练功环境、合适时间和锻炼器具。锻炼中要求思想集中、心神合一、排除杂念。呼吸自然，不能屏气、憋气等。不要追求练功中的练功效应，防止出现不适和偏差。练功后要注意整理放松，注意休息，忌纵欲耗精。如出现不适和偏差，应该暂停练功和治疗。

适用部位 实用练功法针对全身的整体锻炼，针对性地进行肩、臂、腰、腿的力量、耐力、韧性等练习，将动作、意念有机结合，增强心肺功能。

临床应用 应用练功以维持或恢复机体的生理功能或代偿功能，对脊椎退行性疾病、骨关节疾病、糖尿病、高血压、冠心病、肥胖症、哮喘、失眠、中风后遗症等病症干预治疗和康复有良好的指导作用。

（吴云川 吕立江）

wéituó xiànchǔshì

韦陀献杵势（wei tuo presenting pestle） 易筋经全套动作的起始动作。

概念原文是"立身期正直，环拱手当胸，气定神皆敛，心澄貌亦恭"。共有三式，韦陀为佛教护法金刚，第一式动作如似韦驮将军进献兵器时的动作，是易筋经的开练架势。第二式为横胆降魔杵势（Monster Controlling Magic Pestle），"胆"又作"担"，指韦陀两手横担，为降魔护佛。第三式为掌托天门式（Monster Controlling Magic Pestle），指韦陀双手掌向上托天宫之门的姿势。

历史源流 易筋经源自中国古代导引术。相传为北魏时期达摩所创，历代口口相传，逐渐四证，清代潘蔚整编收录于《卫生要术》中的"易筋经十二图"，后又被王祖源辑录于《内功图说》后逐渐盛行社会，后人将此十二势直接称为易筋经。一指禅推拿流派和㨰法流派就是以易筋经为主要练功内容。

具体操作 第一式至第三式起式：身体站立，全身放松。头正如顶物，双目含视前方，沉肩垂肘，含胸拔背，收腹直腰，两手自然下垂，并步直立。面容端正，精神内守，呼吸平和。第一式动作：左脚向左跨步，与肩同宽。双臂徐徐外展，与肩齐平，掌心向下。旋臂转掌心向前，缓慢合掌，屈肘旋臂，转腕内收，指端向上，腕肘与肩平。两臂内旋，使指尖对天突穴，两臂与地面平行，动作稍停。两手向左右缓缓分开，两臂屈肘，双手在胸前呈抱球状，沉肩垂肘，掌心相对，十指微屈，相距约15cm，身体微前倾。先深吸气，然后缓慢吐气，同时双手徐徐下落于体侧，收左脚，并步直立（图1）。第二式动作：左足向左分开，与肩同宽。两手下按，五指自然并拢，掌心向下，指尖向前。两手翻掌向上，上提至胸，向前伸出，掌臂约与肩呈水平；两手左右分开，两臂平直，掌心向上。翻转掌心向下，两膝伸直，足跟抬起，前脚掌着地，目视前方，身体前倾。先深吸气，然后慢慢呼出，在呼气时足跟下落，收回左足，并步直立（图2）。第三式动作：左足向左分开，与肩同宽。两手掌心向上，十指相对，上提胸前。旋腕翻掌，掌心向上，两臂上举，托举过头。四指并拢，拇指外展，虎口相对、指向天门穴，两膝挺直，足跟提起，前足掌着地，头略后仰，目视掌背，静立片刻。两掌变拳，两拳缓缓收至腰间部，先深吸气，然后慢慢呼出，在呼气时，两手放下时，足跟下落，收回左足，并步直立（图3）。

动作要领 第一式：松肩虚腋，两脚尖朝前略内扣。含胸拔背，脊背舒展，收腹直腰。两手臂合抱成圆形于胸前，两掌心相对，相距约15cm。凝神静气，单练时，旋臂对胸或拱手抱球时，可练3~30分钟。第二式：两手

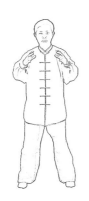

图 1　第一式

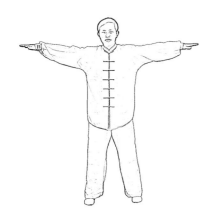

图 2　第二式

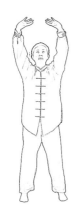

图 3　第三式

一字平开与肩同高。两足跟抬起，前足掌着力，脚趾抓地。两膝挺直内夹，稳定直立，气定神敛。单练时，可练 3～30 分钟。第三式：翻掌上举，两掌上托，手指相对，切忌贯力。仰头目视掌背，

意想内视天门，无须过分仰头。脚跟提起，足趾抓地。单练时，可练 3～30 分钟。

注意事项　第一式：两掌胸前抱球时，不可耸肩夹腋、挺腹或弓腰。第二式：两臂侧举时不呈水平位。第三式：不宜过度仰头，身体要挺直，不能挺腹。年老或体弱者可自行调整两脚提踵的高度，高血压患者不宜练此式。

适用部位　第一式：主要锻炼三角肌、肱二头肌、前臂旋前肌群、桡侧腕伸肌群，增强上肢臂力和前臂旋劲及肩关节的悬吊力，增强腕屈肌群的柔韧性，利于手法持久力提高。第二式：主要锻炼三角肌、肱三头肌、前臂伸肌群、股四头肌、小腿三头肌和肛门括约肌。第三式：主要锻炼肱二头肌、肱三头肌、腰大肌、臀大肌、股四头肌、小腿三头肌等。

临床应用　第一式：有平心静气、安神定志的功效。用于焦虑、失眠等病症。第二式：有宽胸理气、疏通血脉、平衡阴阳的功效。改善心肺功能，适用于心肌炎、缺血性心脏病、肺气肿、支气管炎、共济失调等。第三式：引气上行，适用于椎动脉型颈椎病、低血压、贫血、缺血性心脏病、脾胃虚弱、妇科病等。

（吴云川　吕立江）

zhāixīng huàndòushì
摘星换斗势（picking star and changing constellation）　易筋经的第四式。概念的原文是"只手擎天掌覆头，更从掌中注双眸，鼻端吸气调频息，用力收回左右侔"。即用手摘取或移换天上的星斗。

历史源流　见韦陀献杵势。
具体操作　起势同韦陀献杵势。左脚分开，与肩同宽，两手

握拳，拇指握于掌心，上提至腰侧，拳心向上。左脚向左前方跨弓步，左手变掌，伸向左前方，高与头平，掌心向上，目视左手。同时右手以拳背覆于腰后命门穴。重心后移，上体右转，右下肢屈膝，左手向右平摆，眼随左手。上体左转，左脚稍收回，呈左虚步。左手随体左摆，并钩手举于头前上方，钩尖对眉中，眼视钩手掌心。收势：徐徐吸气，缓缓呼出，同时左脚收回，左手由钩手变掌，在前方划弧下落，右手由拳变掌落于体侧，并步直立（左右动作相同，方向相反）（图 1）。

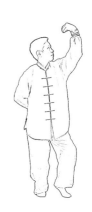

图 1　摘星换斗势

动作要领　腰带动转体，五指微微捏挤，屈腕如钩状，目视掌心，重心后坐，丁字虚步要求前虚后实。

注意事项　身体严重虚赢者慎练，后坐时身体左右歪斜、前倾后仰，丁字虚步重心在后脚。

适用部位　本势主要锻炼手腕屈肌群、肱二头肌、肱三头肌、下肢前后肌群、背腰肌等，增强臂力腕力、腰力、腿力。

临床应用　可用于消化不良、慢性结肠炎、颈椎病、腰膝酸软、阳痿早泄、子宫虚寒。

（吴云川　吕立江）

qīnglóng tànzhǎoshì

青龙探爪势（blue dragon displaying its claws）

易筋经的第九式。概念原文是"青龙探爪，左从右出，修土效之，掌平气实，力周肩背；围收过膝，两目注平，息调心谧"。即模仿青龙伸爪的动作。

历史源流 见韦陀献杵势。

具体操作 起式：左脚向左分开，与肩同宽。两手握拳上提，拳面抵住章门穴，拳心向上。右拳变掌，上举过头，掌心向左，侧身俯腰。左手握拳抵住章门穴不变。以腰带动手臂，向左转体，四指并拢，屈拇指内扣，按于掌心，掌心向下，右臂向左侧伸展，目视前方。上身向左前方下俯，右手随势下探至左脚正前方，触地紧按，双膝挺直，足跟不得离地，抬头两目前视。收式：先深吸气，然后缓缓呼出，两膝呈马步势，身体转正，右手变掌，围绕膝关节划弧，左手由拳变掌，双手落于两侧，左脚收回（左右动作相同，方向相反（图1）。

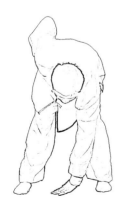

图1 青龙探爪势

动作要领 转体变爪，力注五指，侧腰、转体时，手臂、腰背要充分伸展，弯腰探地时，抬头两目平视，手爪尽力下探，肩松肘直，下探时，下肢挺直，足跟勿移，气息调和，呼吸均匀自然。

注意事项 严重的肺心病患者慎练，注意转体时要以腰带动手臂下探时，膝关节不能弯曲，足跟不能抬起，弯腰探地时，不能低头。

适用部位 本势主要增强上下肢力量，为运用手指进行手法操作练习打下坚实功法基础。涉及肱三头肌、肋间肌、腹外斜肌、背阔肌、臀大肌、下肢后侧肌群等上下肢及腰背部肌群。

临床运用 可防治呼吸系统疾病、慢性肝病、慢性胆囊炎、腰肌劳损、下肢无力、妇科经带疾患等疾病。

（吴云川 吕立江）

wòhǔ pūshíshì

卧虎扑食势（crouching tiger pouncing on its prey）

易筋经的第十式。概念原文是"两足分蹲身似倾，屈身左右骽相更，昂头胸作探前势，偃背腰还似砥平，鼻息调元均出入，指尖着地赖支撑，降龙伏虎神仙事，学得真形也卫生"。即模仿老虎扑食的动作。

历史源流 见韦陀献杵势。

具体操作 起式同韦陀献杵势，左脚向前迈一大步，右腿蹬直，成左弓箭步；双手由腰侧向前作扑伸动作，手与肩齐平，掌心向前，坐腕，手呈虎爪状，前扑动作刚劲有力，如猛虎状，两手直掌撑地至左足两侧，指端向前；收左足于右足跟上，呈跟背相叠状，身体向后收回，提臀，双脚踏紧，臀高背低，胸腹收紧，双臂伸直，头夹于两臂之间，蓄势待发，头、胸、腹、腿依次紧贴地面，向前呈弧形探送，至抬头挺胸，沉腰收臀，双目前视。然后腿、腹、胸、头依此紧贴地面，向后呈弧形收还，至臀高背低位，蓄势收紧。于臀高背低位时换左右足位置，如前起伏往返操作。收式：于臀高背低位时，先深吸气，然后缓缓呼出；右足从左脚跟上落下，向前迈半步，左脚跟上半步，两足成并步，缓慢起身，双手收回于两侧（图1）。

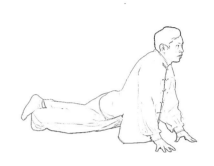

图1 卧虎扑食势

动作要领 躯干的涌动带动双手前扑绕环，前扑动作刚劲有力，手如虎爪，坐腕探爪。前探偃还时，往返动作呈波浪起伏，双目前视，紧贴地面。前探时呼气，抬头挺胸，沉腰敛臀，偃还时吸气，臀高背低，胸腹收紧，两臂伸直，蓄势待发。

注意事项 脊椎病术后与长期体弱久病者慎练。头向上抬，不可过高或过低，两目注视前方，两肘和两膝伸直时不能硬挺，切忌用力过猛。吸气时全身向后收缩，臀部突出，胸腹要内收，在呼气时将身向前推送，力求平衡，往返动作，切勿屏气，应量力而行。

适用部位 本势主要锻炼手指、上肢各肌群、胸大肌、腹肌、腰背肌、下肢各肌群，增强指力、臂力与腰力，为手法操作打下坚实的功法基础。

临床运用 可防治颈椎病、腰背肌劳损、腰椎间盘突出症、肩部活动障碍、四肢关节活动不利等疾病。

（吴云川 吕立江）

diàowěi yáotóushì

掉尾摇头势（shaking the head and tail）

易筋经的第十二式。概念原文是"膝直膀伸，推手置地；瞪目昂头，凝神壹志；起而顿足，二十一次；左右伸肱，以七为志，更作坐功，盘膝垂眦；口注于心，息调于鼻；定静乃起，厥功维备"。即模仿动物摆动尾巴和转动头部的动作。

历史源流 见韦陀献杵势。

具体操作 起式同韦陀献杵势。并步直立，双手十指交叉握于小腹前，掌心向下放于胸前，旋腕翻掌心上托，托至肘部伸直。托举用力，双目平视。向左侧转体 90°，随势向左前方俯身，双掌推至左脚外侧，尽量掌心贴地，双膝挺直，足跟勿离地，昂首抬头，目视左前方；原路返回，身体转正，双手随势上托。再向右侧转体 90°，随势向右前方俯身，双掌推至右脚外侧，尽量掌心贴地，昂首抬头，目视右前方。再原路返回，身体转正，双手随势上托。两手臂、头、项背极力后仰，双膝微屈，脚不离地，全身绷紧，两目上视，呼吸自然，切勿屏气。再俯身向前，掌心向下，推掌至两脚正前方，掌心尽量紧贴地面，昂首抬头，目视前方，直膝，脚跟不离地。收式：配合呼吸，深吸气时，上身伸直，提掌至小腹前；深呼气时，上身前俯，推掌至地，如此往返 4 次。起身直腰，双手分开，缓缓收回身体两侧（图1）。

动作要领 十指交叉相握勿松，上举时手臂须挺直。身体后仰，全身尽力绷紧，俯身推掌，掌心尽量推至地。俯身推掌时，

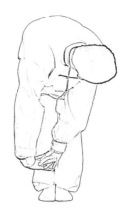

图1 掉尾摇头势

下肢伸直，昂首抬头，两脚不离地。俯身提掌，呼吸配合，凝神静气。

注意事项 应配合动作，自然呼吸，意识专一。高血压、颈椎病患者和年老体弱者，头部动作应小而轻缓。应根据自身情况调整身体前屈和臀部扭动的幅度和次数。

适用部位 本势主要锻炼背阔肌、竖脊肌、收直肌、腹外斜肌、腹内斜肌、上肢肌群、下肢肌群的肌力，以及手指的指力。同时，对腰背部及下肢后侧筋膜有拉伸作用。

临床运用 本势可防治颈椎病、肩臂劳损、腰背劳损、腕手部筋伤等病症。

（吴云川 吕立江）

zuòdàngshì

坐档势（siting stance）

少林内功中的盘坐架式。

历史源流 少林内功起初是一种武术功法锻炼方法，最初主要流传于中国北方山东、河南一带的农村。其起源目前有少林说、达摩说和查拳说三种传说。随着社会变迁，练武的目的由技击转向健身、医疗，少林内功发展为适合于推拿医师自我锻炼、体弱病患者强身治病的一种功法。至清末时

期传至山东李树嘉时渐渐被内功推拿流派采用，形成练功配合推拿治疗疾病的内功推拿流派。

具体操作 两腿交叉，盘膝而坐，足外侧着地，上身微向前俯，两手叉腰，双肩须向内夹紧或两手掌心向下，腕欲直。身体平衡，两目平视（图1）。

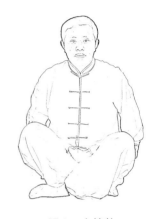

图1 坐档势

动作要领 盘膝而坐，足外侧着地，上身微前俯。头如顶物，两眼平视，全神贯注。

注意事项 盘膝时，身体不宜后仰，头部呈直立位，不宜仰头或低头。

适用部位 本功法重点锻炼臀中肌、臀小肌的后部肌束，以及梨状肌等肌群。

临床运用 本势有壮腰补肾、滑利关节的功效。

（吴云川 吕立江）

qiántuī bāpǐmǎshì

前推八匹马势（pushing eight horses forward）

少林内功第一式。

历史源流 见坐档式。

具体操作 预备式：取站档或指定的档势，两臂屈肘，直掌护于两胁。两掌心相对，四指并拢，拇指外分上翘，蓄劲于肩臂指端，徐徐运力前推至肩与掌成

直线。两臂运劲，慢慢屈肘，收回于两腰。收式：由直掌化俯掌，两臂后伸下按，回于原档势（图1）。

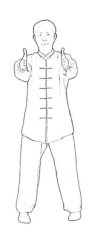

图1　前推八匹马势

动作要领　两目平视，呼吸自然，胸须微挺，头勿顾盼。蓄劲于腰，运劲于肩臂，贯于掌、达于指。两手动作一致，两臂肩平，与肩等宽。

注意事项　立指运劲前推，不能屏气。

适用部　本功法主要锻炼肱三头肌等肌群的力量，增强手臂、指端之力。

临床运用　可宽胸理气、健脾和胃、强筋壮骨，常用于防治胸闷、气喘、不寐、高血压等、腰痛、脘腹胀满、食少纳呆等病症。

（吴云川　吕立江）

dàolā jiǔtóuniúshì

倒拉九头牛势（pulling nine oxen backward）少林内功第二式。

历史源流　见坐档式。

具体操作　预备式：取弓箭档或指定档势，两臂屈肘，直掌护于两胁。两掌沿两胁边推边旋向前推，两臂缓缓内旋，推至手肩臂成直线时，虎口朝下，指端朝前，四指并拢，拇指外分，肘

腕伸直，力求与肩相平。五指屈收，由掌化拳如握物状。劲注拳心，运劲屈肘，边收边将两臂外旋，收回于两胁，拳眼朝上。收式：由拳变直掌，两臂后伸下按，回于原档势（图1）。

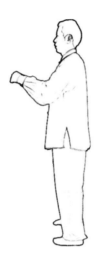

图1　倒拉九头牛势

动作要领　思想集中，以意引气，意气相随，呼吸自然。前推时，肘腕伸直与肩平。两臂前推、后拉与前臂内旋、外旋动作要协调。两臂收回后拉时，两拳握紧，不可松劲。

注意事项　呼吸自然，前推后拉时不能屏气，力发于腰，蓄劲于肩、臂、指端。

适用部位　本功法主要锻炼肩胛下肌、胸大肌、背阔肌、大圆肌、肱二头肌、肱桡肌，以及旋前圆肌等肌群，增强两臂的悬劲、掌力与握力。

临床运用　可适用于肩臂疼痛麻木、脘腹胀满、食少纳呆、肺气肿、失眠、体虚等病症。

（吴云川　吕立江）

lìpī huàshānshì

力劈华山势（splitting hua mountain with vigorous efforts）少林内功第十六式。

历史源流　见坐档式。
具体操作　预备式：取马档或指定档势，两臂屈肘，双手在胸前呈立掌交叉。两掌缓缓向左右分推，两肩放松，肘部微屈，四指并拢，拇指外展，掌心向前，肩、臂、肘、腕、掌力求成水平线。两臂运劲，上下劈动三次后化仰掌屈肘收回，护于腰部。收式：由仰掌化俯掌下按，两臂后伸同原档势（图1）。

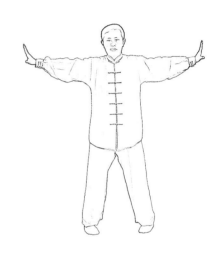

图1　力劈华山势

动作要领　头身勿偏斜，两目平视，两臂蓄劲，四指伸直，用力下劈。

注意事项　呼吸自然，立掌左右分推和用力下劈时不能屏气。

适用部位　本功法主要锻炼斜方肌、背阔肌、胸大肌、大圆肌、肩胛下肌及上臂肌群等。本式通过着重于侧身上下运劲锻炼，以增强肩臂力。

临床运用　可适用于防治胸闷、脘腹不适、肩背酸痛、腰膝酸软、失眠等病症。

（吴云川　吕立江）

sānqǐ sānluòshì

三起三落势（three ups and three downs）少林内功第十九式。

历史源流　见坐档势。

具体操作 预备式取大裆势或指定裆势，两臂屈肘，直掌护于腰部，蓄势待发。两掌前推，四指并拢，拇指运劲外展，掌心相对，与肩同宽。同时两膝下蹲，推至肘直。两掌蓄力，屈肘缓缓收回至腰部，身体顺势而起，膝直。以上动作一起一落连续三次。收式：由仰掌化俯掌，两臂后伸下按，回原裆势（图1）。

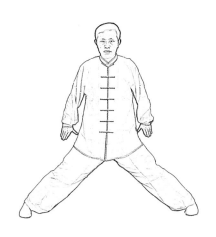

图1　三起三落势

动作要领 指臂蓄力，前推下蹲，用劲后收，随之而起。上肢运劲与下肢伸屈运动须配合协调。

注意事项 呼吸自然，蓄劲前推下蹲和运劲回收时不能屏气。

适用部位 本功法屈膝下蹲时，以髂腰肌、股直肌、阔筋膜张肌、缝匠肌（屈髋关节）以及半腱肌、半膜肌、股二头肌、缝匠肌、股薄肌和腓肠肌（屈膝关节）为主，使身体下沉，在此同时要求肩臂运力徐徐前推；当站立时，则以臀大肌、股二头肌、半腱肌、半膜肌（伸髋关节），以及股四头肌（伸膝关节）为主，使身体站立，上肢边立边蓄劲而收。

临床运用 该势动作具有健脾和胃、滑利关节的功效。可用于防治内脏虚弱、外感病证和肩、肘、膝关节功能障碍等。

（吴云川　吕立江）

tuībǎ shàngqiáoshì

推把上桥势（push handlebar up bridge）
少林内功双人锻炼法第一式，是在弓箭裆势上前推八匹马的双人练习法。

历史源流 见坐裆式。

具体操作 预备式甲乙双方同时成左弓右箭步，两臂屈肘，直掌护于腰部。甲方主动，两臂运劲前推，四指并拢，拇指外展，掌心相对，乙方两臂亦运劲前推，以其虎口内扣于甲方两虎口，虎口相咬蓄劲对抗。甲方运劲，两臂用力前推，乙方亦运劲用力前推，各不相让。由乙方蓄劲屈肘让势，甲方占优，两臂运劲前推。推尽时，甲方由前推变为用力后拉，乙方即时紧握甲方手掌，由前推之力改为后拉，不让甲方收回。由乙方蓄劲让势，甲方占优，屈肘收回；乙方随势向前。待甲方两手屈肘收回时换乙方，即主动由随势前推变为运劲后拉，甲方即时紧握乙方手掌用力向后争拉。甲方蓄劲让势，由乙方占优势而后拉（图1）。

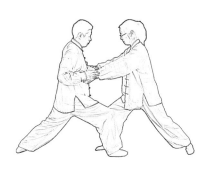

图1　推把上桥势

动作要领 相持争推时，时间应量力而行，酌情而定。双方上身略前俯，下肢姿势均须平稳踏实。双方争推、争拉动作缓慢有力，须协调。双方运劲前推后拉用力变换须自然。

注意事项 呼吸自然，不可屏气；相持争推、争拉时，时间和力量应量力而行，动作不宜太快。

适用部位 本功法主要锻炼上肢肌肉，增强肩臂掌力。能滑利关节，增强机体的灵活性及协调性。

（吴云川　吕立江）

shuānghǔ duóshíshì

双虎夺食势（the tigers fight for food）
少林内功双人锻炼法第三式。对拉运劲双人锻炼之法，可增强拔伸法等手法的内劲。

历史源流 见坐裆式。

具体操作 预备式甲乙双方同时成左弓右箭步。左脚交叉，脚凹相对，距约10cm（下肢）。甲方右手（掌心向下）四指握住乙方右手（掌心向上），双方拇指均内屈收，左手各自叉腰，虎口朝上（上肢）。乙方相争甲方右手主动向后拉，力在前腿，后腿劲欲蹬足。乙方全力相争，亦向后拉，互相争拉。随势前俯乙方逐渐蓄劲让势，四指仍被扣紧，由甲占优势身向后仰，下部姿势由弓步变伏虎势（左腿由屈变直，右腿由直变屈），力在后腿，乙方上身随势略前俯，下部姿势含蓄勿移。甲方相争继由乙方主动，前腿运力，上身蓄劲，四指用力扣紧甲方右手向后争拉，甲方即用力向后争夺。随势前俯甲方逐渐蓄劲让势，四指仍被扣紧，上身略前倾，下部姿势由伏虎势变为弓步；乙方上身略后仰，下部姿势由弓步变为伏虎势。双方交替争拉。换步重复上述动作。

动作要领 争拉时劲勿松，

下肢姿势勿移，重心平稳，用力均匀，争夺时间量力而行。弓步、伏虎势变换须平稳有力。双方用力须逐渐增减，以免动作猛烈突然。双方两目前视，呼吸自然。

注意事项 双方两目前视，呼吸自然，不可屏气；用力须循序，以免动作猛烈受伤。

适用部位 本功法为对拉运劲双人锻炼之法，有助于增强肩臂腕掌力、下肢力量及牵拉拔伸力量。

（吴云川　吕立江）

tuīná zhìliáoxué

推拿治疗学（tuina therapeutics）

在中医和现代科学理论指导下，阐述和研究运用推拿防治疾病的方法、应用规律和原理的一门临床医学学科。推拿治疗方法，早在殷墟甲骨文中就有记载。数千年来，由简单的本能操作，逐渐发展成"手到病除"的各种手法以及"调形、调息、调神"的多种功法，构成推拿治疗学独特的治疗技术。20世纪70～80年代，随着推拿基础性研究的不断探索，临床和基础理论的丰富和充实，以及应用手法和功法时目的性和针对性的增强，以手法和功法作为治疗技术标志的推拿治疗学日趋发展为一门独立的临床学科。

简史 推拿，古称"按摩""按蹻""乔摩"。"推拿"名称，始见于明代万历年间张四维《医门秘旨》。推拿防治疾病的手法由单一操作发展到复式操作，既有成人推拿手法也有小儿推拿手法等，而导引常和按摩联系在一起相称。2001—2005年，逐渐明确推拿防治疾病的主要手段包括手法和功法；而且推拿治疗方法的指导理论、作用原理及适应证也日渐清晰。

春秋战国以前　人们开始运用自我按摩或给他人按摩的方法预防和治疗疾病，《史记·扁鹊仓公列传》《导引图》中都有关于"按摩""导引"的文字记载与帛画描绘。《引书》描写了治疗颞下颌关节脱位的口内复位法，治疗落枕（急性斜颈）的仰卧位颈椎拔伸法，治疗肠澼（痢疾）的腰部踩踏法和腰部后伸扳法，治疗喉痹的颈椎后伸扳法等。表明这一时期已经将按摩用于骨伤科病证的诊治。也记载了按摩急救的方法，《周礼注疏》"扁鹊治虢太子暴疾尸厥病，使子明炊汤，子术按摩"，描述了名医扁鹊综合运用按摩、汤药等方法，成功抢救了尸厥患者。《孟子·梁惠王》记载"为长者折支"，"折支"即指为年长的人按摩肢体、被动运动四肢的意思。表明此时人们已将运动关节类手法用于治疗与保健。

秦、汉、三国时期　以"按摩"称谓，标志着当时推拿在中医诊疗体系中的历史地位，按摩是防治疾病的主要方法。《黄帝内经》明确提出按摩起于中央，有33篇、40余条涉及按摩。记载了按、摩、推、拊、打、循、切、抓、揩、弹等按摩手法，以及按脉法等特殊手法。《素问·血气形志》《素问·举痛论》等阐述了按摩的治疗作用包括行气、活血、舒筋、通络、镇静、镇痛、退热等，《素问·举痛论》《素问·玉机真脏论》《灵枢·官能》等提出了按摩的适应证与禁忌证、按摩人才的选择与考核标准，描述了"九针"中的"员针"和"锃针"作为辅助推拿器械等。

《金匮要略》记载了体外心脏按摩已被用于急救。马王堆出土的《五十二病方》记载了用按摩治疗的病证，包括小儿惊风、腹股沟疝、癃闭、白癜风、疣、外伤出血、皮肤瘙痒、冻疮、虫咬伤等，首次记载的按压止血法、药摩一直沿用至今。同时，在运用推拿手法治疗时，已注意与其他方法的结合，并出现"膏摩"治法。

魏、晋、南北朝时期　推拿被广泛应用于急症医学，推拿养生保健、膏摩疗法一度十分盛行。晋代葛洪著《肘后备急方》有"闭气忍之数十度，并以手大指按心下宛宛中，取愈"治疗"卒心痛"；有抄腹法和"拈取其脊骨皮，深取痛引之"的最早捏脊法治疗"卒腹痛"；还记载了大量的膏摩法和膏摩方，其适应证涉及内、外、妇、五官科等。表明推拿手法已从简单的按压、摩擦操作，向手指相对用力、双手协同操作的成熟化方向发展，为推拿治疗手法多样化发展奠定基础。

这一时期，自我按摩养生保健也非常普遍。陶弘景所著《养生延命录·导引按摩》介绍了多种自我按摩方法：琢齿、熨眼、按目四眦、引发、引耳、摩面、干浴、梳头、搓头顶、伸臂股等。此外，道家养生法的盛行，把自我按摩养生推入一个全盛时期。由道林编著的《太清道林摄生论》，主张自我按摩与肢体主动运动结合，把以往一招一式的自我按摩方法组合成套路式的"自按摩法"十八势。

隋、唐时期　推拿发展的鼎盛时期，按摩与导引分开称谓，十三科之一按摩科的设立标志着按摩成为专业治疗方法。明确"导引"是自我操作，而"按摩"则是一种可以配合呼吸，既可以自动又可以他动地进行手法操作的防病治病的方法。

推拿已成为骨伤病证的主要

治疗方法，不仅适用于软组织损伤，而且对骨折、脱位也应用推拿手法整复。《仙授理伤续断秘方》是中国现存最早的治骨疗伤的专著，提出治疗闭合性骨折的四大手法"揣摸""拔伸""搏捺""捺正"，对骨伤科推拿手法的发展做出了重大贡献。

推拿治疗逐渐介入内、外、儿诸科，可治疗包括风、寒、暑、湿、饥、饱、劳、逸所致病证，小儿"鼻塞不通有涕出""夜啼""腹胀满""不能哺乳"等也列入推拿适应证。

推拿广泛应用于保健养生，导引得到充分的发展，膏摩盛行。《诸病源候论》全书50卷中，几乎每卷都附有导引按摩的方法；孙思邈在《千金要方》中记载了《婆罗门按摩法》和《老子按摩法》，名为按摩法，其实乃导引之法，即结合自我按摩的肢体主动运动。《千金翼方》《外台秘要》等著作中收录了大量的膏摩方，可根据不同病情选择应用，如莽草膏、丹参膏、乌头膏、野葛膏、苍梧道士陈元膏、木防己膏等。

宋、金、元时期（907—1368年）　按摩广泛用于各科，重视推拿手法与作用的认识。《圣济总录》强调具体病证具体分析应用，认为手法具有"斡旋气机，周流荣卫，宣摇百节，疏通凝滞"和"开达""抑遏"的作用。还记载有众多的膏摩方，其中介绍的用中指熨目法和掌心熨法治疗目昏暗症，开创了眼病推拿之先河。《儒门事亲》认为推拿也具"汗、吐、下"的作用。

推拿除用于关节脱骱、骨折整复外，还用于妇科催产。《十产论》介绍了用手法矫正异常胎位引起的难产。庞安时用按摩催产"十愈八九"，开创了手法助产之

先河，为后世用手法拨转胎位奠定了基础。

《太平圣惠方》又一次对膏摩做了总结，记载了野葛膏、青膏、摩顶膏等大量膏摩方，介绍了膏摩用于治疗各科病证，包括伤寒早期、头痛、头晕、骨节肿痛、肌肉痉挛疼痛、腰痛、腰脚疼痛、手足顽麻、霍乱转筋、脚气、发黄、脱发、目翳等眼疾、鼻塞、狐臭、瘰疬、皮肤不仁、风瘙瘾疹、小儿惊痫等。

《刘河间医学六书》以"屈伸按摩"法治疗"卒中暴死"，提出"吹嘘呼吸，吐故纳新，熊经鸟伸，导引按，所以调其气也"，并倡导天鼓欲常鸣、泥丸欲多掷、形欲常鉴、津欲常咽、食欲常少、体欲常运等自我按摩养生方法。

《世医得效方》中记载了双人动态牵引法、髋关节脱位的倒悬复位法、脊柱骨折的倒悬复位法等创新推拿手法。这一时期推拿治法的发展还包括："以指代针"（《东坡志林》）；"按压腹部缓解转胞法"（《仁斋直指方论》）；"搓滚舒筋法"（《医说》）；"掐法治疗小儿脐风"（《苏沈良方》）等。

明代（1368—1664年）　出现"推拿"学术名词，并形成了小儿推拿独特体系。最早介绍小儿推拿的文献，首见于《补要袖珍小儿方论》第十卷"秘传看惊掐筋口授手法论"。此后，《小儿按摩经》《小儿推拿仙术》《小儿推拿方脉活婴秘旨全书》等一批小儿推拿专著问世，内容涵盖小儿推拿理论、手法、特定穴位及常见病推拿等，形成了较为成熟的"小儿推拿"体系。此外，《景岳全书》介绍有"手法助产""手法定穴""刮痧法"以及按捺耳窍治疗耳鸣、耳聋等方法，但

也同时指出慎用"刚强手法"。《保生秘要》是以自我导引、自我推拿为主的养生丛书，介绍了扳、搓、拿、摩、掐、擦、运、击、分、擦摩、搓运、摩运、分摩、掌熨、指按、一指点等手法。《韩氏医通》记载了推拿手法用于"养病""镇痛""治肾虚腰痛"、治小儿"手舞足蹈病"等。《摄生要义》记载了一整套全身保健按摩程序，史称"大度关法"，对后世有较大的影响。

清代（1664—1911年）　儿科疾病推拿和骨伤科正骨推拿有长足的发展，推拿流派逐渐形成。以《医宗金鉴》为代表，骨伤正骨医学融汇，形成"正骨八法"，八法之中"摸"为诊断手法，"接、端、提"为骨折、脱位"接骨""续筋"的整复手法，而"按、摩、推、拿"四法则是治疗软组织损伤的手法。小儿推拿继续盛行，由南方向全国推广。清代小儿推拿著作大量出版，较有影响的有《小儿推拿广意》《幼科推拿全书》《保赤推拿法》《幼科铁镜》《小儿推拿全书》《厘正按摩要术》等。《小儿推拿广意》，对前人的小儿推拿论述与经验进行了比较全面的总结；《厘正按摩要术》在《小儿推拿秘诀》一书的基础上增补新内容，书中介绍了"胸腹按诊法"内容。

近代（1911—1949年）　中医受到西医学的冲击，由于政府采取"崇西限中"政策，"中医存废论"此起彼伏，推拿只能在民间寻求发展。由于区域性流行病特点和民间需求，形成各种地方特色的推拿流派。主要的推拿流派有：一指禅推拿派、㨰法推拿流派、内功推拿流派、点穴推拿流派、正骨推拿流派、脏腑推拿流派、脊柱推拿流派、儿科推

拿流派等。

中华人民共和国成立后　推拿学科专业建设逐步推进，作为推拿学亚学科的推拿治疗学建立。推拿在明清时期，已发展到有特殊的穴位应用及特殊的手法操作，既有独特的诊断方法，也有自身的理论总结，并因此出现了不少推拿的专门著作，尤其是儿科推拿专著，可认为推拿作为独立学科的萌芽。20世纪60年代，不仅推拿应用于骨伤科、内科、儿科、神经科、妇科等比较广泛的疾病范围，而且其他临床学科的专业工作者，也应用推拿疗法治疗其本学科的疾病，他们以自身学科的理论和临床思维，指导手法的具体应用，这无疑丰富了推拿疗法的理论。20世纪70~80年代以后，推拿的基础性研究也在不断探索之中，临床和基础理论的丰富和充实，以及应用手法时目的性和针对性的增强，标志着推拿疗法日趋形成一门独立的临床学科。

研究方法　推拿治疗学聚焦临床病证的推拿诊疗。在文献研究的同时，随着循证医学、生物力学、神经生物学、分子生物学、基因工程等学科的兴起，多学科交叉的系统化研究方法被广泛应用到学科的研究中。

随机对照试验与系统评价、康复评估是推拿治疗临床疗效与功能康复的主要研究方法，提供了推拿治疗有效的大量循证证据。而通过推拿操作的功效学研究明确了其量效关系；对推拿生物物理学的研究，包括动力学与运动学研究，可以对手法经典操作要求"深透"的本质有所揭示；而推拿生物学效应的研究，包括生物力学、神经生物学、脑科学等研究，初步阐明了推拿的作用途

径与相关机制。同时，围绕推拿"各得其所宜"与"杂合而治"，结合功效学、生物学效应等研究成果，开拓了推拿治疗适应病证，也改良、创新了部分手法。部分临床病证的规范化研究，最终形成了相关推拿专家共识，制定了部分推拿诊疗指南，促进了推拿治疗学与推拿学的继承与发展创新。

研究范围　主要是推拿治疗的指导理论、推拿治疗技术、疾病推拿治疗三方面。推拿治疗指导理论多元化，如在治疗运动系统疾病时，基本上是采用现代解剖学、生理学、病理学、康复医学等理论；在治疗内科、妇科疾病时，是采用中医脏腑学说、经络学说的理论；在治疗儿科疾病时，则是按照小儿推拿的特定穴位、小儿推拿复式操作法等独特的理论。推拿治疗技术已经明确是手法与功法，其本质特征是力，相关研究从力的发动、力的传递、力的生物学效应三个环节展开。推拿的治疗范围较广，应用于骨伤科、内科、外科、妇科、儿科等不同的临床学科，病证主要包括落枕、颈椎病、漏肩风、腰椎间盘突出症、急性腰扭伤、骨关节炎、椎骨错缝、四肢关节伤筋、眩晕、感冒、头痛、失眠、胃脘痛、胆囊炎、腹泻、便秘、冠心病、糖尿病、中风后遗症、乳痈、痛经、月经不调、小儿腹泻、小儿斜颈等诸多病症。研究涉及这些病证推拿治疗的文献、有效性、相关功法、推拿特定穴、膏摩、推拿意外、镇痛作用机制等，也包括脊柱推拿、小儿推拿、内妇科推拿、保健推拿、运动推拿等专题。

与相关学科的关系　推拿治疗学是推拿学的亚学科，以中医

理论为基础，尤以经络腧穴理论为重。由于针对不同系统疾病推拿治疗的理论多元，以及推拿治疗临床、基础研究的不断深入，因此与现代解剖学、生理学、康复医学、生物力学、神经生物学等现代科学有着密切的关联。随着科学技术的不断发展，推拿治疗学研究不断引入新技术、新方法、新成果，希冀揭示推拿疗效的规律性，从而为进一步研究推拿作用的机制，寻找最佳治疗方案提供参考，为提高推拿临床疗效提供指导，为推拿的标准化提供依据。

（龚利 房敏）

tuīná liáofǎ

推拿疗法（tuina therapy）　在中医学理论指导下，通过在人体体表一定的部位或穴位施以各种手法，或配合某些特定的肢体活动，以防治疾病的方法。

历史源流　推拿疗法源于人的本能，先秦时期常常将"导引"和"按摩"联系在一起称谓，是治疗和养生保健的主要手段。秦汉以降至明清，推拿疗法及其应用的病证日益增多，推拿疗法的分类与作用得以初步概括。民国时期，初步形成各地区的推拿学术流派，各具独特的推拿技术与理论。新中国成立以来，推拿治疗被更广泛应用到临床各科，全国中医药行业高等教育"十五"规划教材中首次明确将推拿治疗疾病的主要方法概括为手法和功法。历代医家将手法进行了较为合理的分类。若根据手法的动作形态，即动作结构的运动学及动力学特征进行分类，可分为摆动类、摩擦类、挤压类、叩击类、振动类和运动关节类六大类手法；若按手法的主要作用进行分类，可分为松解类、温通类和整复类；

若按手法作用力的方向进行分类，可分为垂直用力类、平面用力类、对称合力类、对抗用力类和复合用力类；若按作用对象进行分类，可分为成人推拿手法和小儿推拿手法。而功是人体中精、气、神三宝合而为一的总和，是人体的一种高度统一和谐状态。功法是中国传统强身、防病、治病的一种锻炼方法。是通过形体姿势动作并与呼吸调节、意念活动相互结合的一种锻炼功的方法。功法的特点是形体动作与呼吸调节、意念活动相结合（调形调息调神三调合一）。推拿功法是在中医基础理论指导下，由医务人员自己或指导患者进行锻炼，用以巩固、延伸临床防治效果的功法。同时，推拿疗法在中医基础和现代科学理论指导下，开展了多学科交叉研究，用现代科学原理解释了推拿疗法的作用。

基本内容 根据施术目的、操作方法等的不同，有医疗推拿、保健推拿、自我按摩、小儿推拿、运动推拿、正骨推拿、喉科推拿、指压推拿、一指禅推拿、㨰法推拿、内功推拿等不同的分类命名。其常用手法有一指禅推法、㨰法、按法、摩法、推法、拿法、揉法、擦法、搓法、捏法、抹法、捻法、点法、压法、掐法、拨法、押法、掩法、扪法、抄法、踩跷法、分法与合法、拂法与刮法、勒法、扫散法、弹法、抓法、击法、拍法、振法、抖法、拉法、运法、背法、摇法、拔伸法、扳法、小儿推拿复式操作手法等。常用的功法有少林内功、易筋经、五禽戏、太极拳、八段锦、六字诀等。推拿疗法可广泛应用于临床各科疾病的治疗，但有严格的禁忌证。

指导意义 推拿疗法根据中医异病同治与同病异治原则而使用。推拿疗法应用时强调手法与功法结合；推拿疗法或单独使用，或与针灸、药物内服和外敷结合运用。

（龚利 房敏）

yīzhǐchán tuīná

一指禅推拿（one-finger chan tuina） 以一指禅推法作为临床操作的主要手法，以治疗疾病的推拿疗法。《辞海》中"一指禅"条目的解释："按摩术亦称一指禅。按摩创于岐伯，至达摩大备，于按、摩、推、拿四法之外，复增搓、抄、滚、捻、缠、揉六法，名曰一指禅。"更广泛流传的一指禅推拿源头，是根据师承相传的脉络，追溯到清咸丰年间，由河南李鉴臣传扬州丁凤山。一指禅推拿自李鉴臣以后至1956年前的时期内，一直在民间流传，始终以师徒形式传授医术。1956年上海开设了推拿培训班，后建立了上海中医学院附属推拿专科学校，标志着一指禅推拿进入振兴期，并逐步得到推广与发展。

手法 一指禅推拿手法包括推、拿、按、摩、滚、捻、抄、搓、缠、揉、摇、抖十二种手法。其中一指禅推法是主要手法。一指禅推拿特点之一是，手法柔和深透，柔中寓刚，刚柔相济，强调以柔为贵。医师以其主要手法和辅助手法配合默契，动作细腻，法之所施，使患者不知其苦。一指禅推拿非常重视功法锻炼，练外壮功易筋经和在米袋上苦练指力的基本功，以求得强壮的体魄与手法的基本技能。而后进一步在人体上进行操作训练，使手法技术日趋纯熟。特点之二是取穴准确，用大拇指的指峰、螺纹或偏锋施治于一定穴位，因其接触面积小，压强大，加上持续而有节奏的操作，故对全身各穴位都能力透。特点之三是适合施于头面、颈项、肩背、胸胁、脘腹及四肢等部位，安全而舒适。

原理 以阴阳五行、脏腑经络和营卫气血等中医基本理论为指导，以四诊八纲为辨证手段，强调审证求因，辨证施治，因人而治，因证而治，因部位而治。临床操作遵守"循经络、推穴位"的原则。

主治 适应证比较广泛，无论是内因、外因或是经络形体疾病，一般都能治疗。尤其擅长于治疗内妇杂病，如头痛、眩晕、不寐、劳倦内伤、高血压、月经不调等；胃肠疾病如胃脘痛、胃下垂、久泻、便秘等；骨伤疾病，如漏肩风、颈椎病、腰痛、膝痛等；也适用于治疗儿科疾病，如婴儿泄泻、遗尿、小儿肌性斜颈、近视、小儿麻痹症等。

操作 首取的穴位与经络，往往是一指禅推拿治病取得较佳疗效的关键。一指禅推拿应用时，不仅取穴而且直取经络施以手法。常取的经络有：督脉（项部）、膀胱经（项、背、腰部）、胃经（大腿、小腿部）、肾经（小腿部）等。临床取穴分为辨证取穴、病机取穴、局部取穴、循经取穴等。

注意事项 一指禅推拿由于操作时间长，医师要安定，专注操作的穴位上；受术者，也需安定，专注被操作的穴位上。即医患双方共同将散乱的心念集定于一处（医师为拇指之端，受术者为医师拇指所点之穴），医师调匀气息，意念守一，凝全身的功力内劲于拇指之端，潜心探究受术者的疾病所在，然后循经按穴，扶正祛邪，是一种推拿操作"意到气到，气到病除"的境界。

（龚利 房敏）

gǔnfǎ tuīná

滚法推拿（rolling tuina）

以滚法作为主要手法来治疗疾病和损伤的推拿疗法。本疗法是在一指禅推拿疗法的基础上由丁季峰创立发展起来的。

手法 主要手法是滚法和揉法，辅助手法是按、拿、搓、捻法，治疗性运动包括被动运动、自主性运动。滚法操作是依靠腕关节的伸屈运动来促使手掌背部在人体体表部进行的。由于腕关节伸屈的压力较大，因此对人体刺激的力量也较强。在进行这种手法操作时，有一半以上的掌背部接触在人体体表上，所以它不但刺激力强，而且刺激面积也较大，这是滚法操作所具有的特点。同时，根据病理变化，在人体体表的适当部位上，进行滚、揉、按、拿、捻和搓六种手法的操作，并配合被动运动以及指导患者进行自主性运动。

原理 以中医经络学说为基础理论，结合有关的生理、解剖、病理等基础和临床知识作为实践依据。滚法易使刺激的影响渗透到肌肉深层而直接作用于患病部位。它可以加强对经络的感应而提高经络对血气运行专注的动力，促进血液循环，平衡阴阳，濡调筋骨等重要生理功能，更重要的是在于它能较为深刻地影响肌肉最基本的特性，从而对肌肉痉挛、强直和粘连等病理状态直接发挥有力的改善作用。经络在生理上的重要功能失常，肌肉组织各种病理状态的形成，是神经系统疾病、运动系统疾病和软组织损伤的主要病理变化。因此滚法在辨证施治的基础上，正确适当的配合各种辅助手法以及被动运动等，对有些神经系统疾病、运动系统疾病和软组织损伤，能提供富有成效的治疗因素。

主治 半身不遂、小儿麻痹症、周围神经麻痹、口眼㖞斜，各种慢性关节疾病、腰部疾病，腱鞘炎、肩凝症、颈椎病，腰椎间盘突出症、头痛、胸胁痛、颈、肩、腰、背、臀及四肢关节等部位的扭挫伤，也适应于斜颈、马蹄形足等畸形的治疗。下列各种情况均属禁忌证：骨关节结核，未愈合的骨折，体质高度虚弱或伴有严重内科疾病，难以忍受手法压力刺激者，局部急性炎症、骨髓炎、化脓性关节炎以及良性或恶性肿瘤。

操作 滚法是本疗法中的主要手法，它的操作具有高度的技术性和严格的医疗规律，适应于人体的颈、肩、背、腰、臀及四肢部位疾病和损伤的治疗。揉法分大鱼际操作揉法和拇指外侧操作揉法，适应于头面部及胸胁部，是治疗头痛、口眼㖞斜及胸胁痛的主要手法，并能缓和软组织浅表部位尖锐敏感的疼痛和减轻局部的肿胀。按法、拿法、捻法、搓法是根据病理变化和患病部位的不同进行配合的辅助手法。被动运动是在手法操作过程中，根据病情，对患部关节进行配合的各种被动动作。自主性运动是根据病情，指导患者进行旨在增强患部肌肉力量的功能锻炼的活动。各种手法在被动运动等正确恰当的配合下，具有舒经通络、活血化瘀、濡调筋骨、滑利关节、消除运动障碍、促进功能恢复正常的作用。

注意事项 为了能充分发挥滚法在临证工作中的特长，需要按照正确的操作方式，通过严格的锻炼来提高滚法的操作技能，从而使它对人体所形成的刺激，不但能持久有力，而且更富有柔软性，才能在安全、舒适的基础上产生较好的治疗作用。否则，在操作过程中，由于刺激的强硬，就易使患者肌肉感到不同程度疼痛，甚至引起其他各种不良反应，促使患部症状恶化，延缓病变的恢复。因此，掌握手法刺激的柔软性是滚法在临床操作中所必需具备的基本要领。

（龚利 房敏）

nèigōng tuīná

内功推拿（neigong tuina）

以擦法作为临床操作的主要手法，并要求指导患者配合少林内功锻炼，以防治疾病的推拿疗法。是在武术界练武后的整复活动和治疗练武中发生的内外损伤的基础上发展起来的。由山东马万起受之于李树嘉，后在上海得以系统传承与发展。

手法 代表手法是擦法（又称平推法），还有拿（五指拿、捏拿）、点（包括肘压）、分、合、扫散、理、劈、抖、搓、运、拔伸、击（掌击、拳击、棒击）等法。内功推拿强调患者练功的重要性，在指导患者习练少林内功的基础上再做推拿治疗，常结合湿热敷，可收事半功倍之效。

原理 重视"温法"的运用，采用温通经络、温补脏腑作用强大的擦法和湿热敷，并指导患者习练有振奋阳气、发汗祛邪作用的少林内功各种基本裆势。强调整体观念，扶正强身，有一整套常规操作程序，临证时，再根据辨证予以变通应用。常规手法操作从头面至腰骶，涉及十二经和奇经八脉，有疏通经络、调和气血、荣灌脏腑等作用。

主治 常用于治疗内科虚劳、杂病，外伤及妇人经带诸病。如虚劳内伤、肺结核、肺气肿、哮喘、高血压、胃和十二指肠溃疡、慢性胃炎、胃下垂、胃脘痛、泄泻、便秘、失眠、痛经、闭经、胸胁屏伤，以及软组织损伤等。

操作 内功推拿强调先练后推，即先指导患者根据不同的身体条件练习不同强度的少林内功裆势，待患者经过一段时间练功，脏腑和气血功能逐步增强后，医者在患者练功过程中根据其疾病性质及练功后的反应，针对性应用擦法（平推法）、击法、按揉法在其特定腧穴或部位上刺激疏导。同时，有一整套常规操作程序。①头面：推两侧桥弓，五指拿头顶（五指所经之处为头部的胆经、膀胱经和督脉循行分布处），捏拿颈项，分前额，分眉弓，点睛明，分迎香，分人中，分承浆，扫散两颞，合推至项部，有平肝息风、开窍醒脑的作用。②躯干：依次掌擦胸背、两胁肋，上腹，小腹和腰骶部。③上肢：推拿肩和上肢，掌擦上肢（自腕部至肩部），拿极泉、小海、曲池、合谷，理五指，劈指缝，掌击拳面（握拳时各指第一节处）运上肢（大幅度活动肩关节），搓臂，抖上肢。④重复第一法。⑤掌击百会（安神定魄）拳击大椎（通调一身阳气）、八髎（壮肾阳，补元气，引火归元）。⑥下肢：捏拿下肢，点揉髀关、梁丘、血海、足三里、阴陵泉、阳陵泉、委中、承山，从上至下拍击下肢。此外，内功推拿尤其擅长运用中药湿热敷，作为手法刺激的辅助。常用的湿热敷操作有热敷命门、热敷背心、热敷颈椎、热敷头顶等。

注意事项 擦法（掌平推法）为代表手法，这一手法的特点在于取得温热深透的效果。经典的操作法有擦手足三阴、三阳，擦前胸后背，擦胁肋等，均要求透热为度。手法轻重因人而异，体弱者手法要轻柔，体壮者手法可略重。临床应用时，根据不同疾病，手法可适当改变。对于少林内功的练习，主张要达到发热出汗的强度。

（龚利 房敏）

zhènggǔ tuīná
正骨推拿（bone-setting tuina）

以矫正骨错筋歪等一类骨伤科疾病为诊治范围的推拿疗法。又称正骨按摩、伤科按摩。历代不少医著记述了正骨推拿的许多方法，特别是清代吴谦《医宗金鉴·正骨心法要旨》中总结了摸、接、端、提、按、摩、推、拿"正骨八法"，可说是正骨推拿的基本手法。然而在临床应用中，根据临床实践经验不同，对手法运用也不尽相同。

手法 一般可分为正骨手法与推拿手法两方面。前者以牵、接、卡、挤、分、旋、端、靠为正骨八法；后者有捏、弹、按、压、揉、点、推、疏、摇、牵、搬、盘十二法。在治疗骨折、脱位时主要用正骨手法；在治疗软组织损伤则主要用推拿手法；而在临床应用中两者又可以配合使用，不必截然分开。

原理 浩瀚的医学典籍和文献中关于"筋出槽"与"骨错缝"的相关论述，对"筋骨并重"理论的形成具有深远的影响，也是正骨推拿的治疗原理。"筋出槽"文献描述如"差爻""缝纵""乖纵""乖张""偏纵"等；"骨错缝"的论述多为"骨缝开错""骨缝参差""骨缝裂开"以及"骨节间微有错落不合缝"等。从"筋出槽"与"骨错缝"的相关文献来看，两者往往同时发生。但"骨错缝"发生时，会有不同程度"筋出槽"的发生；而"筋出槽"发生时并不一定就兼有

"骨错缝"的发生。如"脊筋陇起，骨缝必错""或筋长骨错，或筋聚或筋强骨随头低""筋骨缝纵，挛缩不舒"等描述则是"骨错缝"和"筋出槽"同时发生的情况；而"筋翻肿结脚跟整""筋横纵急搦安恬"等描述则是"筋出槽"不兼有"骨错缝"的情况。"筋出槽"是筋翻转其位，手法理筋归位；"骨错缝"是骨节间微有错落不合缝，宜正骨合缝；临证应"筋骨并重"，以期骨正筋柔，气血以流。

主治 主要治疗骨伤疾病，尤其是"筋出槽"与"骨错缝"。

操作 牵法又称牵引法或拔伸法，是整复骨折和脱位的最基本手法之一，四肢部骨折和关节脱位常先用牵法。"接法"是接骨中的一种具体方法，按照骨折畸形情况，分为抵接法和折接法两种。抵接法适用于轻度成角畸形如青枝骨折、前臂单纯骨折等。折接法（或称反折法）可用于四肢长骨骨折侧方移位微有重叠，或成角畸形而分离者，一般情况下较为少用。卡法又称卡压或卡按法，适用于骨折后骨片游离或骨骺分离以及关节脱位之整复。挤法是通过挤压而使移位对合。有侧向挤压与纵向挤压两种，适用于掌、指（或跖趾）骨折与脱位，以及四肢长骨骨折的侧方移位而无重叠者，亦可用于髌骨骨折移位的整复。分法实际是从卡法和挤法衍化而来，利用两并列骨之间隙，借助于指力与物体加压，以保持骨间隙组织持续张力。对于并列骨的骨折以及多段骨折都是必不可少的手法之一。旋法是回旋转动肢体之方法，用以矫正骨折两端旋转畸形，采用与旋转力"反其道而行之"的手法达到整复之目的，适用于四肢长骨

骨折而有旋转畸形者。端法是端托肢体或端提下陷之骨，以纠正前后错位下陷之骨端，回复到原有位置。靠法属于"夹缚"范畴，既是正骨手法的补充，又有固定的作用。在具体应用中靠法不是一个单一的手法，而是卡、接、挤、旋等各种手法的综合应用。本法适用于骨折的残余移位畸形。软组织推拿手法，归纳为捏、弹、按、压、揉、点、推、疏、摇、牵、搬、盘十二法。无论何种手法，在临床应用中，要重视轻重结合，以轻为主，动作简洁，以巧代力；刚柔相济，以柔克刚；整体观念，全面端详，做到因人而异，辨证施治；轻巧灵活，动作正确；重点突出，远近兼施；由轻到重，由近及远；由表及里，深透沉实；发收迅妥，力度适当。

注意事项　正确地运用手法可使断者复续，陷者复起，碎者复原，突者复平，如《正骨心法要旨》："手法各有所宜，其愈可之迟速，及遗留残疾与否，皆关乎手法之所施得宜。"同时，正骨不忘理筋。

（龚利 房敏）

zhǐyā tuīná

指压推拿（finger pressing tuina）

以手指按、压、点、掐人体经络穴位以防治疾病的推拿疗法。又称点穴推拿、指针疗法。《素问·举痛论》中早就指出按法的治疗作用："按之则血气散，故按之痛止""按之则热气至，热气至则痛止矣"，《针灸大成·按摩经》称掐穴之法"乃以手代针之神术也"，由此可见本疗法的发展历史源远流长。

手法　基本手法是指按法，主要用手指指端或螺纹面按压穴位，可按而静止不动，也可以按而左右拨动，按而轻轻揉动，按而微微颤动，按而滑行移动，按而起伏松动。此外，还有爪掐、肘压、叩点、锟针等法。爪掐即用指甲掐切。肘压是用肘尖为着力点进行按压，作用力较强，适用于肌肉丰满部的穴位。叩点是将手指微曲，示指按于中指背，拇指抵住中指掌侧面的远端指间关节，小指及无名指握紧（或中、示指并齐微屈，拇指抵住中、示指掌侧面的远端指间关节），利用腕臂之力，指端快速地反复叩点穴位。锟针是一种指压工具，以轻压穴位至皮肤呈现红晕，或重压至针感扩散为度。

原理　指压推拿是以中医的脏腑经络和营卫气血理论为指导，在全身十四经穴或经外奇穴上都可以使用，其特点是感应强、作用快、损伤小。本疗法具有调和气血、疏通经络、调节脏腑功能和散寒镇痛等功效。由于指压推拿是以压住一点作用于人体的方式，因而适合于操作在经络穴位上，且方法简便，与针刺穴位有异曲同工之妙。

主治　适应证广，除治疗一些常见病症如颈、肩、腰、腿痛外，也可治疗脊髓灰质炎、脑炎后遗症、儿童脑瘫、多发性神经炎、偏瘫、外伤性截瘫、面神经麻痹、周围神经损伤、舞蹈病、痉挛性斜颈、癔病、痛经、阳痿、遗精以及儿科、五官科疾病等。

操作　指压推拿如专门在脊柱或其两旁施行，又称按脊疗法或压脊法。一般常取督脉穴或脊穴。第七颈椎棘突至第六胸椎棘突间的穴位，常用于治疗上焦心肺病症；第七胸椎棘突至第十二胸椎棘突间的穴位，常用以治疗中焦肝胆脾胃病症；第一腰椎棘突至第四骶椎棘突间的穴位，常用于治疗下焦膀胱盆腔脏器及下肢部的病症；骶尾部穴位，常用于治疗肛门病症。疟疾也可在第一至第八胸椎段的棘突上寻找压痛点进行按压。

指压推拿如专门在胸部穴位上施行，又称胸穴指压法。所用胸穴，大多为分布于肋骨下缘或骨面上的压痛点。胸穴指压疗法常用于治疗头痛、胸痛、腹痛以及颈、肩、臂、腰、骶部的软组织扭伤等症。第一至第三肋、锁骨与肩胛骨部穴位，常用以治疗头、颈、上肢疾患；胸骨旁和锁骨中线附近及腋前线、腋中线上的穴位，常用以治疗胸腹部疾患（其中，第五肋以上穴位，以治胸部疾患为主；第五至第十肋的穴位以治腹部疾患为主）；腋后线及腰部各穴，常用以治疗肩背、腰骶及下肢疾患。

指压推拿用于镇痛以及进行手术时的麻醉方法，称指压麻醉。指压麻醉的手法操作要求是使穴位部的感应在手术进行时达到最高峰。穴位多选用四肢、颜面、耳郭等部，尤其是深部有骨面的，如合谷、颧髎、太阳等。如拔上颌牙，取颧髎和下关；拔下颌牙、前牙，取承浆和颊车；拔后牙，则取颊车（或颧髎）。扁桃体摘除或上颌窦手术，可指压下关、颊车。甲状腺手术或胃次全切除术，指压太阳、颊车、合谷，术前可配合应用镇静药物。

注意事项　临床应用时，一般病症和常用穴位刺激线均可采用点法。操作时要求医者的气力，通过上臂、前臂、手腕直达指端，将指端与患者的皮肤成 $60° \sim 90°$，迅速而准确地、恰到好处地叩点在穴位或刺激线上。本疗法需要一定的气力，需要经过长期练功才能达到。

（龚利 房敏）

jǐzhù tuīná

脊柱推拿（spine tuina） 以脊柱及其相关疾病为主治病症的推拿疗法。在《引书》中就记载有治疗落枕（急性斜颈）的仰卧位颈椎拔伸法、治疗肠澼（痢疾）的腰部踩踏法和腰部后伸扳法、治疗喉痹的颈椎后伸扳法。秦汉以降，在传承中医推拿手法的基础上，不断创新发展，脊柱推拿正名昌盛于当代，在脊柱及其相关疾病的防治方面形成系统的理论与技术。

手法 主要包括理筋类手法和调整类手法。理筋类手法多为松解类手法，强调"均匀、持久、柔和、有力"从而"深透"；而调整类手法属于运动关节类手法，强调"稳、准、巧、快"地操作于脊柱，多为使脊柱关节在生理运动范围内的被动运动。临证是强调两者结合使用。

原理 主要以中医整体观念（尤其是脊柱整体观）、经络腧穴理论和"筋出槽""骨错缝"理论为指导，结合西医学解剖学、影像学与脊柱生物力学等多学科知识，以脊柱推拿为主要防治手段，重在疏经通督，柔筋调骨，调整脊柱动、静力结构的稳定性，恢复脊柱内外平衡。

主治 脊柱与脊柱相关疾病。如落枕、颈椎病、寰枢关节半脱位、脊柱小关节紊乱症、急性腰扭伤、腰肌劳损、腰椎间盘突出症、腰椎滑脱症、腰椎管狭窄症、骶髂关节紊乱症、强直性脊柱炎、脊柱侧弯等脊柱疾病；脊柱相关疾病涉及脊柱源性的头痛、头晕、耳鸣、视力障碍、咽部异物感、心律失常、胸闷、气短、胸背痛、哮喘、慢性腹痛、胃痛、慢性消化不良、慢性胆囊炎、结肠功能紊乱（腹痛、腹泻、便秘）、痛经、月经失调等。

操作 遵循一松解二调整的原则。一般先行理筋手法，行气活血、舒筋通络；作用于脊柱软组织，松解肌肉的紧张度，改善软组织的力学特性；还可改善脊柱关节的稳定性、骨结构及节段运动的协调性，恢复和加强脊柱关节的运动功能，即理筋也可整骨。再行调整类手法，可解决同一平面的异常位移及不同关节节段的成角位移，通过空间位移效应发挥治疗作用；还可以消除或减轻脊柱周围软组织内的本体感觉器发放病理性感觉传入冲动，从而治疗疾病，即调骨可以理筋。

注意事项 明确诊断与适应证，对于脊柱结核、脊柱肿瘤、严重骨质疏松症、精神疾病等患者慎用。操作时首先要使脊柱关节周围肌肉放松，然后再将关节极度地伸展或屈曲、旋转至最大受限角度，再实施调整，不可超越关节生理活动范围；定位要准，掌握好发力时机，动作要稳，疾发疾收。

（龚利 房敏）

jǐngzhuībìng

颈椎病（cervical spondylosis） 由于颈椎间盘退行性改变、颈椎骨增生和颈部损伤等因素导致脊柱内外力平衡失调，刺激或压迫了邻近的神经根、脊髓、椎动脉及颈部交感神经等组织，引起一系列症状和体征。又称颈椎综合征、项痹。

临床表现 可分为颈型、神经根型、脊髓型、椎动脉型、交感神经型、混合型。

颈型颈椎病 各方面特点如下。

症状特点 主要表现为颈部和肩背部酸痛发紧、头痛、头晕、上肢麻木，程度较轻。

体征特点 ①颈部肌肉痉挛，肌张力增高，颈项强直，活动受限。②颈项部，多在斜方肌、冈上肌、菱形肌、大小圆肌等部位，可触及棘上韧带肿胀、压痛及棘突移位。

影像学特点 X线检查见颈椎生理曲度变直、反弓或反角，有轻度的骨质增生。

神经根型颈椎病 各方面特点如下。

症状特点 主要表现为头、颈项、肩背、上肢和手部出现疼痛或麻木。

体征特点 ①颈项部肌肉痉挛，肌张力增高，活动受限。②病变棘突变歪，椎间隙不等宽。③椎间孔压缩试验和臂丛神经牵拉试验呈阳性。

影像学特点 X线检查见颈椎生理曲度变直、成角、反弓；椎间隙狭窄；椎体移位、增生；椎间孔变小等。

椎动脉型颈椎病 各方面特点如下。

症状特点 主要表现为眩晕、恶心、头痛、耳聋、耳鸣和视物不清等。

体征特点 ①后枕部棘突多有病理性移位，相应的关节囊部位肿胀压痛。②颈部做大幅度的旋转、后伸活动时，可引起突然眩晕、四肢麻木、软弱无力而猝倒。③旋颈试验呈阳性。

影像学特点 ①X线检查见颈椎侧弯、钩椎关节增生、棘突偏歪、椎间孔变小等。②TCD检查，椎-基底动脉血流速度降低，脑血流减少，为部分椎-基底动脉痉挛，血流速加快。

交感神经型颈椎病 各方面特点如下。

症状特点 ①眼睑无力，视

物模糊，眼窝部胀痛，流泪。②头痛或偏头痛，枕部或枕后痛。③心跳加速或过缓，心前区疼痛。④局部皮温下降或指端发热、发红，局部肢体或半侧身体少汗或多汗。

体征特点 ①颈部肌肉痉挛，棘突旁有压痛。②棘突或横突偏移，项韧带钝厚。

影像学特点 X线检查见颈椎生理曲度变直，锥体增生，椎间隙变窄，项韧带钙化；钩椎关节增生；椎间孔变小等。

脊髓型颈椎病 各方面特点如下。

症状特点 因病变脊髓被侵袭的程度、部位和范围而异。感觉障碍多不规律，手臂的麻木多见，但客观上浅痛觉障碍与病变所支配皮节不一定对应，深感觉少有受累者，可有胸或腹束带感，此时常伴有腹壁反射增强。

体征特点 ①肌张力增高，肌力减退。②腱反射（肱二头肌、肱三头肌、跟腱、膝腱）亢进。③霍夫曼征、巴宾斯基征等呈阳性。

影像学特点 ①CT检查，椎管变窄、锥体后缘骨质增生或椎间盘突出压迫脊髓。②MRI检查，椎间盘髓核及增生的骨赘、黄韧带凸入椎管内，压迫硬膜囊及脊髓。

混合型颈椎病 临床有两型或两型以上的颈椎病症状、体征者，即视为混合型颈椎病。

中医病机特点 颈部劳损或外伤，复受风寒侵袭，致使气血凝滞，经络痹阻，筋节拘僵而痛麻，或年老体衰，肝肾亏虚，筋肌骸节失稳。

适用范围 推拿手法适用于颈部肌肉痉挛疼痛患者。除外严重脊髓损伤颈椎病者。

治则治法 舒筋通络，理筋整复。

基本操作 ①舒筋活血。患者取坐位，医师站其身后，以㨰法、一指禅法作用于患者颈、肩、上背部肌肉，约5分钟；随后，医师一手扶患者前额部，一手拿揉颈项部，重点拿揉肌肉痉挛处，并可配合颈项部屈伸运动，反复3~5遍。②解痉镇痛。患者取坐位，医师站其身后，用拇指按揉颈、肩部及肩胛骨内缘痛点，反复3~5遍。③理筋整复。患者取坐位，医师站其身后，对棘突偏歪者进行颈椎旋扳法。

随症加减 ①体格壮实者手法可用中等以上力度，治疗时间长；筋骨柔弱者，手法以轻柔为度，时间稍短。②脏腑、气血功能的偏颇，结合症状的主要部位，选择主要的经络、穴位进行手法治疗。

注意事项 ①手法以柔和为主；颈椎扳法稳、准、巧、快，切忌暴力蛮劲，对椎动脉型及脊髓型颈椎病患者慎用或禁用扳法。②科学合理用枕，保持颈椎正常生理曲度。③避免颈部劳累，注意颈部保暖。

（刘俊昌 王金贵）

làozhěn

落枕（stiff neck） 以晨起时出现急性颈部肌肉痉挛、酸胀、疼痛、活动不利为主要症状的病症。又称失枕。

临床表现 主要包括以下几个方面。

症状特点 ①晨起后即感一侧颈项剧烈疼痛、僵滞，头常歪向患侧，活动受限，转头视物时往往连同身体转动。②疼痛可在一侧或两侧，严重时甚至向后头部及上肢放射。③头颈部活动受限，常受限于某个方向上，主动、被动活动均受牵掣，动则疼痛加重。

体征特点 ①局部肌痉挛，颈部肌肉疼痛、可触及条索状。②局部压痛，胸锁乳突肌痉挛者在胸锁乳突肌处有肌张力增高感和压痛；斜方肌痉挛者在锁骨1/3处或肩井穴处或肩胛骨内侧缘有肌紧张感和压痛；肩胛提肌痉挛者在上四个颈椎棘突旁和肩胛骨内上角处有肌紧张感和压痛。③活动障碍，轻者向某个方位转动障碍，严重时各方位活动均受限制。

影像学特点 无特征性表现。X线检查一般提示为颈椎骨质无明显变化，少数患者可有椎体前缘增生、颈椎生理弧度改变、序列不整或脊柱侧弯等。

中医病机特点 夜寐肩部外露，颈肩受风寒侵袭或颈项部劳损，致使气血凝滞、肌筋不舒、经络痹阻，不通则痛，故而筋拘而痛。

适用范围 推拿手法适用于各年龄段的颈项部肌肉痉挛疼痛患者。除外急性损伤（扭挫伤及肿胀出血）者。

治则治法 舒筋活血、温经通络、解痉镇痛。通过推拿手法治疗以改善血液循环，缓解肌肉痉挛并调整关节紊乱，恢复颈部活动功能。

基本操作 ①舒筋活血：患者取坐位，医师立于其身后，用轻柔的一指禅推法、按法、揉法沿患侧颈项及肩部施术，时间3~5分钟。②疏经通络：医师按揉患者的风池、风府、风门、肩井、天宗、肩外俞等穴位以及压痛点，每穴0.5分钟。用拿法提拿颈椎旁开1.5寸（5cm）处的软组织，以患侧为重点部位，并弹拨紧张的肌肉，使之逐渐放松。

③拔伸摇颈：嘱患者放松颈项部肌肉，医师左手持续托起下颌，右手扶持后枕部，使颈略前屈，下颌内收。双手同时用力向上提拉，并缓慢左右旋转患者头部10~15次，以活动颈椎小关节。④在患部肩背部沿肌纤维方向做擦法、拍打、叩击数次。

随症加减 ①疼痛严重者，在压痛点和痉挛肌肉的起止点及其肌腹部施以按法、揉法基础上，加痛点的拇指弹拨法操作，以解痉镇痛，2~3分钟。②颈椎或棘突偏歪者：在颈椎小关节侧偏、压痛处，在颈椎适量摇动旋转后，保持颈部略前屈的基础上，施以颈椎斜扳法或颈椎旋转定位扳法（以一手拇指按于压痛点处，另一手托住其下颌部，做向患侧的旋转扳法），以整复颈椎小关节错缝。

注意事项 ①手法刺激缓和渐进，操作以柔和为主；颈椎扳法要平稳而巧快，切忌暴力蛮劲。②科学合理用枕。对于颈椎生理弧度变直、消失者，宜在项部垫枕头；而颈椎生理弧度过大者，宜在枕后部垫枕头；侧卧时，枕头宜与肩膀等高，可使颈椎保持水平位。③注意颈部保暖，避免颈部劳累。

（刘俊昌 王金贵）

jǐngzhuījiānpán tūchūzhèng

颈椎间盘突出症（cervical disc herniation）

主要是由于颈椎间盘髓核、纤维环、软骨板，尤其是髓核，发生不同程度的退行性病变后，在外界因素的作用下，导致椎间盘纤维环破裂，髓核组织从破裂之处突出或脱出椎管内，压迫相邻的组织，从而产生一类临床的各种症状的疾病总称。

临床表现 主要包括以下几个方面。

症状特点 ①单侧上肢或手部剧烈疼痛或麻木，或无力麻木。②双手麻木、跨步无力、步态不稳，经常腿软。③颈部不适，疼痛伴肩部酸痛疲劳。

体征特点 ①患侧颈部肌肉紧张，棘突及其旁，肩胛骨内侧缘及受累神经所支配的肌肉有压痛。患侧臂丛部可有压痛。②感觉障碍，损伤神经支配区域皮肤痛觉减退或过敏。③肌力减弱，以神经根损害程度而定。常见的三角肌、肱二头肌或肱三头肌及握力减弱。④上肢腱反射低下，若有脊髓损伤，因损伤部位与程度不同，可有单侧或四肢瘫，不全损伤者，深感觉（位置觉）存在。⑤压头、臂丛神经牵拉试验呈阳性。

影像学特点 X线检查显示颈脊柱侧弯畸形，生理前凸减少或消失。椎体上下缘可有不同程度的骨质增生，椎间孔变小。颈脊髓造影可见根袖消失和椎间盘向后突出的弧形缺损。CT检查可显示病变部位椎间盘突出及其与颈脊髓、神经根的关系。

中医病机特点 颈项劳损扭挫，复感受风寒湿热之邪，致使气滞血瘀、经络痹阻，不通则痛。

适用范围 推拿手法可用于各年龄段的颈椎间盘突出症患者。除外严重损伤需要手术者。

治则治法 通经活络、理筋整复、解痉镇痛。通过推拿手法治疗以改善血液循环，缓解肌肉痉挛并调整关节紊乱，恢复颈部活动功能。

基本操作 ①通经活络：患者取坐位，医师站其身后，以揉法、一指禅法作用于患者颈、肩、上背部肌肉，约5分钟；医师双手拇指同时点按颈椎夹脊穴，约5分钟。②理筋整复：患者仰卧，

双肩紧靠床边，使头颈部悬于床外，助手站于患者一侧，双手置于患者双肩部，医师坐于患者头侧，一手置于患者下颏部，一手置于患者枕后，与助手同时向相反方向用力，徐徐拔伸患者颈椎。

随症加减 ①症状较轻且颈椎间盘突出较轻者，通过滚、按、揉、擦等手法，改善局部血液循环，缓解颈项部肌肉痉挛僵硬状况，并配合点按局部的穴位，缓解或消除患者的症状。②颈椎间盘突出严重且已出现钙化，慎用或忌用扳法。

注意事项 ①手法刺激缓和渐进，操作以柔和为主；颈椎扳法要平稳而巧快，切忌暴力蛮劲。②科学合理用枕。③注意颈部保暖，避免颈部劳累。

（刘俊昌 王金贵）

yāozhuījiānpán tūchūzhèng

腰椎间盘突出症（lumbar disc herniation）

由于腰椎间盘逐渐退变、外力、劳损的因素导致纤维环破裂，髓核从破裂处突出或脱出，压迫腰神经根或马尾神经的软组织，而出现腰骶部酸痛并伴有一侧或双侧下肢放射性疼痛等症状为特征的综合征。简称腰突症，又称为腰椎间盘纤维环破裂症。

临床表现 主要包括以下几个方面。

症状特点 ①腰部疼痛，呈针刺样、触电样疼痛，向下肢沿坐骨神经分布区域放射。咳嗽、喷嚏等腹压增高时疼痛加剧。②久病患者或神经根受压严重者，可见感觉迟钝、麻木等。中央型突出可见鞍区麻痹。③严重者患肢温度下降。④中央型突出严重压迫后方硬脊膜内的脊神经，可见两下肢无力，出现瘫痪，会阴

部感觉迟钝或感觉消失，大小便失禁。

体征特点 ①腰椎脊柱姿势改变，脊柱侧弯、生理前突减弱或消失、后凸畸形等改变，尤以脊柱侧弯最多见。②局部压痛，即在第4~5腰椎或第5腰椎、第1骶椎椎间盘突出相应椎体的间隙、棘突旁深压痛，用力按压可引起下肢放射痛。③小腿前外或后外侧感觉减退；患侧跟腱反射减退或消失；甚至肌肉萎缩。根据突出间盘位置的不同，可以出现足背伸、跖屈肌力的减弱或消失。④直腿抬高试验及加强试验、屈颈试验、挺腹试验呈阳性。⑤活动障碍，即腰部运动障碍，以前屈和后伸明显。

影像学特点 X线检查可见椎间隙变窄、生理曲度消失、脊柱侧弯等异常改变。CT、MRI检查可见髓核突出。

中医病机特点 肝肾不足，筋骨不养，复受劳损扭挫，或感受风寒湿热之邪，致使气滞血瘀，经络痹阻，不通则痛。

适用范围 推拿手法适用于腰骶部肌肉痉挛疼痛患者。

治则治法 舒筋通络、活血镇痛、理筋整复。通过推拿手法治疗以改善血液循环，缓解肌肉痉挛并调整关节紊乱，恢复颈部活动功能。

基本操作 ①疏经通络：患者取俯卧位，医师站于一侧，先以㨰法在脊柱两侧膀胱经施术3~5分钟，以腰部为重点；然后再以㨰法在患侧臀部及下肢后外侧部施术3~5分钟。②解痉镇痛：患者取俯卧位，医师站于一侧，分别按揉、弹拨等法在患侧臀腰部及下肢后外侧施术5~7分钟，以改善肌肉紧张痉挛状态。③行气活血：患者取俯卧位，医

师站于一侧，以拇指或肘尖点压腰阳关、肾俞、居髎、环跳、承扶、委中、阿是穴等穴；横擦腰骶部，以透热为度。④增宽间隙：患者取俯卧位，医师站于一侧，在助手配合拔伸牵引的情况下医师以拇指顶推或肘尖按压患处，使椎间隙增宽，增加盘外压力，降低盘内压力，促进突出的髓核回纳，减轻突出物对神经根的压迫，并且增强腰部肌肉组织的痛阈。⑤调整关节：患者取俯卧位，医师站于一侧，以腰部斜板法，左右各一次，以调整后关节紊乱，松解粘连，改变突出物与神经根的位置。然后再嘱咐患者仰卧位，强制直腿抬高以牵拉坐骨神经与腘绳肌，可起到松解粘连的作用，并可使脊椎后部和后纵韧带牵拉，增加椎间盘外周的压力，相对减轻了盘内压力，从而迫使髓核变位或复位。

随症加减 ①症状较轻且腰椎间盘未发生实质性病变者，通过滚、按、揉、擦等手法，改善局部血液循环，缓解腰背肌肉痉挛僵硬状况，并配合点按局部的穴位，缓解或消除患者的症状。②症状严重且腰椎间盘已出现实质性病变者，通过拔伸牵引、推压、强制直腿抬高等手法，增加椎间盘外周的压力，相对地降低盘内的压力，从而促使突出的髓核回纳复位，为纤维环的修复创造条件。③腰椎间盘突出且已出现钙化，慎用或忌用扳法。

注意事项 ①推拿治疗前应排除骨、关节疾病及推拿禁忌证。②手法操作应柔和，避免暴力蛮劲。③对突出物巨大或有钙化、马尾神经受压、继发椎管狭窄者，应慎用后伸扳法。④治疗期间，患者宜卧硬板床休息，腰围固定，并注意腰部保暖，尽量避免弯腰

动作。⑤病情好转后，适当进行腰背肌肉功能锻炼，促进康复。

（刘俊昌　王金贵）

jǐzhù xiǎoguānjié wěnluànzhèng
脊柱小关节紊乱症（small joint disorders of the spine）

因急性损伤、慢性劳损或由于姿势不当引起脊柱小关节的解剖位置异常，导致疼痛及脊柱功能失常所出现的一系列临床综合征。属中医学的"骨错缝"范畴。

临床表现 根据部位分为颈椎小关节紊乱、胸椎小关节紊乱、腰椎小关节紊乱。

颈椎小关节紊乱 各方面特点如下。

症状特点 ①起病急，颈项强直、疼痛。②头晕、视物不清、眼震、面部麻木。

体征特点 ①病变颈椎棘突一侧隆起或偏歪，关节突关节偏突。②病变部位可触及到颈椎侧弯，固定压痛点，条索状筋节。③颈项活动受限。

影像学特点 X线检查见颈椎生理曲度改变，椎间隙后缘增宽，椎体可侧方移位，侧位片显示双边影。

胸椎小关节紊乱 各方面特点如下。

症状特点 ①背部感觉异常，背部疼痛。②肋间神经痛及脊柱水平面有关的脏腑反射痛，胸闷，气短，胃肠功能紊乱。

体征特点 ①胸椎侧弯或棘突偏歪。②胸椎旁压痛及肌肉痉挛。③胸椎活动受限。

影像学特点 X线检查见胸椎侧弯、棘突偏歪；椎体排列、胸椎关节突关节、肋骨小头关节排列异常。

腰椎小关节紊乱 各方面特点如下。

症状特点 剧烈腰痛，被动

体位，不敢活动，惧怕别人搬动。

体征特点 ①滑膜嵌顿的后关节和相应椎间隙有明显压痛，无放射性疼痛。②棘突无明显偏歪。③全部腰肌紧张僵硬，腰部功能活动几乎完全消失。

影像学特点 X线检查见腰椎后关节排列方向不对称，腰椎侧弯和后突，椎间隙左右宽窄不等。

中医病机特点 外伤未及时治疗，风寒湿邪侵入脊柱旁的经络肌肉，导致肌肉痉挛、气滞血瘀，日久脊柱内外力平衡失调，后关节发生错位。

适用范围 推拿手法适用于脊柱旁肌肉痉挛疼痛患者。

治则治法 舒筋活络，整复错位。纠正小关节错位，治疗软组织损伤。

基本操作 包括以下方面。

颈椎小关节紊乱 ①舒筋活络：患者取坐位，医师立于其身后，由上到下进行揉拿捏颈部，拿捏时候拇指指腹和其他四指指腹要对称性用力，使患者的上肢肌肉、上背部以及颈肩部进行充分放松，持续进行 5 分钟的治疗。②整复错位：颈椎旋扳法，患者平卧，颈部完全放松，医师立于患者头顶侧，左手掌托患者枕部，右手掌从患者左侧前方握住下颌，稍作纵深牵引，持续 0.5~1 分钟后，使颈部前倾。前倾角度由病变部位决定，上端（1、2 颈椎）0°~15°，中段（3、4、5 颈椎）15°~30°，下段（6、7 颈椎）35°~50°，顺势作顺时针方向后上方旋转提拉到最大限度，顿挫旋扳，即可闻及"咔嚓"声响，同法向逆时针方向再做 1 次，牵引后伸颈 0.5 分钟。

胸椎小关节紊乱 ①舒筋活络：患者取俯卧位，医师站于一侧，先以擦法在脊柱两侧膀胱经施术 3~5 分钟，以胸背为重点。②整复错位：俯卧扳压法，患者俯卧位，医师站立在患侧，一手向上拨动一侧的肩部，另一手掌抵压在患处的棘突，两手同时相对用力扳压，操作时一般可听到弹响声；侧卧斜扳法，适用于第 7 胸椎以下的胸椎小关节。患者取侧卧位，患侧朝上，医师要面对患者站立，用左肘部固定骨盆，以手掌轻抚患处以下的脊柱，右手用力将肩关节轻轻向后推，即可听到或者触到弹响声。

腰椎小关节紊乱 ①舒筋活络：患者取俯卧位，医师站于一侧，分别按揉、弹拨等法在患侧臀腰部及下肢后外侧施术 5~7 分钟，以改善肌肉紧张痉挛状态。②整复错位：腰部斜板法，患者取侧卧位（患侧在左，取右侧卧位；患侧为右，取左侧卧位），令患者患侧下肢屈膝屈髋，健侧下肢自然伸直，医师立于其面前，一手抵住患者肩前部，另一手抵住臀部，把腰旋转至最大限度后双手同时用力向相反方向扳动，注意勿用暴力，不必求弹响声，两侧均为患侧，则左右扳各一次。

随症加减 对小关节滑膜嵌顿疼痛剧烈者，先用牵引手法使嵌顿滑膜移出，再使用以上手法治疗。

注意事项 ①手法以柔和为主；扳法要平稳而巧快，切忌暴力蛮劲。②注意脊柱的保暖；避免过度劳累。③纠正错误姿势，做脊柱相关的功能锻炼。

（刘俊昌 王金贵）

jíxìng yāoniǔshāng

急性腰扭伤（acute lumbar sprain） 腰背部肌肉、筋膜、韧带等软组织急性损伤后出现以腰部疼痛、活动受限为主的临床常见病证。又称腰肌扭伤。

临床表现 主要包括以下几个方面。

症状特点 ①常在腰部扭伤后突然发生疼痛，以腰部单侧多见。部分患者疼痛初期不严重，伤后数小时或 1~2 天后疼痛症状加重，严重者咳嗽、喷嚏、大小便都可使疼痛加重。②可出现牵涉疼痛，常见于臀部、腹股沟或大腿后侧等处。③腰部活动受限明显，坐、卧、翻身困难，左右转侧、前后俯仰出现牵掣痛。

体征特点 ①局部压痛，存在明显的局限压痛点，与自觉疼痛部位一致，常出现于大肠俞、肾俞及第三腰椎横突尖部、腰骶部等处。②局部肌痉挛，由于疼痛刺激所致，常出现于腰骶部的骶棘肌、腰大肌等。③脊柱生理弧度改变，患者可出现脊柱侧弯，生理弧度变直甚至消失。④特殊检查，直腿抬高试验、骨盆旋转试验可呈阳性。

影像学特点 无明显特征性表现。X线检查一般提示为腰椎骨质无明显变化，少数患者可见腰椎侧弯、生理弧度改变。

中医病机特点 肾气虚损，机体筋骨失于濡养，或因寒湿阻络，或因坠、堕、跌、扑而使腰部气血运行不畅，筋脉失养，引发疼痛。

适用范围 推拿手法适用于各年龄段急性腰扭伤患者，除外严重急性扭挫伤及肿胀出血者。

治则治法 舒经通络、解痉镇痛、理筋整复。通过推拿手法促进腰部气血运行，降低肌张力、解除肌痉挛，改善关节活动度，恢复腰部活动功能。

基本操作 ①疏通经络：患者取俯卧位，医师立于一侧，先以按揉法于腰椎两侧骶棘肌往返

限度，再逐渐伸直肘关节，此时医师左手拇指随肘关节伸直沿桡骨头前外侧向后外侧弹拨前臂伸肌起点；然后医师一手握肱骨下端，一手握腕部做对抗拔伸，握腕部的手同时做轻度的前臂旋转，屈伸肘关节运动，握肱骨下端的一手拇指同时按揉肱骨小头。④用擦法沿伸腕肌治疗，以透热为度。

随症加减 ①疼痛严重者在压痛点和痉挛肌肉的起止点及其肌腹部施以按法、揉法基础上，加痛点的拇指弹拨法操作，以解痉镇痛，时间2～3分钟。②肘关节活动不利者，可抖拉前臂及肘关节。

注意事项 ①用擦法沿伸腕肌治疗，以透热为度。②适当减轻前臂工作强度，疼痛较重时需制动。③注意保暖，局部热敷。

（刘明军 龚利）

wànguǎn zōnghézhēng

腕管综合征（carpal tunnel syndrome）

以桡侧三个半手指麻木、疼痛和腕关节屈伸活动受限为主要特征的疾病。又称腕管狭窄症。

临床表现 主要包括以下几个方面。

症状特点 ①初期主要以患拇指、示指、中指及1/2环指有感觉异样、麻木、刺痛。②后期出现鱼际肌萎缩、麻痹及肌力减弱，桡侧三个半手指感觉消失；拇指处于手掌的一侧，不能单侧外展。

体征特点 ①腕管异常在夜间加重，当手部温度增高时更显著，劳累后症状加重。②拇指外展、对掌无力，握力减弱。偶可向上放射到臂、肩部。患肢可发冷、发绀、运动不利，甚则出现局部肌肉萎缩、麻痹及肌力减弱。

影像学特点 X线片可见腕部骨质增生、腕骨陈旧性骨折、脱位等骨性改变的征象。

中医病机特点 劳伤痹痛，气血凝滞，则皮肉肿痛，筋骨挛折，肿硬麻木，属郁闭瘀结之象。

适用范围 推拿手法适用于各年龄段的手腕关节感觉异常患者。除外急性损伤（扭挫伤及肿胀出血）者。

治则治法 舒筋通络，活血化瘀。通过推拿手法治疗以改善血液循环，理筋调伤，恢复手腕部活动功能。

基本操作 ①按揉舒筋：患者正坐，掌心朝上置放桌上。医生用拇指按揉法沿手厥阴心包经从前臂至手往返治疗，反复3～4次。②点揉活血：点揉曲泽、内关、大陵、鱼际等穴，以局部酸胀为度，时间1～3分钟。③摇腕捻指：摇腕关节及指关节，捻指关节10次。④活动关节：患者正坐，手背朝上。医师双手握患者掌部两侧，以拇指指端按入腕关节背侧间隙内，在拔伸情况下摇晃腕关节，后将手腕在拇指按压下背伸至最大限度，随即屈曲，并左右各旋转其手腕2～3次。⑤擦腕掌部，以透热为度。

随症加减 麻木严重者在感觉异常部加拇指弹拨法操作，以舒筋通络，时间2～3分钟。

注意事项 ①在操作治疗中，做腕关节的拔伸牵引和被动运动时，切忌用强力、暴力，以免发生新的损伤。尤其因类风湿关节炎所致者，更需注意。②注意手腕部保暖，避免劳累。

（刘明军 龚利）

xīguānjié gǔxìng guānjiéyán

膝关节骨性关节炎（knee osteoarthritis）

由于膝关节的退行性改变和慢性积累性损伤，引起的膝部关节软骨变性、关节增生、骨刺形成等病理改变，以膝关节疼痛、关节形变和运动受限为主要特征的临床病症。又称退行性膝关节炎、增生性膝关节炎、老年性关节炎、肥大性膝关节炎。

临床表现 主要包括以下几个方面。

症状特点 ①发病缓慢，多见于中老年肥胖女性，往往有创伤史或劳累史。②膝关节初期仅感无力，逐渐出现活动时疼痛，后为持续性，劳累或夜间加重。③上下楼梯时疼痛明显，甚则跛行，跑、跳、跪、蹲时膝关节运动受限。严重时出现关节交锁现象或关节积液。④股四头肌及胫前肌萎缩。⑤因增生致膝关节呈假性肥大性改变。

体征特点 ①膝关节周围有压痛，关节间隙有深压痛。②膝关节屈伸运动受限，关节内有游离体时可在行走时突然出现交锁现象，稍活动后又可消失。③关节活动时可有弹响摩擦音，部分患者可出现关节肿胀。④膝关节内翻、外翻畸形。后期膝内翻，形成典型的"O"形腿。

影像学特点 膝关节正、侧位X线片可见关节间隙变窄，关节边缘骨赘形成、胫骨髁间嵴变尖，髌股关节间隙变窄，髌骨边缘骨质增生。有时可见关节内游离体。CT及MRI均有诊断意义。

中医病机特点 年老体弱，肝肾亏损，气血不足，筋骨失养，出现肝亏则筋弛，肾虚则骨疏，动之不慎则伤节，或者复感风寒湿邪，气血滞留节窍，不通则痛。骨质稀疏，骨赘形成，筋脉拘挛，屈伸不利而发生该病。

适用范围 推拿手法适用于50岁以上中老年人等好发人群，

女性的发病率高于男性，多发生于肥胖人群、体力劳动者、运动员等。

治则治法 舒筋通络、活血镇痛、滑利关节。通过推拿手法治疗改善膝关节周围软组织微循环，松解关节周围肌肉痉挛，改善关节软骨的营养和关节润滑度。

基本操作 ①舒筋通络：患者仰卧位。患肢腘窝部垫枕，医师立于患侧，沿股四头肌、髌骨两侧及小腿前外侧用滚法治疗。时间约5分钟。②髌骨松动：用拇指在髌骨周围及膝关节间隙施以按揉法，在髌骨上施以掌揉法，并配合髌韧带的弹拨法，然后五指提拿并上下左右推动髌骨。时间约5分钟。③点按镇痛：仰卧位时点按膝眼、梁丘、血海、阴陵泉、阳陵泉、足三里，以酸胀为度；患膝屈曲90°时点按委中、承山，以酸胀为度。时间共5分钟。④关节活动：屈伸膝关节，并在拔伸下行膝关节内旋和外旋，重复操作10次。

随症加减 ①运动关节僵硬者，一手扶膝一手抓踝，使膝关节极度屈曲，并推向腹部。或患者俯卧位，医师一手压在腘窝处，一手抓住踝部压向臀部，连续操作10次。②疼痛严重者，可在压痛最明显处以双手大拇指指端弹拨8~10次。

注意事项 ①治疗期间应卧床休息，避免膝关节负重过多。②注意局部保暖，以防风寒湿邪侵袭。③应适当做膝关节主动锻炼，加强膝部肌肉力量，改善膝关节活动度。

(刘明军 龚利)

huáiguānjié nèifān niǔshāng

踝关节内翻扭伤 （ankle varus sprain） 踝关节足跖屈落地，足部受力不均，足过度内翻引起踝部韧带、肌腱、关节囊等软组织损伤。以踝部肿胀、疼痛、瘀血及运动功能受限为主要特征，又称筋骨损伤。

临床表现 主要包括以下几个方面。

症状特点 ①踝关节肿胀酸痛无力，轻者局限于外踝前下方，重者可扩散到足背或整个踝部，做足内翻动作时疼痛更加明显。②足内翻、跖屈、背伸活动课受限，局部皮下瘀斑、肿胀，跛行步态。

体征特点 可查出外踝前下方压痛阳性、内翻应力试验阳性、踝关节抽屉试验阳性等。

影像学特点 X线片可排除撕脱骨折、脱位等；强力足内翻片，可见踝关节间隙明显不等宽或距骨脱位的征象，提示韧带完全断裂。MRI可观察踝关节外侧韧带复合体周围炎症性高信号，周围软组织可有轻微肿胀。

中医病机特点 踝为足之枢纽，足三阴、三阳经筋所络。足踝用力不当，经筋牵掣损伤，气血离经，血瘀经筋则瘀肿，阳筋弛长、阴筋拘挛则牵掣，关节运动受限，伤处作痛。

适用范围 急性期肿胀严重者应以制动为原则，24~48小时后才能行推拿治疗。推拿以促进瘀肿吸收为主，以揉法、摩法为主，不宜用重手法操作，不做踝关节被动运动，以免加重损伤。

治则治法 以活血化瘀为则，舒筋镇痛为法，治疗上筋骨并重，达到柔筋整复的目的。

基本操作 ①揉摩消肿法：患者取患侧卧位，健肢屈曲，患肢伸直。医师自内踝后侧经内踝下至内足弓施揉摩法，重点在内踝下，手法宜轻柔。时间约5分钟。②按揉镇痛法：医生在内踝下用掌根揉法，配合按揉商丘、照海、太溪等穴。时间约5分钟。③关节活动法：医师施拔伸摇法。以一手托住患肢足跟部，另一手握住其足趾部做牵引拔伸约1分钟，在拔伸基础上轻轻摇动踝关节，并配合足部逐渐外翻牵拉，然后再内翻足部，重复操作3次。④结束手法：医师在内踝下施擦法，以透热为度，并自下向上施理筋手法。局部可加用湿热敷。

随症加减 ①可搭配中药治疗增强疗效。早期治宜活血化瘀、消肿镇痛，内服七厘散及舒筋丸，后期温经镇痛，可服用小活络丹，外用药初期也可外敷七厘散以消肿化瘀，中后期可以配合活血舒筋的中药外洗。②严重的韧带损伤必须采取石膏和支具固定，一般固定3周左右，恢复功能锻炼也尤为重要，应尽早练习跖趾关节屈伸活动，进而可做踝关节背屈、跖屈活动，拆除外固定后，可指导做小腿关节内、外翻功能活动，以防止韧带黏连，增强韧带力量。

注意事项 ①踝关节内翻扭伤的预防大于治疗。②预防踝关节扭伤的根本方法在于适当参加体育锻炼，增强踝部周围肌肉的肌力，保持肢体的灵活性和踝关节的稳定性，在进行体育运动之前要进行充分热身。

(刘明军 龚利)

nièhéguānjié wěnluànzhèng

颞颌关节紊乱症 （temporomandibular joint dysfunction） 以颞颌关节疼痛、酸胀不适、关节弹响和下颌运动障碍等为主要特征的临床病症。又称Costen综合征，中医学属脱位病、颌痛、颊车骱痛、口噤不开。

临床表现 主要包括以下几个方面。

症状特点 ①以颞颌关节为中心的轻中度酸痛、钝痛，咀嚼活动、张口刷牙时加重，有时可放射到眼眶、颊、额、枕、颈、肩等处。②患者在张口闭口活动的不同阶段，可出现颞颌关节弹响声，可为清脆的单响声或碎裂的连响声。③严重者甚至伴有牙关紧闭。

体征特点 ①关节运动时有弹响或杂音。②关节区或咀嚼肌疼痛。③下颌运动异常，包括开口受限及开口型异常。开口受限定义为最大开口度 < 35mm，开口型异常包括偏斜和绞索。

影像学特点 ①X 线片示早期关节位置正常，后期可能出现关节头或关节凹形态改变。②CT 可用于观察关节的骨质改变及周围软组织情况。③MRI 主要用于观察关节盘的位置、形态、是否存在关节盘穿孔、髁突骨质改变及关节内其他软组织病变等。

中医病机特点 因机体感受外邪（风、寒、湿邪等），加之机体内部正气虚衰，导致气血运行不畅，经脉闭阻而发病。

适用范围 推拿对于颞颌关节紊乱症早期疗效较为理想，如有骨性改变，推拿疗效欠佳者，应转科治疗。对积极治疗无效者，则应高度警惕口腔及耳部的恶性肿瘤。

治则治法 通过推拿手法治疗以激发穴位经气，进而疏经通络、行气活血、理筋镇痛、松解粘连，并纠正关节间相对位置关系。

基本操作 ①舒筋通络：患者坐位。先以指按揉面颊部约 2 分钟，以舒松关节周围肌肉，再以一指禅推颊车、下关、翳风，每穴 1 分钟。拇指按揉合谷，各 1 分钟。②理筋整复：医师站其身后，一手掌大鱼际按在患侧颞部和髁状突处，另一手掌按在健侧下颌部，令患者做张口和闭口运动，同时医师两手相对用力挤按，调整其咬合关系。

随症加减 ①对于颈源性颞下颌关节紊乱症患者，应同时采取相应手法放松肩颈部肌肉，并纠正颈椎小关节紊乱。②实证患者，可用手法对特定穴位如天枢、丰隆、大肠俞等行轻重泻法，以泻经气、祛湿热。③虚证患者，循经予以擦法、摩法调动经血以扶助正气。

注意事项 ①调节生活节奏，保持心情舒畅。②注意保护下颌关节，勿过度张口；避免张口时间太长；避免用力咬嚼生冷坚硬的食物。③冬季时注意面部防寒保暖。

（刘明军 龚 利）

tóutòng

头痛（headache） 头部脉络拘急或清窍失养所引起的以头痛为主要症状的病征。是临床上常见的病症，可发生于头侧、巅顶、前额、后枕或整个头部，出现于各种急慢性疾患中，常见于高血压、偏头痛、神经功能性头痛、感染性发热性疾患及眼鼻耳等疾病中，又称脑风、头风。

临床表现 该病病位在头，头痛是主要临床症状。病因分为外感和内伤两方面，外感包括风寒头痛、风热头痛和风湿头痛，内伤主要包括肝阳头痛、痰浊头痛、瘀血头痛、血虚头痛和肾虚头痛，可分为虚实两种不同情况。基本病机是气血失和，经络不通或脑络失养。外感之邪以风邪为主，多夹时气为患，夹寒、夹热、夹湿可导致不同类型的头痛。脑为髓之海，当体内五脏六腑上滋脑海不足时，可导致头痛。可在眼眶、太阳穴周围、颞部、后枕部触及压痛、条索或结节，部分可见局部血管怒张。施术前应注意完善颅多普勒、颅脑 CT 和 MRI 等相关检查以明确病因、排除器质性疾病。

适用范围 推拿治疗前必须审证求因，主要适用于内伤杂病和外感范畴，因颅内器质性病变及脑外伤所致头痛不宜用推拿治疗。

治则治法 治则以调气和血、通络镇痛为主，常用手法有一指禅推法、按法、推法、抹法、揉法、拿法、扫散法等，可取印堂、神庭、头维、睛明、鱼腰、太阳、百会、角孙、风池、风府、天柱等。操作方法分为基本操作和随症加减两部分。

基本操作 ①开天门。双拇指交替直推，从印堂至神庭、至头维、至太阳，往返治疗 30 ~ 50 遍。②用一指禅偏峰推法或一指禅推法沿眼眶周围行"小 ∞ 字"和"大 ∞ 字"推法治疗，反复 10 遍。③用抹法，先从印堂向上至神庭，再从印堂向两侧沿眉弓至太阳穴，约 30 遍。④按揉印堂、头维、睛明、鱼腰、太阳、百会、风池等穴，点按阿是穴，每穴约 60 秒。⑤拿头部五经，施于头侧拿风池、颈项部，时间约 3 分钟。⑥扫散或一指禅推摩头侧胆经，左右交替进行。

随症加减 风寒头痛加擦项背部膀胱经，横擦大椎，透热为度；按揉风门、肺俞，拿肩井，每穴半分钟。风热头痛加推项背部膀胱经，再拍击膀胱经，皮肤潮红为度，按揉风门、肺俞、曲池、合谷，每穴半分钟。风湿头痛加提捏印堂及项部皮肤，皮肤透红为度；按揉风门、肺俞，拿肩井、合谷，每穴半分钟。肝阳头痛加推桥弓，自上而下，两侧交替进行各 20 余次。按揉行间、太溪，每穴半分钟。痰浊头痛加用一指禅推法及摩法在腹部治疗，重点在中脘、天枢穴，时间约 5 分钟。按揉丰隆、中脘，每穴半分钟。瘀血头痛：加擦前额及两侧太阳穴部位，透热为度。按揉血海、膈俞，每穴半分钟。血虚头痛加横擦脾俞所在位置，直擦背部督脉，透热为度。按揉足三里、三阴交，每穴半分钟。肾虚头痛肾阳虚加直擦背部督脉，横擦肾俞、命门、腰骶部，透热为度。肾阴虚加推擦涌泉，透热为度。

注意事项 ①调整生活节奏，保持心情舒畅，注意劳逸结合。②避风寒，戒烟酒以免诱发头痛。③饮食宜清淡，忌肥甘厚味。

（王继红 刘明军）

shīmián

失眠（insomnia）

以经常不能获得正常睡眠为特征的病证。又称不寐、不得卧、目不瞑。一般包括睡眠时间、深度和恢复体力的不足。轻者入眠困难，或眠而不酣，时寐时醒，醒后不能再寐，严重者可整夜不眠。本症可单独出现，也可以与头痛、眩晕、心悸、健忘等症同时出现。常见于抑郁症、神经官能症、围绝经期综合征等疾病中。

临床表现 该病病位在心，与肝、胆、脾、肾密切相关。病因分精神因素、身体因素、环境因素三种。基本病机是心神不宁，或阳盛阴衰，阳不入阴。理化检查一般无异常。临床检查提示有自主神经功能紊乱或内分泌功能失调，有助于该病诊断。可配合采用睡眠实验室中多相睡眠描记仪进行检查。

适用范围 推拿主要适用于功能性疾病引起的失眠，某些器质性病变失眠也可应用，但必须注意鉴别。如为器质性病变引起的失眠，应针对病因治疗。因一时情绪紧张或者因环境吵闹、卧榻不适等引起失眠者，不属于病理范围，只要解除有关因素即可恢复正常。老年人因睡眠时间逐渐缩短容易醒觉，如无明显症状，则属生理现象。

治则治法 治则是调理脏腑，镇静安神为主。常用手法有拿法、按揉法、一指禅推法、推法、点按法、振法、摩法、拿法、叩击法等。可取印堂、神庭、太阳、睛明、攒竹、鱼腰、角孙、百会、风池、肩井、中脘、气海、关元、心俞、脾俞、胃俞等。操作方法分为基本操作和随症加减两部分。

基本操作 ①拿头部五经 10 遍。②按揉或一指禅推印堂，以两拇指交替直推至神庭 5~10 遍，由前庭沿头正中线（督脉）点按至百会穴；双手拇指分推前额、眉弓至太阳穴 5~10 遍。③掌摩腹部 3~5 分钟，按揉或一指禅推中脘、神阙、气海、关元各 1 分钟；掌振神阙约 1 分钟。④拿肩井约 1 分钟；按揉背部膀胱经，重点按揉心俞、脾俞、胃俞、肾俞，以酸胀为度。直推背部督脉和两侧膀胱经各 10 次。

随症加减 心脾两虚加按揉心俞、肝俞、胃俞、足三里，每穴约 1 分钟；横擦左侧背部和直擦背部督脉，以透热为度。阴虚火旺加推桥弓穴，左、右各 20~30 次，横擦肾俞、命门部，再擦两侧涌泉穴，以引火归原。痰热内扰加擦背部膀胱经，按揉脾俞、胃俞、心俞约 2 分钟；按揉中脘、天枢、足三里、丰隆。肝郁化火按揉肝俞、胆俞、期门、章门、太冲，每穴 1~2 分钟；搓两胁约 1 分钟。

注意事项 ①加强体育活动，调畅情志，保持心情愉悦。②少饮用咖啡、浓茶、酒等兴奋刺激之品。③注意保持卧室环境安静适宜，避免声音、光线刺激。④规律饮食饮水，睡前不宜过饥过饱。

（王继红 刘明军）

wèiwǎntòng

胃脘痛（epigastric pain）

以上腹部近心窝处发生疼痛为主症的病症。可表现为胀痛、刺痛、灼痛、隐痛、剧痛、闷痛等不同性质，常伴有脘腹痞闷胀满、恶心呕吐、吐酸嘈杂、食纳减少等胃失和降症状。多见于胃及十二指肠溃疡、急慢性胃炎、功能性消化不良、胃痉挛等疾病中，又称胃痛。

临床表现 该病病位在胃，与肝、脾关系密切，病因分为外邪犯胃、饮食不节、情志失调、脾胃素虚及药物损害。基本病机是胃气郁滞，失于和降，不通则痛。上消化道 X 线钡餐透视或纤维胃镜等检查可见胃、十二指肠黏膜炎症、溃疡等病变。体征可见上腹部压痛及反跳痛。

适用范围 推拿治疗时需要注意鉴别，排除肝胆疾病、胰腺炎、心肌梗死等疾病引起的上腹部痛，以免延误病情。对胃溃疡出血、胃穿孔等重症胃痛，应及时采取综合治疗措施或转外科治疗。

治则治法 治则以理气和胃镇痛为主。常用手法有一指禅推法、摩法、按法、拿法、搓法等。可取中脘、气海、天枢、足三里、肝俞、脾俞、胃俞、三焦俞、肩井、手三里、内关、合谷等穴。操作方法分为基本操作和随症加减两部分。

3~5遍，用一指禅推法或按揉法作用于膈俞、肺俞、肝俞穴，每穴1分钟；擦大椎、至阳、腰阳关穴，横擦腰骶部，以透热为度。

注意事项 ①加强体质锻炼，增强人体正气。②避免粉尘刺激，养成良好的卫生习惯。③避免长期使用血管收缩剂。

（王继红　刘明军）

xiǎo'ér tuīnáxué

小儿推拿学（science of paediatric tuina）

在中医基本理论和相关临床知识的指导下，根据小儿的生理病理特点，研究其体表特定的穴位，运用各种手法刺激穴位，使经络通畅、气血流通，以达到调整阴阳、恢复脏腑功能、治病保健目的外治疗法，是一门独具特色的中医临床学科，是推拿学的一个重要分支。"推拿"始见于明·万全的小儿推拿著作《幼科发挥》，从此"按摩"改称为"推拿"并成为公认。小儿推拿强调辨证施治，手法、穴位及治疗病种与成人推拿有很大区别，对小儿保育和疾病防治起着重要作用。

简史 应用推拿疗法防治小儿病症，已有悠久的历史，早在两千多年前已有关于这方面的记载，历代不少医学名著中也有很多小儿推拿方法的记载。

春秋战国时期 按摩作为治疗疾病的一种方法在医疗实践中被广泛应用，并形成理论。据《史记·扁鹊仓公列传》记载："扁鹊名闻天……来入咸阳，闻秦人爱小儿，即为小儿医。"书中还记载了他率领弟子们用按摩、针砭、汤熨、药物等综合疗法抢救了患"尸厥"症的虢太子。

中国现存最早的中医理论著作《黄帝内经》不仅对按摩的产生、治疗病种、治疗作用及按摩工具等有许多记载，还有不少关于儿科方面的记叙。关于按摩的产生，《素问·异法方宜论》记载有："中央者，其地平以湿，天地所以生万物也众。其民食杂而不劳，故其病多痿厥寒热，其治宜导引按蹻，故导引按蹻者，亦从中央出也。"这里的中央指中国的中原地区。有关按摩治疗的病症有痹症、脾风发瘅、疝瘕、痿症、口眼歪斜、胃脘痛等，并描述了有关按摩工具。有关按摩的镇痛作用和原理，《素问·举痛论》指出："寒气客于肠胃之间，膜原之下，血不得散，小络急引故痛，按之则血气散，故按之痛止。"又说："寒气客于背俞之脉，则脉泣，脉泣则血虚，血虚则痛，其俞注于心，故相引而痛，按之则热气至，热气至则痛止矣。"在儿科方面，《灵枢·逆顺肥瘦》载有："婴儿者，其肉脆，血少气弱"，《素问·上古天真论》有："女子七岁，肾气盛，齿更发长""丈夫八岁，肾气实，发长齿更"等小儿生理特点、生长发育过程的记载。在《汉书·艺文志》中不仅有《妇人婴儿方》十九卷，还有《黄帝岐伯按摩》十卷，但这部按摩专著早已佚失。长沙出土的西汉墓中《五十二病方》帛书，有"婴儿病痫""婴儿瘛"等记载。以上资料表明，按摩疗法当时已在医疗实践中普遍应用，儿科学也开始孕育。

秦汉时期 按摩不仅广泛用于临床，运用膏摩法防治疾病也成为其特点。医圣张仲景首次在《金匮要略·脏腑经络先后病脉证》中提出："若人能养慎，不令邪风干忤经络，适中经络，未流传脏腑，即医治之。四肢才觉重滞，即导引、吐纳、针灸、膏摩，勿令九窍闭塞。"膏摩法，是手法与药物协同作用，既提高疗效又保护皮肤，扩大了临床适用范围，也为小儿按摩介质的使用打下了基础。

魏晋时期 按摩除用来养生保健和治疗慢性疾病，又可作为急救措施应用于临床。晋代医学家葛洪在《肘后备急方》中，记载了许多用按摩救治的病例，诸如卒心痛、卒腹痛、卒死尸蹶、卒霍乱、卒中风、脚气攻心等。首创的指针法、捏脊法、颠簸法等，至今为小儿推拿临床所用。

隋唐时期 按摩在医学领域的地位较高，是医学教育的四大科目之一。此时，也是中医儿科学形成的奠基时期。隋代设有按摩博士职务，唐代太医署设有按摩专科和少小科（小儿科），并把按摩医生分成按摩博士、按摩师、按摩工的等级。按摩博士在按摩师和按摩工的辅助下，对按摩生进行医学教育，开始了有组织的按摩教学。唐《六典》明确记载有"按摩博士一人，按摩师四人，按摩工五十六人，按摩生十五人"的医事记载。同书还记有"按摩博士令按摩师掌教按摩法"。说明唐代在按摩医学中，除有博士官职外，还形成了由按摩师掌教按摩法的教育制度和按摩生十五人的按摩专科学校。唐代对儿科医生的要求也非常严格，聘请医学博士教授学生，学制五年，考试合格为小儿医。正是唐代医学教育的开展，促进了按摩医学的发展和中医儿科学的形成。此时，按摩已在内、外、妇、儿、骨伤、急诊和养生保健等专业中普遍得到运用。许多文献和医学著作都记载了按摩、导引、膏摩和儿科方面的内容。隋·巢元方《诸病源候论》50卷，分67门，1720论，每卷之末，都附有按摩导引方法。其中专论小儿诸病的6卷，计255候，详细描述小儿保育和证候病源。唐·孙思邈《千金要方》《千金翼方》各 30 卷。《千金要方·养生篇》中记载了以自我按摩为主的"老子按摩法"42 式。《千金要方》首列妇人、少小婴孺诸病，将小儿病证分为初生、惊痫、客忤、伤寒、咳嗽、癖结腹满、痈疽瘰疬、杂病等科，载有儿科方 325 首，《千金翼方》补列 75 首，共 400 首方，并有不少用于小儿的膏摩方，如《千金要方·少小婴孺方》记载："治少小心腹热除热方，丹参、雷丸……膏成，以摩心下，冬夏可用。"采用膏摩法治疗小儿项强、外感鼻塞不通、腹胀满、不能乳食等 10 余种病证，扩大了膏摩治疗小儿疾病的范围。书中还记载："小儿虽无病，早起常以膏摩囟上及手足心，甚辟寒风。"将膏摩用于小儿的保健按摩。唐·王焘《外台秘要》第 35、36 卷为小儿诸疾专卷，将小儿证候分为 86 门，载方约 400 多首，对小儿夜啼有摩儿头和脊的记载。唐·王超，精于儿科，据《新唐书·艺文志》载，他撰有《仙人水镜图诀》一卷。该书为诊断学专著，是论述诊察小儿指纹脉形法的早期著作。小儿指纹望诊为小儿按摩发展提供了诊断学保障，后来历代小儿推拿著作都记载了望三关诊法，并且在临床上得到发展，形成小儿推拿望三关指纹脉络特色诊法。唐末出现了第一部儿科专著《颅囟经》，书中首创小儿为"纯阳"的理论，并有对小儿脉法及惊、痫、疳、痢的论述。但这时，成人按摩和小儿按摩还仍为一体，手法与穴位也无明显区分。这一时期，随着政治、经济、文化、交通的发展，出现对外文化的交流，中国按摩著作开始传入朝鲜、日本、印度等国。

宋金元时期　这一时期对按摩的理论进行全面总结，按摩手法在治疗骨伤科疾病方面又有新的发展。中医儿科学也有了显著的发展。宋代医学著作中出现了具有小儿生理、病理、诊法、治法等方面特点的记载。创立了以五脏为纲的辨证方法，提出了小儿特有的指纹望诊法，治疗方法和方药极其丰富。随着以北宋·钱乙为代表的儿科医家辈出，及其以《小儿药证直诀》为代表的儿科专著不断问世，中医儿科学的理论体系开始形成，并不断完善。在小儿推拿方面，北宋·沈括《良方》10 卷，记载了用掐法治疗脐风，这是运用掐法治疗新生儿破伤风的最早记载。这也为小儿推拿的形成奠定了坚实的基础。综上所述，正是按摩学和中医儿科学的成熟，形成了新的学科——小儿推拿学。

明清时期　这一时期推拿突出的成就表现在小儿推拿独具风格，自成体系，成人推拿形成一些流派。小儿推拿专著相继问世。明代弘治年间，马郎以小儿按摩救明世宗朱厚熜于襁褓之中，按摩在小儿医疗保健方面功效惊人。使小儿按摩盛行宫廷并在民间广为流传。因此，《马郎按摩》确立了小儿按摩不可动摇的学术地位。明代嘉靖至万历年间与李时珍齐名的著名医学家万密斋所著《万密斋医学全书》对临床医学具有较高的参考价值，子目有《万氏秘传片玉心书》，诊小儿疾病有"水镜诀"中三关颜色看惊，三关脉纹形态、走向、走形看病等，对小儿临床诊断，观察指纹进行详细论述。此外，还著有《育婴家秘》《幼科发挥》，他也常采用手法治疗儿科疾病。明代嘉靖年间，楚地蒲圻名医周于蕃编著

《小儿推拿秘诀》为小儿推拿专著，仅万历年间就三次刊刻发行，是后世小儿推拿发展的重要蓝本。又有明天启年湖北枣阳名医李盛春汇编《医学研悦》卷十附《小儿推拿》，该书《医学研悦》强调小儿推拿特点为"手足血脉，赖之乎节宣流通"。强调推拿操作程序，明确提出顺时针为补，逆时针为泻。该书最大贡献和主要成就是建立脏腑归经论治模式。明·杨继洲《针灸大成》中收载的《按摩经》是中国现存最早的小儿推拿专著，其第十卷有"秘传看惊掐筋口授手法论"，首论小儿推拿特定穴的定位、操作和主治。除常用经穴外，还记载了数十个小儿推拿特定穴，书中还载有小儿推拿手法：掐、揉、按、推、运、摇、搓、摩、分、合、点、刮、捻、扯等 10 余种，小儿推拿复式操作法 20 种。同时在"秘传看惊掐筋口授手法论"32 惊的基础上补 4 惊，补齐《马郎按摩》秘传看惊掐筋 36 惊，该书对后世小儿推拿的发展起了十分重要的作用。明代永乐年间，徐用宣著《袖珍小儿方》，至 1574 年又经庄应琪加以增补为《补要袖珍小儿方论》。卷十中有"秘传看惊掐惊口授手法诀""穴道诀手穴经络图"等。1604 年，龚廷贤所著《小儿推拿方脉活婴秘旨全书》，继承钱乙学术思想，对小儿变蒸、病因病机、推拿穴位、手法、治疗都有论述。该书是现存最早的推拿专著单行本，曾被曹炳章先生誉为小儿推拿最善之本。总的来说，这些都是建立在《马郎按摩》基础上并对其进行总结创新的成果，古本《马郎按摩》原书已佚，原著为手抄本，现在流传于湖北房县的《马郎回春小儿推拿》是《马郎按摩》后人在

房县的传承版本，后传于肖氏，肖氏将小儿推拿术进一步发扬光大，将马郎原著的《马郎回春小儿推拿》进行整理，从而再现于世人。明代马郎小儿按摩流派，到清代开枝散叶，目前全国流传的小儿推拿分支流派其根源大多来源于马郎按摩。明清时期，推拿学得到空前发展，此时期在全面总结了推拿临床治疗经验的基础上，发展出许多各具特色的推拿治疗方法，并形成了诸多不同的流派，为近代推拿学奠定了深厚的学术研究基础。

清代，小儿推拿仍在民间继续发展，并有较多专著，影响较大的是熊应雄的《小儿推拿广意》。该书共3卷，上卷重点介绍小儿推拿穴位和9种手法，14种复式操作法；中卷分述各种小儿常见病的证治；下卷收录小儿医方196首，是一本通俗的小儿推拿专著。清·骆如龙《幼科推拿秘书》5卷，书中介绍了11种小儿推拿手法，新增"揉脐及龟尾并擦七节骨"和"总收法"2种手法，将复式操作法称为"十三大手法"，针对小儿推拿操作次数，提出要根据不同年龄，选择主穴下功夫推拿。此书文理通顺，插图清晰，是小儿推拿著作中较为重要的一本专著。清·夏禹铸《幼科铁镜》6卷，是中医儿科中一本有代表性的著作，重视望诊，强调"有诸内必形诸外"的观点，从望面色、苗窍来辨脏腑的寒热虚实，创造了小儿灯火疗法以治疗小儿脐风，对惊风的治疗提出"疗惊必先豁痰，祛风必先解热，解热必先祛邪"的理论，至今仍具临床指导意义。该书中将推拿法的作用与中药相对比，编成"推拿代药赋"，具有独特论述。清·夏云集《保赤推拿法》专论

操作，介绍了43种手法的操作方法，简释了推、拿、挤、搓、捻、扯、运等11种手法操作要领。清·徐谦光《推拿三字经》，以三字为句，通俗易懂，便于记忆。其治疗方法具有取穴少，推拿操作次数多的特点。清·张振鉴《厘正按摩要术》首次将小儿推拿常用手法归纳为"按、摩、掐、揉、推、运、搓、摇"八法，该书是在《小儿推拿秘诀》一书基础上，进一步校订补辑而成。由于作者广泛征引有关文献，不仅在内容上有较大的增补，编次也更为条理系统。清·唐元瑞《推拿指南》共7卷，第7卷中记载了各种眼疾的推拿治疗方法61种，为推拿治疗眼病提供了临床资料。根据以上小儿推拿专著印行情况，可以窥知小儿推拿疗法盛行于明清，小儿推拿专著不仅在整个推拿疗法文献中居重要地位，而且在当时的儿科著作中也占相当大的比重，并被儿科医家所推崇。

民国时期　成人推拿手法的发展在总体上处于低潮，小儿推拿因疗效独特，仍在民间广为流传，小儿推拿著作仍在不断出版。《推拿易知》《推拿抉微》《窍穴图说推拿指南》《增图考释推拿法》《推拿捷径》等10余种小儿推拿著作都在此期出版。

近现代时期　近代不仅重印再版了很多小儿推拿古籍，而且出版了许多小儿推拿著作，有的还译成英文出版，供外国友人学习。随着中国国际地位的不断提高，中医推拿也引起国际医疗界的重视，不少欧美国家已经开展推拿疗法的临床和实验研究，越来越多的外国留学生纷至沓来。中国教育电视台播出了《小儿常见病的家庭推拿》等科普系列教

学片，使小儿推拿疗法得到广泛宣传和普及。全国各地中医院校也将小儿推拿系统地编入教科书，培养了大批小儿推拿专科医生。在中国许多大、中城市如北京、上海、青岛、济南、南京、合肥、芜湖等地中医院都设有小儿推拿专科，小儿推拿不仅临床治疗范围更加扩大，而且在小儿保健方面也越来越受到人们的欢迎。随着社会的发展和医学科学的进步，以及人们对自然医疗方法的重新认识，中国特有的小儿推拿学，这一古老而又年轻的临床学科，必将继续为儿童的健康和保健事业发挥重要的作用。

研究范围　小儿推拿疗法的对象一般是6岁以下的小儿，尤其适用于3岁以下的婴幼儿。小儿推拿学是研究和阐述小儿推拿疗法的基础知识、基本理论、基本技能及临床应用的一门学科，是中医推拿学和中医儿科学基础上形成和发展起来的一门交叉学科。小儿推拿适应证较广，常用于感冒、咳嗽、发热、腹痛、腹泻、呕吐、咽炎、肥胖、消化不良、少食厌食、疳积、哮喘、支气管炎、夜啼、梦呓、惊风、肌性斜颈、脑瘫、佝偻病、近视、盗汗、脱肛、湿疹、跌打损伤等疾病的治疗，以及小儿保健与预防。值得注意的是，手法的临床应用，一定要根据不同疾病及不同的病理阶段，把握好手法能产生的主治、辅助、参与的不同作用，进行针对性的治疗，手法临床应用必须明确适应证和禁忌证。

研究方法　研究方法用于小儿推拿的基本方法和原理，探寻小儿推拿的特征和规律，总结古今小儿推拿防治疾病、调节体质，以及在儿童保健等方面的运用和经验等。在治疗儿科疾病时，则

是以小儿推拿的特定穴位、小儿推拿复式操作法等独特的理论指导的；在治疗运动系统疾病时，基本上是应用现代解剖学、生理学、病理学等理论。该学科主要运用查阅、学习古文献法和访谈法相结合。运用中医文献学的方法，全面搜集、梳理当代小儿推拿学科发展的相关文献，按内容归类，系统整理分析关于教育、科研、医疗、出版物、会议各方面的发展情况，梳理出小儿推拿学科发展的整体脉络；通过实地专家访谈，了解小儿推拿名家对小儿推拿学科发展历程的回顾与认识，分析当代小儿推拿学科发展现状和趋势。通过挖掘、整理以往小儿推拿学科发展中有关教育、科研、医疗、出版物、学术组织等方面的文献资料，再现小儿推拿学科发展的历史脉络，为该学科未来发展提供启示和借鉴，进一步促进小儿推拿学科的发展。以时间为轴线，可将当代小儿推拿学科发展历程分为改革开放前和改革开放后两个阶段。

与相关学科的关系 小儿推拿学作为一门交叉学科，中医儿科和推拿学的建立为小儿推拿积淀了丰富的理论素材和临床经验，通过学科之间的融合形成了新的交叉学科。小儿推拿学是传统中医的组成部分，在中医基础理论的经络学说、脏腑学说、阴阳五行、五运六气等理论基础上，认识小儿生理病理，运用手法作用于小儿一定部位和穴位以防治儿科疾病，属于中医的外治法。

小儿推拿与西医学理论中的信息论密切相关。《黄帝内经》云："有诸内，必形诸外。"现代研究证实，人体五脏六腑的生理病理信息，均能反映于体表的相应部位，如小儿特定的手部穴位及耳穴、足穴等，小儿推拿正是利用这一理论，通过推拿体表穴位，形成一种能量信息的反馈，这个反馈通过相应的系统，改变体内五脏六腑的生理病理状态，从而调整人体的功能而消除疾病。小儿推拿学科与西医学的解剖学、生理学、病理学等理论进行融合创新，既可使医师正确地掌握和操作推拿手法，熟悉受术者的解剖结构和生理病理特点，从而发挥推拿的治疗作用，又可通过科学研究进一步阐释推拿的作用机制和临床效应，使推拿学科日趋完善和成熟，为小儿推拿学科的发展提供了新的机遇和空间。

(齐凤军 井夫杰)

xiǎo'ér tuīná

小儿推拿 (paediatric tuina)

运用手法（特定手法）作用于小儿机体的穴位（特定穴）起到调整脏腑、气血、经络功能，来达到防治小儿疾病的外治方法。古称小儿按摩。是在不断地实践中发展起来的。小儿推拿强调辨证施治，手法、穴位以及治疗病种与成人推拿有很大区别，对小儿保育和疾病防治起着重要作用。

历史源流 其历史源远流长，在中国现存最早的医学著作《五十二病方》中，便有钱匕治疗小儿疾病的记载，如"匕周婴儿瘛所"。至魏晋隋唐时期医学著作中出现了不少小儿推拿方面的内容，《千金要方》记载："小儿虽无病，早起常以膏摩囟上及手足心……治小儿腹热，除热……膏成，以摩心下。"《外台秘要》记载："小儿夜啼至明不安寐……亦以摩儿头及脊验。"明清时期小儿推拿发展迅速，涌现出一批小儿推拿专家。明代万全所著《幼科发挥》中记载："一小儿得真搐，予曰不治。彼家请一推拿法者掐之。"同时涌现了大量小儿推拿专著，如《小儿推拿方脉活婴秘旨全书》《小儿推拿广意》《小儿推拿秘诀》《幼科铁镜》《厘正按摩要术》《袖珍小儿方论》《小儿按摩经》等。其中《小儿按摩经》是中国现存最早的小儿推拿专著，标志着小儿推拿已趋成熟，开始形成独立发展的道路。明代马郎小儿按摩流派，到清代开枝散叶，随着时代的改变，小儿推拿已经发展成不同的流派，目前全国流传的小儿推拿分支流派其根源大多来源于马郎按摩，各流派之间都具有各自的特色和风格，世代相传，其中影响较大的流派得到继承和发展，主要包括湘西的刘氏小儿推拿、山东的小儿推拿流派（三字经、孙重三、张汉臣）、海派儿科推拿、北京小儿捏脊流派等，各流派之间著作纷呈，各有千秋。

基本内容 小儿从出生到成年，处于不断生长发育的过程中，其生理、病理、辨证与治疗（包括手法、穴位、操作、次数、时间）等方面都与成人有所不同。《黄帝内经》言："六岁以上为小儿。八岁以上为少年。三十岁以上为壮年。五十岁以上为老年。其六岁已还者，经所不载。是以乳下婴儿病难治者，皆无所承按故也。"小儿推拿的对象一般是6岁以下的小儿，特别适用于3岁以下的婴幼儿。小儿的生理特点为脏腑娇嫩、形气未充、生机蓬勃、发展迅速。钱乙在《小儿药证直诀·序》中指出："脏腑柔弱，易虚易实，易寒易热。"小儿的病理特点为发病容易、传变迅速、脏气清灵、易趋康复。正如张景岳在《景岳全书·小儿则》中指出的"其脏气清灵，随拨随应，但的确得其本而撮取之，则一药可愈，若非男妇损伤、积痼痴顽者比"。这是对小儿生理、病理及治疗特点的概括。掌握小儿的生理、病理特点才能更好地运用小儿推拿进行疾病的诊治。

小儿推拿在中医诊治儿科疾病特点的基础上，又发展形成了自身的特色。除了在阐述病因病机时注意小儿的生理特点，小儿推拿临床辨证以四诊八纲为基础，将临床所获四诊资料进行综合分析，做出正确诊断。因新生儿不会说话，较大孩童也不能全面准确地诉说病情，在运用四诊时以望诊为主，闻、问、切诊为辅，在辩证中以五脏为主。此外，小儿推拿具有以下几个方面的特色。①在经穴方面提出五指精血通联的特点。②有专用于推拿的特定穴位，这些穴位大多集中在头面和上肢部，且穴位不仅是点状，也有线状和面状。如前臂的三关穴和六腑穴都是线状穴，而螺纹面部的脾土、肺金、心火、肝木、肾水诸穴均为面状穴。特定穴位的点、线、面的分布特点，更能反映推拿以手法治病为主的特点。③诊断中发展了腹诊法，治疗上很重视归经施治和五行生克等基本原则。④在推拿手法方面，强调以轻柔着实为主，要求轻快柔和，平稳着实，适达病所，形成了"按、摩、掐、揉、推、运、搓、摇"小儿推拿八法为主的一整套小儿推拿手法和复式操作手法。⑤在临床操作过程中，一是强调先头面、次上肢、次胸腹、次腰背、次下肢的操作程序。二是强调手法的补泻作用。三是重视膏摩的应用和使用葱姜汁、滑石粉等介质进行推拿，这既保护娇嫩的皮肤不致擦破，又增强手法的作用。故在小儿推拿穴位上，采用适当的操作次数、作用时间

和刺激强度，则能使疾病尽快痊愈。若次数、时间、力度太过，则可损伤皮肤或加重病情，若不及则无济于事。

小儿推拿手法的种类较少，清·张振鉴在《厘正按摩要术》中首次将"按、摩、掐、揉、推、运、搓、摇"列为小儿推拿八法。随着小儿推拿的发展，许多成人推拿手法也变化运用到小儿推拿中来，成为小儿推拿常用手法。临床实际应用中，小儿推拿有许多不同的风格，小儿推拿手法与成人手法有所不同，有的手法相似，有的手法虽然在名称上和成人手法一致，但具体操作要求上却完全不同（如推法、捏法等）。有些手法只用于小儿，而不用于成人，如运法（运水入土、运土入水、运内八卦）等。因此，要熟练地掌握各手法的特点，才能达到良好的疗效。

指导意义 小儿推拿治疗常见病疗效显著，它是古代劳动人民在长期与疾病做斗争的实践中不断发展、不断完善起来的。小儿推拿具有适应病症广泛、操作方便、安全可靠、无副作用等优点。据资料统计，推拿治疗儿科常见病症有 50 余种，涉及呼吸、消化、皮肤、五官等多个系统疾病。

（齐凤军 井夫杰）

xiǎo'ér tèdìngxué
小儿特定穴（specific points of paediatric tuina）
古人在长期医疗实践中，根据小儿的生理和病理特点总结的具有特异疗效的穴位。有些特定穴还可作望诊使用（如山根、年寿等穴），在小儿推拿诊疗中十分重要。

历史渊源 按历史发展阶段大致可以分为明代以前、明清时期（包括时间较短的民国时期）和近现代时期（从新中国成立到

现在）。

由于明代以前没有小儿推拿专著，在研究这一时期小儿推拿特定穴和小儿疾病谱时统计内容来源于《中华医典》中的《五十二病方》《素问》《千金要方》《千金翼方》《外台秘要》《太平圣惠方》《圣济总录》《小儿药证直诀》8 部医书中关于小儿推拿的记述，梳理出操作部位或穴位23 个，虽然古籍中没有专门章节论述，但这些操作部位或穴位已经符合小儿推拿特定穴的定义和特征。春秋战国、东汉时期小儿推拿特定穴只有零星记述，到唐宋元时期的综合性医学文献中关于小儿推拿的记载逐渐增多，该时期小儿推拿的面状穴位较多，点状穴和线状穴极少。

明清时期是小儿推拿形成和兴盛时期。在这一时期无论是小儿推拿的穴位和手法都较明代以前有了长足进展，出现了许多儿科和小儿推拿专著，记录了大量新穴位和新手法，出现了仅用于煅、炮、燋、灸贴等方法治疗或疾病诊断的穴位，丰富了小儿推拿特定穴的作用。最早记载小儿推拿穴位的是《马郎按摩》和《万氏秘传片玉心书》，流传本《马郎回春小儿推拿》保留了小儿按摩穴位，如"掌面推法总穴歌""手背穴图歌""足穴歌""分阴阳、推三关、退六腑""六筋"以及"推拿穴位代药法"等，另外《小儿按摩经》《厘正按摩要术》《推拿抉微》《小儿推拿方脉活婴秘旨全书》《小儿推拿广意》《幼科推拿秘书》6 部医书又有补充，丰富了经络穴位，扩大穴位特性。小儿推拿的穴位具有点状穴、线状穴、面状穴、体状穴等，极大地提高了临床疗效，从而解决了小儿服药难的问题。直接通

过各种穴位配合各种手法达到用药的效果，使小儿推拿在民间广泛流传。

近现代时期出现了一些小儿推拿著作，但从权威性和影响力方面考虑，还是选取《推拿学》教材为研究对象。统计出俞大方版《推拿学》与严隽陶版《推拿学》在选择小儿推拿特定穴的数量上较明清时期减少，但是并没有降低疗效，由于多学科的相互渗透，优化了小儿推拿治疗疾病的方案。

基本内容 小儿推拿特定穴具有下述特点。①穴位形状呈点、线、面状，如小天心一窝风、二扇门、精宁穴等，如同经穴都是孔穴点状；三关、天河水、六腑、坎宫、攒竹穴等，是从某点到另一点成为线状；腹部、胁肋、五经、脊穴等，是人体某一部位成面状。②穴位大多数分布在人体头面和四肢，特别是双手居多。③穴位散在分布，不像十四经穴那样有经络线相连（图1）。

小儿特定穴的命名主要依据有以下几种。①脏腑命名，如心经、大肠、膀胱等。②按人体部位命名，如五指节、腹、脊等。③按哲学思想命名，如阴阳、五行、八卦等，如小儿推拿特定穴中的"六筋穴"，即赤筋、青筋、总筋、白筋、黑筋、赤丹黄筋，复合手法中的苍龙摆尾、乌龙摆尾、黄蜂（龙）入洞、赤凤摇头等，尽管这只是一部分，但都是以四神配四色以及引申为五行配五色的原则来命名。④按作用、功能命名，如精宁、端正等。⑤按山名、河流命名，如山根、洪池等。⑥按建筑物命名，如天庭、三关等。⑦按动物命名，如老龙、鱼尾等。小儿推拿特定穴位在体表呈点状、面状或线（带）

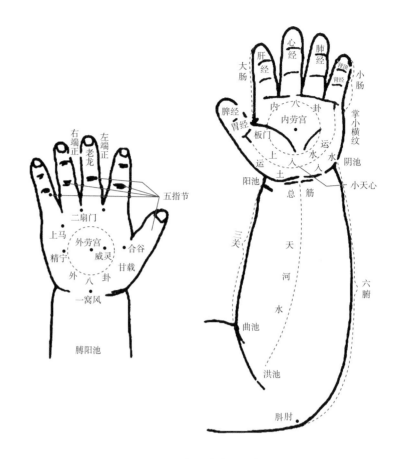

图1 小儿特定穴手部

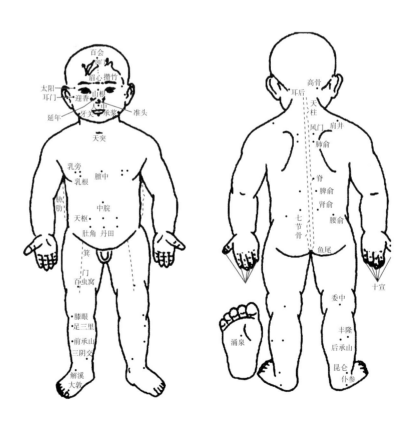

图2 小儿特定穴前后分布

状。其分布以手掌居多，即所谓"小儿百脉汇于两掌"，这种分布特点，给操作带来方便（图1~3）。小儿特定穴有其特殊的位置和作用，在临床应用时有特殊的操作方法。许多穴位都有固定的操作模式和程序，一般线状穴多用推法、捏法；点状穴位多用揉法、掐法、捣法；面状穴多用摩法等。

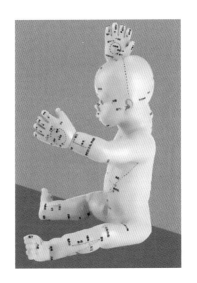

图3　小儿特定穴侧部分布

它与十四经中的特定穴位不同，十四经特定穴位是根据穴位在经络中部位和性能而命名的。如四肢的井穴、荥穴、输穴、经穴、合穴、络穴、郄穴，和躯干部的脏腑俞、募穴，以及各经交会穴等。

指导意义　小儿特定穴治疗常见病疗效显著，它是古代劳动人民在长期与疾病地斗争实践中不断发展、不断完善起来的。据资料统计，小儿特定穴治疗儿科常见病症有50余种，广泛用于小儿的保健和疾病防治。

（齐凤军　井夫杰）

kǎngōng

坎宫（kan gong）　自眉头起沿眉向眉梢成一横线（图1）。操作

时，两拇指自眉心向眉梢做分推，称推坎宫，又称推眉弓。30~50次。有疏风解表、醒脑明目、止头痛的功效。常用于外感发热、头痛，多与推攒竹、揉太阳等合用；若用于治疗目赤痛，多与清肝经、掐揉小天心、揉肾纹、清天河水等合用。

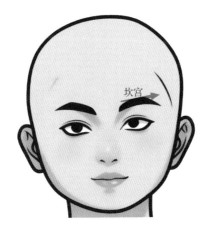

图1　坎宫

（齐凤军　井夫杰）

tiānmén

天门（tian men）　两眉中间至前发际成一条直线（图1）。操作时，两拇指自下而上交替直推，称开天门，又称推攒竹。30~50次。有发汗解表、镇静安神、开窍醒神的功效。常用于风寒感冒、

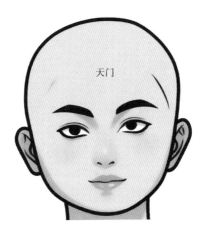

图1　天门

头痛、无汗、发热等症，多与推坎宫、揉太阳等合用；若惊惕不安、烦躁不宁多与清肝经、捣小天心、掐揉五指节、揉百会等合用。

（齐凤军　井夫杰）

é tiānxīn

额天心（e tian xin）　位于头面前正中线，前发际（天庭穴）略下方（图1）。见于《幼科推拿秘书》："天心穴，在额正中，略下于天庭穴。"操作时，用拇指指甲掐额天心，称掐额天心。3~4次。有醒脑安神、疏风解表的功效。常用于治疗内吊惊风，与掐人中、承浆等合用；若治疗头痛、鼻塞伤风常与掐眉心、山根等合用。该穴还作望诊用，鼻梁上筋直插天心为惊风的征兆，见于《针灸大成》："凡看鼻梁上筋，直插天心一世惊。"

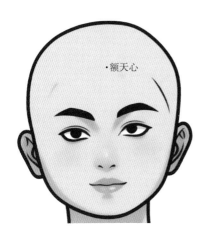

图1　额天心

（齐凤军　井夫杰）

dà tiānxīn

大天心（da tian xin）　位于额部（图1）。又称上天心。操作时常用揉法，用拇指按揉，眼珠上视往下揉，眼珠下视往上揉，两目不开左右揉。频率140次/分左右。主要用于小儿眼疾，具有明

目醒神的功效。常用于治疗小儿眼疾。若用于治疗口眼歪斜，常于推三关、运脾土、分阴阳、揉小天心等合用，见于《小儿推拿广意》。《幼科推拿秘书·推拿手法》："上天心者，大天心也，在天庭中，小儿病目，揉此甚效，以我大指按揉之。眼珠上视，往下揉；眼珠下视，往上揉；两目不开，左右分揉。"

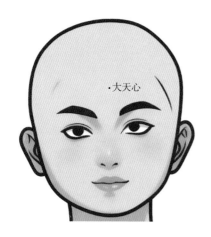

图 1　大天心

（齐凤军　井夫杰）

zhōngtíng

中庭（zhong ting）　位于前额发际内（图1），与任脉的中庭穴位置不同。见于《幼科推拿秘书·穴象手法》曰"中庭穴，在发际

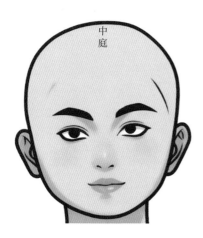

图 1　中庭

"上边些"。无相应操作及作用记载。

（齐凤军　井夫杰）

méixīn

眉心（mei xin）　位于两眉内端联线的中点（图1）。见于《小儿推拿广意》，又称印堂。常用掐法、推法、摩法和揉法。操作时，用拇指指腹揉之，称为揉印堂，揉 20～30 次；或者用指甲掐之，称为掐印堂，掐 3～5 次。有祛风通窍、镇惊醒神的功效。为治疗惊风要穴。掐印堂与掐人中、掐承浆同用，现多用于治疗小儿抽搐多动、夜啼等；治疗感冒、头痛用揉法，多与开天门、揉太阳合用。

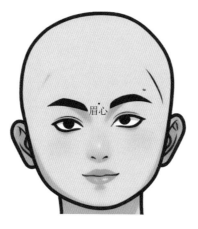

图 1　眉心

（齐凤军　井夫杰）

shānfēng

山风（shan feng）　有两个不同的位置。①点状穴位：位于两目内眦连线中点（图1）。又称山根。②线状穴位：指鼻梁骨。操作时，用指甲掐之，称为掐山根。3～5 次。有开窍定惊、醒神的功效。常用于小儿惊风、抽搐、昏迷等。多与掐人中、掐老龙合用治疗惊风昏迷、抽搐等症。线状穴位主要用于望诊，见《幼科推拿秘书》："山根，在两眼中间，

鼻梁骨，名二门。"山根饱满则代表小儿气血充足；若见山根色红，则是夜啼之症；色赤，乃心经受风；色赤黑，是吐泻之症；山根发紫，是伤乳食；若见青色，则为惊风；若山根出现青黑，说明病情危重。

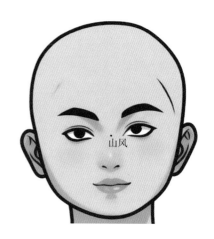

图 1　山风

（齐凤军　井夫杰）

niánshòu

年寿（nian shou）　有 3 个不同的位置。①位于山根穴与准头穴之间的部位，鼻根至鼻尖。见于《小儿推拿方脉活婴秘旨全书》，作望诊用。该穴如色黄则为吐泻，若㿠白，是虚症。②位于印堂穴与山根穴之间（图1），即两眉之

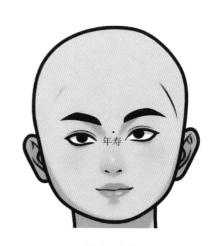

图 1　年寿

间至鼻根。见《小儿推拿广意》："治鼻干，年寿推下两宝瓶效，或曰多推肺经，以鼻乃肺窍故也。"③准头穴的别名，见《幼科推拿秘书》："准头，名年寿，即鼻也。"治疗鼻干。操作时常用推法。有润鼻通窍的功效。能治鼻干，也作察色验病之处。《针灸大成》："年上微黄为正色，若平更陷夭难禁，急因痢疾黑危候，霍乱吐泻黄色深。"年寿微黄，则为正色；若色见深黄，为吐泻之症；假如患痢疾，则该穴出现黑色；如果该处平陷，则将夭折。

（齐凤军　井夫杰）

yánnián

延年（yan nian）　位于两眼内眦连线中点之下二分的鼻梁上，在山根穴与准头穴之间（图1）。见于《保赤推拿法》："延年在鼻高骨。"操作时，用一手拇指指甲掐按，3~5次。再以两手拇指指腹自延年穴向两鼻翼分推200~300次。有发散风寒、镇惊、开窍醒神的功效。常用于感冒、鼻塞、鼻干、慢惊风、抽搐等症。若治疗小儿感冒、鼻塞常与太阳、阳白配伍使用。

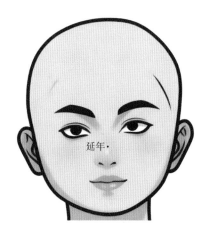

图1　延年

zhǔntóu

准头（zhun tou）　有两个位置：①位于鼻尖（图1）。见于《小儿推拿方脉活婴秘旨全书》。②年寿穴的别名，见于《幼科推拿秘书》："准头，名年寿，即鼻也。"操作时，用一手拇指指甲掐按准头穴，掐按3~5次；或者以中指指腹点按在准头穴上，以顺时针的方向揉按50~100次。每天操作2~3次。有疏风解表、清热消炎的功效。常用于小儿发热、头痛、鼻炎、夜啼、慢惊厥等症。若治疗鼻炎，常配伍印堂、天庭、天心；若治疗小儿感冒、发热，常配伍风池、太阳；若治疗惊风，与掐天庭至承浆合用。

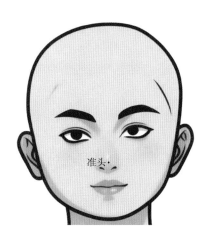

图1　准头

（齐凤军　井夫杰）

jǐngzào

井灶（jing zao）　即两鼻孔（图1）。见于《厘正按摩要术》卷二，须用葱姜煎汤，以左手托病者头后，用右手大指指腹蘸汤洗患者两鼻孔三十六次，称为"洗井灶"。有通泄脏腑毒气、调和脏腑的功效。常用于治疗寒热互作、鼻流清涕、昏迷不醒、急慢惊风及鼻息肉等。

（齐凤军　井夫杰）

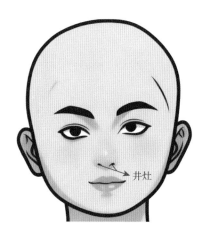

图1　井灶

（齐凤军　井夫杰）

fēngchí

风池（feng chi）　位于目上胞，即眼的上睑缘与眶上缘所围成的区域（图1）。又称坎上。见于《幼科推拿秘书》："风池，在目上胞，一名坎上。"主要用于望诊。该穴与气池穴为成对的穴位，可作望诊用，见于《小儿推拿广意》："风气二池黄吐逆，若还青色定为风，惊啼烦躁红为验，两手如莲客热攻。"若风池与气池为黄色，乃是吐逆之症；若色见黄青，则为风；若色红，患者即为惊啼烦躁。

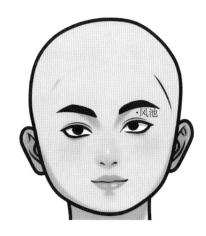

图1　风池

（齐凤军　井夫杰）

qìchí

气池（qi chi） 位于目下胞，即眼的下睑缘与眶下缘所围成的区域（图1）。见于《幼科推拿秘书》。主要用于望诊。该穴与目上胞的风池穴为成对的穴位。可作望诊用，气池常反映脾胃的病症，根据气池颜色的变化，可判别疾病的性质。若风池与气池为黄色，乃是吐逆之症；若色见黄青，则为风；若色红，即为惊啼烦躁。

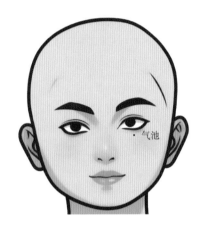

图1 气池

（齐凤军 井夫杰）

sānyīn

三阴（san yin） 位于右眼胞，即右眼的上睑缘与眶上缘及下睑缘与眶下缘所围成的区域（图1），与左侧的三阳穴为一对穴位，见于《幼科推拿秘书》。作望诊之用。若三阴穴与三阳穴处虚肿，则心有痰；若红肿有热痛感，为风热邪毒或脾胃积热；若赤烂、红肿、紫赤、硬结或湿痒疼痛为瘀血、风热邪毒夹湿。

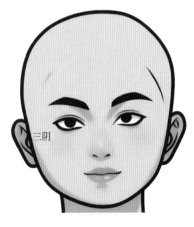

图1 三阴

（齐凤军 井夫杰）

sānyáng

三阳（san yang） 位于左眼胞，即左眼的上睑缘与眶上缘及下睑缘与眶下缘所围成的区域（图1）。见于《幼科推拿秘书》。操作时，用手指螺纹面置于治疗部位上，向前作单方向移动，称推三阳。20~30次。有温阳散寒、养心安神的功效。可以治疗因寒而引起的小儿夜啼，常与其他穴位同用。

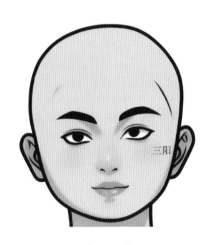

图1 三阳

（齐凤军 井夫杰）

ěrhòu gāogǔ

耳后高骨（er hou gao gu） 位于耳后颞骨乳突处（图1），见于《小儿推拿广意》。操作时，四指扶于下颌，拇指从上而下直推，称运耳背高骨。30~50次。有疏风清热的功效。常用于治疗风热之症。《小儿推拿广意》认为，在头面部推拿时，应先推坎宫穴，次推攒竹穴，再运太阳穴，继而运耳背高骨穴。若治疗早期面瘫可与轻擦患侧面部的方法配合使用。

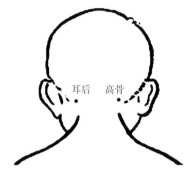

图1 耳后高骨

（齐凤军 井夫杰）

tàiyīn

太阴（tai yin） 位于前额右侧，耳郭前面，外眼角延长线上方，在两眉梢后凹陷处（图1）。见于《幼科推拿秘书》。操作时，可用中指指腹贴在体表，带动肌肤做轻柔缓和的回旋转动，称揉太阴。30~50次。有镇痛、安神醒脑的功效。具有双向调节的作用，对于女性患儿，用重揉法作用于太阴穴，有发汗作用。对于男性患儿，揉太阴穴则止汗。

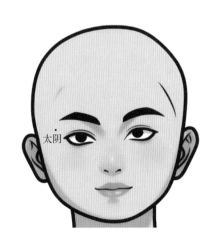

图1 太阴

（齐凤军 井夫杰）

tàiyáng

太阳（tai yang）

位于前额左侧，耳郭前面，外眼角延长线上方，在两眉梢后凹陷处（图1）。见于《幼科推拿秘书》。操作时，用中指指腹贴在体表，带动肌肤做轻柔缓和的回旋转动，称揉太阳。30～50次。有镇痛、安神醒脑的功效。具有双向调节的作用，对于女性患儿，揉太阳穴数下，以止汗。对于男性患儿，揉太阳穴则发汗。

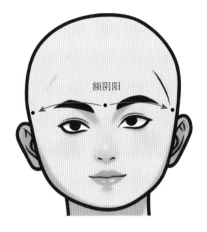

图1　额阴阳

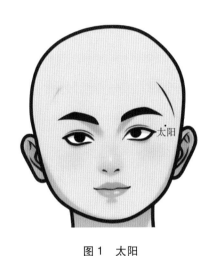

图1　太阳

（齐凤军　姚斐）

éyīnyáng

额阴阳（e yin yang）

古代把前额右侧太阴穴和左侧太阳穴合称为阴阳穴。由于腕部和腹部也有阴阳，所以将此称为额阴阳（图1）。操作时，用双中指指腹贴在体表，带动两侧肌肤做轻柔缓和的回旋转动，称揉额阴阳；以两拇指自眉心同时分别推向右侧的太阴穴和左侧的太阳穴，称为分额阴阳。有明目的功效。揉额阴阳是防治近视的方法之一；分额阴阳作为头面部有秩序的操作方法之一，分推九下，于"开天门"法之后进行。不论虚实寒热，皆可用之。

hǔjiǎo

虎角（hu jiao）

位于右鬓发处，即耳前锐发下，平耳壳根前方，相当于和髎之处（图1）。又称武

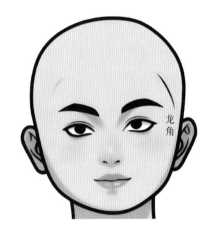

图1　龙角

（齐凤军　井夫杰）

台。与龙角穴为一对穴位，见于《幼科推拿秘书》。操作时，两拇指自上而下直推，称运虎角。30～50次。有疏风解表、清热镇痛的功效。常用于风热感冒、头痛等症。《幼科推拿秘书》常作为小儿头面部望诊的部位。《奇效良方》："太阳脉红至太阴，内外有热；又连文台，热极不解；至武台、渐生变证。"可推断病情变化情况。

（齐凤军　姚斐）

lóngjiǎo

龙角（long jiao）

位于左鬓发处，与虎角穴为一对穴位（图1）。又称文台。见于《幼科推拿秘书》。操作时，两拇指自上而下直推，称运龙角。30～50次。有发汗解表、清热泄火的功效。常用于小儿伤寒导致的内热头痛。《奇效良方》："文台上红脉现，伤寒三日候，主内热头疼。"

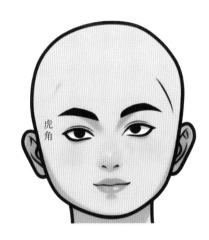

图1　虎角

（齐凤军　井夫杰）

yáguān

牙关（ya guan）

位于耳下一寸，下颌骨陷中（图1）。见于《厘正按摩要术》。《厘正按摩要术》："牙关在两牙腮尽近耳处，

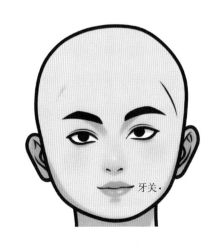

图1　牙关

用大中二指，对过着力合按之。治牙关闭者即开。"操作时两拇指逐渐用力下压，称按牙关，5~10次。两中指指腹贴在体表，带动肌肤做轻柔缓和的回旋转动，称揉牙关，30~50次。有开关窍的功效。治疗齿痛、牙关紧闭、口眼㖞斜，多与按颊车、承浆、人中等合用。

（齐凤军 井夫杰）

pí jīng

脾经（pi jing /spleen meridian）

位于拇指末端螺纹面，或拇指桡侧缘，自指尖至指根成一线（图1）。又称脾土。操作时，旋推拇指末节螺纹面，或将患儿拇指屈曲，向指根方向直推，称补脾经。指根向指尖方向直推，称清脾经。补脾经和清脾经统称为推脾经。100~500次。补脾经有健脾胃、补气血的功效，清脾经有清利湿热、化痰止呕的功效。补脾经用于治疗食欲不振、肌肉瘦弱、消化不良等症，配伍摩腹、捏脊、揉足三里；用于透疹，配伍开天门、推坎宫、清肺经；用于小儿保健，配伍摩腹、捏脊、

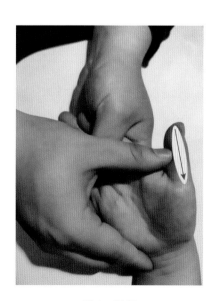

图1 脾经

揉足三里。清脾经治疗皮肤发黄、恶心呕吐、腹泻等症，配伍揉中脘、分腹阴阳。

（邰先桃 王继红）

gān jīng

肝经（gan jing /liver meridian）

位于示指末节螺纹面（图1）。又称肝木。操作时，旋推或自指尖向示指掌面末节指纹方向直推，称补肝经。自示指掌面末节指纹向指尖方向直推，称清肝经。补肝经和清肝经统称推肝经。100~500次。用指甲掐，称掐肝经，又称泻肝经。5~10次。清肝经有平肝泻火、解郁除烦的功效；泻肝经有息风镇惊的功效。清肝经用于高热神昏、烦躁不安、五心烦热等症，配伍清心经、掐小天心；泻肝经用于惊风、抽搐，常配伍掐十王、掐老龙。肝经宜清不宜补，若肝虚应补时则需补后加清，或以补肾经代替，称为滋肾养肝法或滋水涵木法。

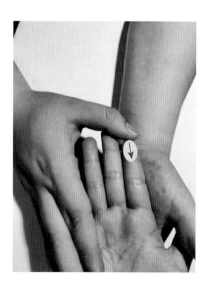

图1 肝经

（邰先桃 王继红）

xīn jīng

心经（xin jing）

位于中指末节螺纹面（图1）。又称心火。操作时，旋推或自指尖向中指掌面末节指纹方向直推，称补心经。自中指末节指纹向指尖方向直推，称清心经。用指甲掐，称掐心经，又称泻心经。补心经和清心经统称为推心经。掐心经5~10次，推心经100~500次。清心经有清热退心火的功效；泻心经有息风镇惊的功效。清心经用于治疗心火旺盛引起的高热神昏、烦躁不安、面赤口疮、小便短赤等症，配伍清天河水、清小肠等。泻心经用于治疗惊风、抽搐等症，配伍掐肝经、掐精宁。

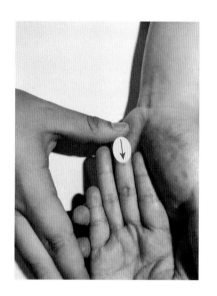

图1 心经

（邰先桃 王继红）

fèi jīng

肺经（fei jing/lung meridian）

位于无名指末节螺纹面（图1）。又称肺金。操作时，旋推或自指尖向无名指掌面末节指纹方向直推，称补肺经。自无名指掌面末节指纹向指尖方向直推，称清肺经。补肺经和清肺经统称推肺经。100~500次。补肺经有补益肺气的功效；清肺经有疏风解表、宣肺清热、化痰止咳的功效。补肺经用于治疗咳嗽、气喘、遗尿、自

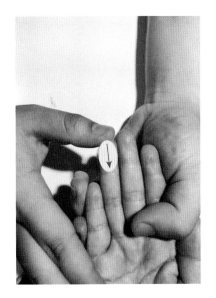

图 1 肺经

汗、盗汗等症，配伍补脾经、揉二人上马、推三关。清肺经治疗感冒发热、热性咳喘等症，配伍清天河水、退六腑、分推膻中；配伍按肩井，可发汗，配伍退六腑，可止汗。

（邵先桃 王继红）

shènjīng

肾经 （shen jing/kidney meridian） 位于小指末节螺纹面（图1）。又称肾水。操作时，旋推或自指尖向小指掌面末节指纹方向

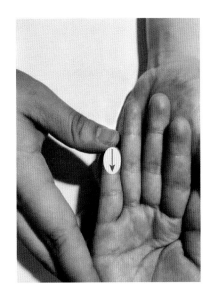

图 1 肾经

直推，称补肾经。自小指掌面末节指纹向指尖方向直推，称清肾经。补肾经和清肾经统称为推肾经。100~500 次。补肾经有补肾益脑、温养下元的功效；清肾经有清利下焦湿热的功效。补肾经用于治疗先天不足、久病体虚诸证或肾虚久泻、遗尿、虚性咳喘、自汗、盗汗等症，配伍补脾经、揉脾俞、擦肾俞等；清肾经用于治疗下焦蕴热所致的小便短赤、尿急、尿频等症，配伍清小肠、推箕门等。

（邵先桃 王继红）

xiǎocháng

小肠 （xiao chang/small intestine） 位于小指尺侧边缘，自指尖至指根成一条直线（图1）。又称小肠筋。操作时，自指尖直推向指根，称补小肠；由指根推向指尖，称清小肠。补小肠和清小肠统称为推小肠。推小肠 100~300 次。补小肠有温补下元的功效；清小肠有清利下焦湿热、泌清别浊的功效。补小肠用于治疗下焦虚寒引起的腹泻、多尿、遗尿等症，配伍补肾经、揉肾俞、横擦腰骶部；清小肠用于治疗小便短赤不利、尿闭、水泻或心火下移小肠引起的症状，配伍清大肠、清天河水、推下七节骨。

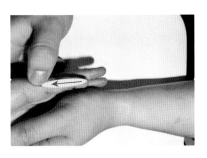

图 1 小肠

（邵先桃 王继红）

dàcháng

大肠 （da chang/large intestine） 位于示指桡侧缘，自指尖至虎口成一条直线（图1）。又称大肠筋、大肠侧、指三关。操作时，从示指尖沿示指桡侧缘向虎口方向直推，称补大肠；反之为清，称清大肠。补大肠和清大肠统称为推大肠。100~300 次。补大肠有涩肠固脱、温中止泻的功效；清大肠有清利肠腑、除湿热、导积滞的功效。补大肠用于治疗腹泻、脱肛等症，配伍补脾经、推三关、摩腹、揉龟尾、推上七节骨；清大肠用于治疗湿热、积食滞留肠道，身热腹痛，痢下赤白，大便秘结等症，配伍清天河水、退六腑、揉龟尾、推下七节骨。

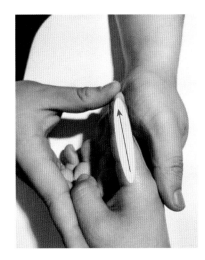

图 1 大肠

（邵先桃 王继红）

wèijīng

胃经 （wei jing /stomach meridian） 位于拇指掌面近掌端第一节（图1）。操作时，旋推或自拇指掌面第一指间关节向掌根方向直推，称补胃经；自拇指掌面掌指关节向指尖方向直推，称清胃经。补胃经和清胃经统称推胃经。

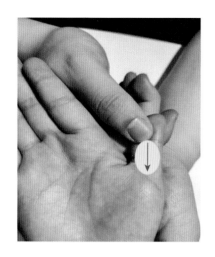

图 1 胃经

100~500 次。补胃经有健脾胃、助运化的功效；清胃经有清利中焦湿热、和胃降逆止呕。

补胃经用于治疗脾胃虚弱所致的厌食、腹泻、纳呆、腹胀等症，配伍补脾经、揉中脘、摩腹、按揉足三里；清胃经用于治疗脘腹胀满、潮热烦渴、便秘、纳呆等症，配伍清大肠、退六腑、揉天枢、推下七节骨。

(邵先桃 王继红)

sānjiāo

三焦（san jiao） 位于无名指掌面第二节（图 1）。操作时，用拇指螺纹面揉，称揉三焦。用拇指

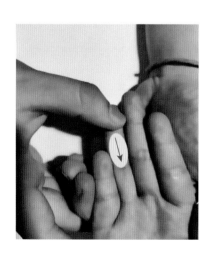

图 1 三焦

自无名指指掌面第二节向指根方向直推，称推三焦。100~300 次。有健脾和胃、温经通络、散寒镇痛的功效。揉三焦用于治疗食欲不振、消化不良等症，配伍补脾、摩腹、捏脊；推三焦用于治疗胃脘冷痛、胀满不舒、恶心呕吐等症，配伍摩腹、揉中脘、按揉足三里。

(邵先桃 王继红)

mìngmén

命门（ming men） 位于手部小指掌面第 2 节间（也有位于小指第 3 节和大指第 1 节之说）（图 1）。又称手命门。操作时，用拇指螺纹面自小指掌面第二节向指根方向直推，称推命门。100~300 次。有温阳化气、利尿通淋的功效。揉命门用于治疗小便赤涩、遗尿、尿频等症，配伍揉肾纹、推下七节骨、按揉足三里。

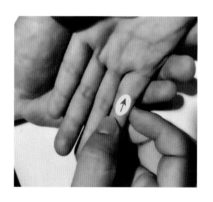

图 1 命门

(邵先桃 王继红)

shènwén

肾纹（shen wen） 位于手掌面，小指第二指骨间关节横纹处（图 1）。操作时，用中指或拇指端按揉，称揉肾纹。100~500 次。有祛风明目、消散瘀结的功效。揉肾纹用于治疗心脾积热所致的目赤肿痛、鹅口疮、高热等症，配伍清肝经、清心经、清天河水等。

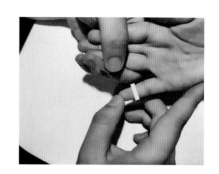

图 1 肾纹

(邵先桃 王继红)

shèndǐng

肾顶（shen ding） 位于小指顶端（图 1）。操作时，用中指或拇指端按揉，称揉肾顶。100~500 次。收敛元气、固表止汗。揉肾顶用于治疗肾虚所致自汗、盗汗或大汗淋漓不止、解颅等症，配伍补肾经、擦肾俞、揉二人上马等。

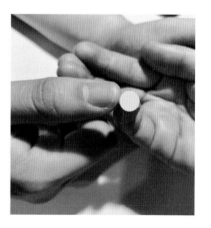

图 1 肾顶

(邵先桃 王继红)

sìhéngwén

四横纹（si heng wen） 位于掌面示、中、无名、小指第一指间关节横纹处（图 1）。操作时，拇指指甲掐揉，称掐四横纹；四指并拢，用拇指从示指横纹处推向小指横纹处，称推四横纹。掐 5 次，推 100~300 次。掐之能退热

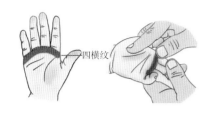

图 1　四横纹

除烦，散瘀结；推之能调中行气，和气血，消胀满。临床上多用于疳积、腹胀、气血不和、消化不良等症。常与补脾经、揉中脘等合用。也可用毫针或三棱针点刺出血以治疗疳积，效果较好。

（李铁浪　邰先桃）

xiǎohéngwén

小横纹（xiao heng wen）　位于掌面示、中、无名、小指掌指关节横纹处。操作时，以拇指指甲掐，称掐小横纹；用拇指桡侧从示指侧直推至小指侧，称推小横纹。掐 5 次，推 100～300 次。有退热、消胀、散结的功效。主要用于脾胃热结、口唇破烂以及腹胀等症。临床上用推小横纹治疗肺部干性啰音，有一定疗效。

（李铁浪　邰先桃）

zhǎngxiǎohéngwén

掌小横纹（xiao heng wen of plam）　位于掌面小指根下，尺侧掌纹头（图 1）。操作时，中指或拇指端按揉，称揉掌小横纹。100～500 次。有清热散结、宽胸宣肺、化痰止咳的功效。主要用

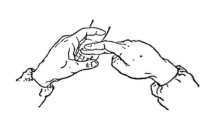

图 1　掌小横纹

于喘咳、口舌生疮等，为治疗百日咳、肺炎的要穴。临床上用揉掌小横纹治疗肺部湿性啰音，有一定的疗效。

（李铁浪　邰先桃）

bǎnmén

板门（ban men）　位于手掌鱼际平面（图 1）。操作时，指端揉，称揉板门或运板门；用推法自指根推向腕横纹，称板门推向横纹，反之称横纹推向板门。推 100～300 次，揉 50～100 次。有健脾和胃、消食化滞、止泄、止呕的功效。揉板门多用于乳食停积、食欲不振或嗳气、腹胀、腹泻、呕吐等症。板门推向横纹能止泻，横纹推向板门能止呕。

（李铁浪　邰先桃）

nèiláogōng

内劳宫（nei lao gong）　位于掌心中，屈指时中指、无名指之间的中点（图 1）。操作时，中指端揉之，称揉内劳宫；自小指根掐运起，经掌小横纹、小天心至内劳宫，称运内劳宫（水底捞明月）。揉 100～300 次，运 10～30 次。有清热除烦、清虚热的功效。揉内劳宫用于心经有热而致口舌生疮、发热、烦渴等症。运内劳宫为运掌小横纹、揉小天心、运内劳宫的复合手法，对心、肾两经虚热最为适宜。

（李铁浪　邰先桃）

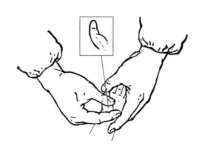

图 1　板门

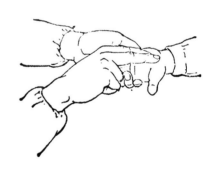

图 1　内劳宫

xiǎotiānxīn

小天心（xiao tian xin）　位于鱼际与小鱼际交接处凹陷中（图 1）。操作时，中指端揉之，称揉小天心；拇指指甲掐之，称掐小

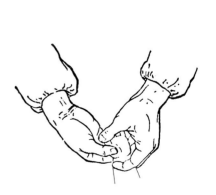

图 1　小天心

天心；以中指端或屈曲的指间关节捣之，称捣小天心。揉 100～300 次，掐、捣 5～20 次。有清热、镇惊、利尿、明目的功效。揉小天心主要用于心经有热而致目赤肿痛、口舌生疮、惊惕不安或心经有热，移热于小肠而见小便短赤等症。掐、捣小天心主要用于惊风抽搐、夜啼、惊惕不安等症。

(李铁浪 邵先桃)

zǒngjīn

总筋（zong jin） 位于掌后腕横纹中点（图 1）。操作时，按揉该穴称揉总筋；用拇指指甲掐称掐总筋。揉 100～300 次，掐 3～5 次。有清心经热、散结止痉、通调周身气机的功效。揉总筋临床上多与清天河水、清心经配合，治疗口舌生疮、潮热、夜啼等实热证。操作时手法易快，并稍用力。掐总筋治疗惊风抽掣。

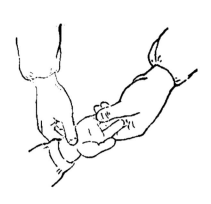

图 1 总筋

(李铁浪 邵先桃)

yīshànmén

一扇门（yi shan men） 位于掌背示中两指之间，中指掌指关节桡侧凹陷处（图 1）。操作时，拇指指甲掐之，称掐一扇门；以一手指端揉之，称揉一扇门。掐 5 次，揉 100～500 次。有退热发汗的功效。多用于治疗小儿汗不出、高热、急惊风等。

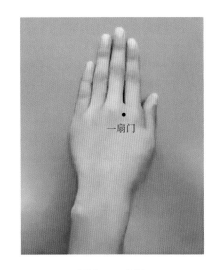

图 1 一扇门

(李铁浪 邵先桃)

èrshànmén

二扇门（er shan men） 位于掌背中指掌指关节两侧凹陷处（图 1）。操作时，两拇指指甲掐之，称掐二扇门；以一手示、中指端揉之，称揉二扇门。掐 5 次，揉 100～500 次。有发汗透表、退热平喘的功效。掐、揉二扇门是发汗效法。揉时要稍用力，速度宜快，多用于风寒外感。本法与揉肾顶、补脾经、补肾经等配合应用，适宜于平素体虚外感者。

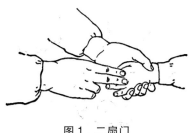

图 1 二扇门

(李铁浪 邵先桃)

èrrén shàngmǎ

二人上马（er ren shang ma） 位于手背无名指及小指掌指关节后陷中（图 1）。操作时，拇指端揉之或拇指指甲掐之，称揉上马或掐上马。掐 3～5 次，揉 100～500 次。有滋阴补肾、顺气散结、利水通淋的功效。临床上用揉法为多，主要用于阴虚阳亢之潮热烦躁、牙痛、小便赤涩淋漓等症。本法对体质虚弱、肺部感染有干性啰音、久不消失者配揉小横纹；湿性啰音配揉掌小横纹，多揉有一定疗效。

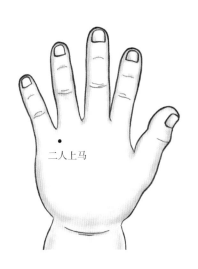

图 1 二人上马

(李铁浪 邵先桃)

wàiláogōng

外劳宫（wai lao gong） 位于掌背中，与内劳宫相对处（图 1）。操作时，用拇指或中指端揉之，称揉外劳宫；用掐法称掐外劳宫。掐 5 次，揉 100～300 次。有温阳散寒、升阳举陷、发汗解表的功效。该穴性温。临床上用揉法为多，主要用于寒证，主治风寒感冒、腹痛腹胀、肠鸣腹泻、痢疾、脱肛、遗尿、疝气等症。

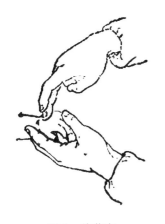

图 1 外劳宫

（李铁浪　邴先桃）

wǔzhǐjié

五指节（wu zhi jie）　位于掌背五指第一指间关节（图 1）。操作时，拇指指甲掐之，称掐五指节；用拇、示指揉之搓称揉五指节。掐 3~5 次，揉搓 30~50 次。有安神镇惊、祛风痰、通关窍的功效。掐五指节主要用于惊惕不安、惊风等症，多与清肝经、掐老龙等合用；揉五指节主要用于胸闷、痰喘、咳嗽等症，多与运内八卦、推揉膻中等合用。

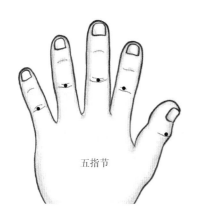

图 1　五指节

（李铁浪　邴先桃）

gānzǎi

甘载（gan zai）　位于手背合谷后，第 1、2 掌骨交接处凹陷中

（图 1）。操作时，医师一手握患儿之手，另一手以拇指指甲掐 5~10 次，继之以拇指端揉 50~100 次，称掐揉甘载。有开窍醒神的功效。该穴为急救穴。掐揉甘载主要用于昏厥、不省人事、惊风、抽搐等，多与掐人中、掐老龙、掐十宣等合用。

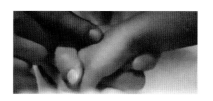

图 1　甘载

（林志刚　李铁浪）

kàoshān

靠山（kao shan）　位于腕横纹桡侧端，在腕横纹稍前方下掌根尽处，即太渊穴稍下方，左右计 2 穴（图 1）。操作时，用拇指指甲掐之，称为掐靠山。用一指禅推法或用掌推法推之，称为推靠山。用掌擦法擦之至局部酸胀、潮热，称为擦靠山。有截疟止泻、止咳化痰的功效。主治腕关节疼痛、疟疾、泄泻、咳嗽痰壅。

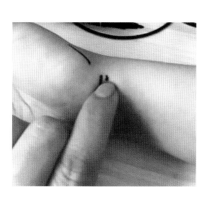

图 1　靠山

（林志刚　李铁浪）

wàibāguà

外八卦（wai ba gua）　位于手背，与内八卦相对的圆形穴位（图 1）。以手背中心（外劳宫）为圆心，以圆心至中指根横纹的 2/3 距离为半径的圆周。外八卦即分布在该圆上的八个方位。操作时，医师一手持小儿四指令掌背向上，另一手拇指做顺时针方向或逆时针方向推运，操作 100~300 次，称为顺运或逆运外八卦。操作时应盖住或轻运离宫。有宽胸理气、通滞散结、形气和血、通利血脉的功效。用于胸闷、气急、腹胀、大便秘结等气滞气结之证，多与摩腹、推揉膻中等合用；顺运外八卦配清四横纹能行气消滞，促进肠蠕动，治疗腹胀；揉手背能祛风镇痛。

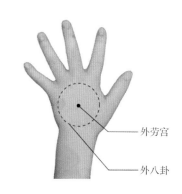

图 1　外八卦

（林志刚　李铁浪）

wēilíng

威灵（wei ling）　位于掌背第 2~3 掌骨歧缝间（图 1）。操作时，医师一手持小儿四指，令掌背向上，另一手拇指指甲掐穴处，继以揉之，揉 3 掐 1，称掐威灵。操作 1 分钟，或醒后即止。有开窍醒神、镇惊止抽的功效。该穴为急救要穴，多用于急惊风、昏迷不醒、头痛、高热神昏时的急救，常与掐精宁穴合用称"掐精

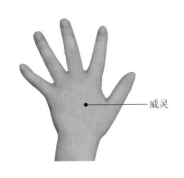

图 1 威灵

威"，加强开窍醒神的作用。也常与人中、十宣、仆参联合应用。遇患儿急惊暴死者掐之，有声者易治，无声者难治。

（林志刚 李铁浪）

jīngníng

精宁（jing ning） 位于掌背第4~5掌骨歧缝间（图1）。操作时，医师一手持小儿四指，令掌背向上，另一手拇指指甲掐穴处，继以揉之，揉3掐1，称掐精宁。操作1分钟。有开窍醒神、镇惊止抽、行气散结、化痰消癥的功效。该穴为急救要穴，用于高热神昏、急惊暴死、昏迷不醒、头痛等，常与掐威灵穴合用称"掐精威"，加强开启醒神的作用；掐精宁配揉小天心，揉肾纹有消积

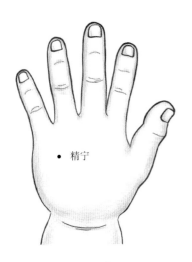

图 1 精宁

散郁作用，治疗眼内胬肉；多用于痰食积聚、气吼痰喘、干呕、疳积等症。体虚患儿慎用精宁，以防克消太甚、元气受损，如必须用时，应与补肾经、补脾经、推三关、捏脊等补益穴同用。

（林志刚 李铁浪）

hǔkǒu

虎口（hu kou） 位于手背第1~2掌骨之间，近第2掌骨中点的桡侧（图1）。又称合谷。属手阳明大肠经。操作时，医师一手持小儿手部，令其手掌侧置，桡侧在上，另一手示、中二指固定小儿腕部，用拇指指甲掐穴处，继而揉之，掐揉5~20次，称掐揉虎口。有祛风解表、清热、通络、镇痛的功效。掐揉合谷配颊车，揉迎香治疗牙痛、面瘫、口眼喎斜等；配合清肺经、揉太阳、揉风池、揉风门、拿列缺治疗感冒、咳嗽、头痛、项强颈痛；配合拿曲池、掐少商治疗发热、咽喉肿痛。

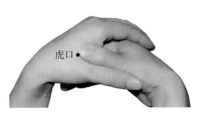

图 1 虎口

（林志刚 李铁浪）

píbà

皮罢（pi ba） 位于拇指指甲根，尺侧旁开1分（图1）。又称肝记。操作时，以拇指指甲掐之，继以揉之，称掐皮罢。有降气平喘、醒神的功效。用于喉间痰鸣、咽喉肿痛、声音嘶哑、鼻塞声重等；窍闭神昏，掐之能醒，以痰蒙

心窍之症如癫狂、夜啼或痰阻气道，升降失常，阴阳格拒证尤佳。

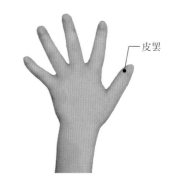

图 1 皮罢

（林志刚 李铁浪）

mǔsāi

母腮（mu sai） 位于距拇指指甲根中点约1分处（图1）。又称拇腮。操作时，以拇指指甲掐之，称掐母腮，掐后继揉，掐10次，掐揉1分钟。或以拇指端揉之，称揉母腮。有降逆止呕的功效。掐母腮配清板门、运内八卦、推天柱骨用于恶心、呕吐。

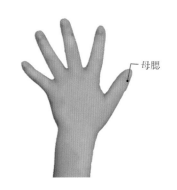

图 1 母腮

（林志刚 李铁浪）

zuǒduānzhèng

左端正（zuo duan zheng） 位于中指甲根桡侧赤白肉际，距指甲根旁约1分处（图1）。操作时，可单掐或同时掐左、右端正，

或掐后继揉之；亦可先捻揉中指 3 次，末次掐左右端正各 1 次，操作 10 遍。有升清止泻的功效。左端正为止泻痢要穴，用于痢疾、霍乱、水泻、脱肛，也用于眼斜视、惊风；揉左端正多与推脾经、推大肠合用治疗水泄、痢疾等症；同时捻掐左、右端正能顺其升降。

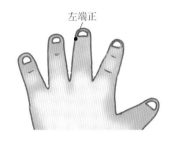

图 1　左端正

（林志刚　李铁浪）

yòuduānzhèng

右端正（you duan zheng）　位于中指甲根尺侧赤白肉际，距指甲根旁约 1 分处（图 1）。操作时，可单掐或同时掐左、右端正，或掐后继揉之；亦可先捻揉中指 3 次，末次掐左右端正各 1 次，操作 10 遍。有降浊止呕的功效。右端正为止呕要穴，用于恶心、呕吐、鼻衄、眼斜视等；揉右端正常与清胃经、横纹推向板门、推天柱骨合用治疗胃气上逆而引起的恶心呕吐等症；同时捻掐左、右端正能顺其升降。

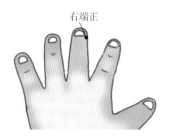

图 1　右端正

（林志刚　李铁浪）

shuǐdǐ

水底（shui di）　位于小指及第 5 掌骨远端尺侧一线（图 1）。操作时，一手握持手掌，一手拇指自小指根起，沿小鱼际尺侧缘推运至小天心，转入内劳宫处，做捕捞状，后一拂而起，30～50 次。称水底捞明月。有清心止热的功效。用于小儿发热、心烦及口渴、便秘等各种热证。凡虚热证、寒证勿用。

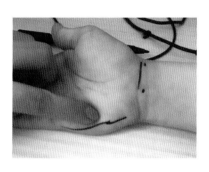

图 1　水底

（林志刚　李铁浪）

lǎolóng

老龙（lao long）　位于中指背，距指甲根中点 1 分处（图 1）。操作时，以拇指指甲掐之，继以揉，称掐老龙。有开窍醒神、回阳救逆、息风镇惊的功效。该穴为急救要穴，用于急惊、暴死、昏迷

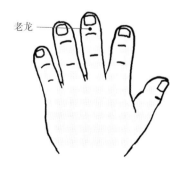

图 1　老龙

（林志刚　李铁浪）

不醒、高热抽搐、睡卧不宁等，若小儿急惊暴死或高热抽搐掐之知痛有声音，可治；不知痛而无声，难治；掐老龙配掐人中、掐十宣、掐五指节用于急救。

（林志刚　李铁浪）

shíwáng

十王（shi wang）　位于十指尖，距指甲游离缘约 0.1 寸（图 1）。双手共 10 个穴位，又称十宣。操作时，一手握小儿手部，使手掌向外，手指向上，以另一手拇指指甲先掐小儿中指，然后逐指掐之，各掐 3～5 次；或醒后即止，称掐十王。或用针刺放血法。有清热、醒神、开窍的功效。用于发热、口疮、烦躁、夜啼等；用于急救，尤其是急惊暴死、中暑、高热神昏、惊厥抽搐等；掐十宣配揉小天心、分阴阳、补肾经、揉二马、掐揉五指节、掐老龙治疗惊风、惊惕不安、夜啼；配掐人中、掐仆参、掐威灵、掐精宁、掐五指节、掐老龙用于开窍醒神。

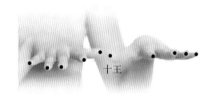

图 1　十王

（林志刚　李铁浪）

yìwōfēng

一窝风（yi wo feng）　位于手背，腕横纹中央的凹陷处（图 1）。操作时，一手握持小儿手部，另一手以中指或拇指端按揉，揉 100～300 次，称揉一窝风。若一手拇指指腹按一窝风，示指或中指指腹按总筋（或小天心），另一手摇其腕关节称摇一窝风。掐 3～5 次，揉 3 分钟，顺时针与逆

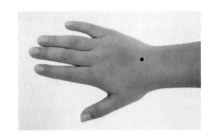

图 1 一窝风

时针各摇 50 圈。有温中行气、止痹痛、利关节、发散风寒、宣通表里的功效。为温法代表,温通力强,用于各种腹痛、感冒、咳嗽、呕吐、寒疝、四肢逆冷、急惊风或慢惊风等;揉一窝风配揉小天心、清板门、补肾经、清天河水治疗感冒;配补脾经治疗脾胃虚寒所致的腹痛、食欲下降、痹痛、关节痛;配拿肚角、推三关、揉中脘治疗因受寒、食积等原因引起的腹痛等症。

(林志刚 李铁浪)

héngmén

横门(heng men) 位于前臂屈侧远端正中线,腕横纹上 0.5 寸,掌长肌腱与桡侧屈腕肌腱之间(图 1)。操作时,用推法自横门穴推到板门穴 100~300 次,或反向推 100~300 次。从中指尖推至横门或从横门瓜至中指尖,并掐中指尖。用拇指指甲掐横门穴,称掐横门。有消食化滞、止泻、止呕的功效。配合板门穴能止呕、

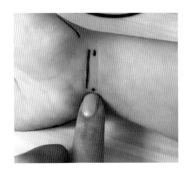

图 1 横门

止泻,从横门到板门能降逆止吐;从板门推到横门穴,能健脾止泻;从中指尖推到横门穴,止小儿吐;从横门刮到中指尖掐之,使小儿吐;掐横门能治喉中痰响。

(林志刚 李铁浪)

luósīgǔ

螺蛳骨(luo si gu) 位于桡骨茎突及尺骨茎突处(图 1)。操作时,用双手拇指端按揉 30 次。或用掌背近小指侧做滚法,约 3 分钟。有消食化积的功效。用于治疗小儿消化不良、积食等。

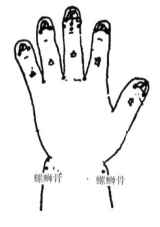

图 1 螺蛳骨

(李进龙 吴云川)

jiāogǔ

交骨(jiao gu) 位于尺桡骨远端,腕关节两侧凹陷处(图 1)。操作时,用拇、示指指端分别按置于腕关节两侧合骨处,用力按捏 3~5 次;用掌侧小鱼际在合骨处做擦法,约 15 次;或用拇指螺纹面揉之,约 30 次。有舒筋活络、镇静安神的功效。主要用于治疗小儿急慢惊风。

(李进龙 吴云川)

dàhéngwén

大横纹(da heng wen) 仰掌,掌后横纹(图 1)。近拇指端称阳池,近小指端称阴池。操作时,两拇指自掌后横纹中(总筋)向

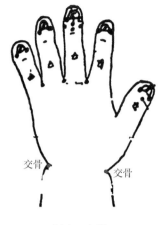

图 1 交骨

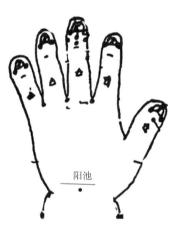

图 1 大横纹

两旁分推,称分推大横纹,又称分(腕)阴阳;自两旁(阴池、阳池)向总筋合推,称合(腕)阴阳。30~50 次。有平衡阴阳、调和气血、行滞消食、行痰散结的功效。分推大横纹多用于阴阳不调,气血不和而致寒热往来、烦躁不安,以及乳食停滞、腹胀、腹泻、呕吐等症,亦有用治疗痢疾,有一定疗效。但在操作时,如实热证阴池宜重分,虚寒证阳池宜重分。合推大横纹多用于痰结喘嗽、胸闷等症,若该法配揉肾纹、清天河水,能增强行痰散结的作用。

(李进龙 吴云川)

bóyángchí

膊阳池（bo yang chi）
位于手背一窝风穴后3寸处（图1）。操作时，用拇指指甲掐或指端揉，称掐膊阳池或揉膊阳池。掐3~5次，揉100~300次。有止头痛、通大便、利小便的功效。多用于治疗便秘、溲赤、头痛等。治疗大便秘结时多揉之有显效，但大便滑泻者禁用。用于治疗感冒、头痛、小便赤涩短少时多与其他解表法、利尿法同用。

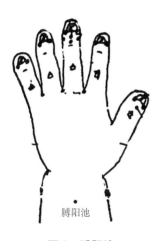

图1　膊阳池

（李进龙　吴云川）

dòuzhǒu

肘肘（dou zhou）
位于肘尖部（图1）。操作时，摇法以一手托

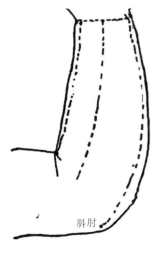

图1　肘肘

其肘尖，另一手握其腕部做摇法，约30次。揉法以拇指指端揉该处，约100次。有舒筋通络、镇静安神的功效。用于治疗瘈症、惊风、肘关节酸痛及活动不利。

（李进龙　吴云川）

zǒumǎ

走马（zou ma）
位于上臂掌侧中段（图1）。操作时，用大拇指端按法，可发汗。有止惊、发汗的功效。用于治疗小儿惊风、惊惕不安、内热痰阻等。《小儿推拿广意》：走马穴在琵琶穴下，上臂内侧，能发汗。《厘正按摩要术》："走马：走马在琵琶下，肘之上，以大指按之，发汗。"《推拿指南》："此法能发汗，走马穴在琵琶穴下，用右大指头按之，男左女右。"

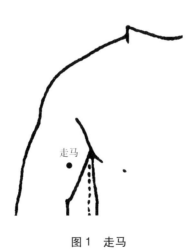

图1　走马

（李进龙　吴云川）

pípá

琵琶（pi pa）
位于锁骨外端（图1）。操作时，用指按法。有解痉清神的功效。用于治疗小儿惊惕不安、惊风、抽搐等。《小儿推拿广义》："肩上琵琶肝藏络，本宫壮热又清神。"

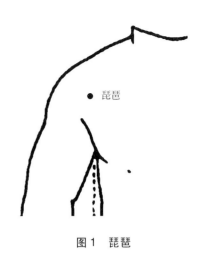

图1　琵琶

（李进龙　吴云川）

hóngchí

洪池（hong chi）
位于仰掌，肘部微屈，在肱二头肌腱内侧，属手厥阴心包经（图1）。又称曲泽。操作时，拿法以手拇指端扣拨或提拿此处筋腱；按法以拇指端按压；揉法以拇指螺纹面揉之；刮法用汤匙或钱币之光滑边缘蘸油刮至红紫；弹法以拇示指端提拿此处筋腱再放之，如此反复。有镇静安神、舒筋活络镇痛的功效。

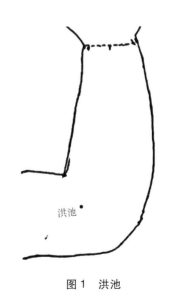

图1　洪池

用于治疗惊风、上肢抽搐、肘臂痛等。

（李进龙　吴云川）

sānguān

三关（san guan） 位于前臂桡侧，阳池至曲池成一条直线（图1）。操作时，用拇指桡侧面或示指、中指螺纹面自腕推向肘，称推三关；屈患儿拇指，自拇指外侧端推向肘称为大推三关。100～300次。有补气行气、温阳散寒、发汗解表的功效。该穴性温热，主治一切虚寒病症，对非虚寒病症者宜慎用。临床上治疗气血虚弱、命门火衰、下元虚冷、阳气不足引起的四肢厥冷、面色无华、食欲不振、疳积、吐泻等症。多与补脾经、补肾经、揉丹田、捏脊、摩腹等合用。对感冒风寒，怕冷无汗或疹出不透等症，多与清肺经、推攒竹、掐揉二扇门等合用。此外，对疹毒内陷、黄疸、阴疽等症亦有疗效。

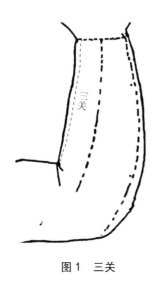

图1 三关

（李进龙 吴云川）

liùfǔ

六腑（liu fu） 位于前臂尺侧，阴池至肘成一条直线（图1）。操作时，用拇螺纹面或示指、中指螺纹面自肘推向腕，称退六腑或推六腑。100～300次。有清热、凉血、解毒的功效。该穴性寒凉，

对温病邪入营血、脏腑郁热积滞、壮热烦渴、腮腺炎等实热证均可应用。该穴与补脾经合用，有止汗的效果。若患儿平素大便溏薄、脾虚腹泻者，本法慎用。

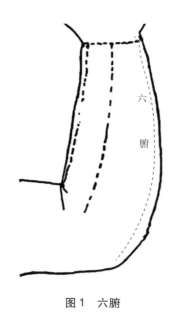

图1 六腑

（李进龙 吴云川）

tiānhéshuǐ

天河水（tian he shui） 位于前臂正中，总筋至洪池（曲泽）成一条直线（图1）。操作时，用示指、中指螺纹面自腕推向肘，称清天河水；用示、中二指蘸水自总筋处，一起一落弹打如弹琴状，直至洪池，同时一面用口吹气随之，称打马过天河。100～300次。有清热解表、泻火除烦的功效。该穴性微凉，主要用于治疗热性病症，清热而不伤阴分。多用于五心烦热、口燥咽干、唇舌生疮、夜啼等症；对于感冒发热、头痛、恶风、汗微出、咽痛等外感风热者，也常与推攒竹、推坎宫、揉太阳等合用。打马过天河清热之力大于清天河水，多用于实热、高热等症。

（李进龙 吴云川）

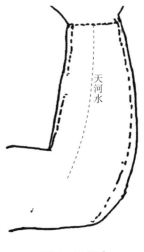

图1 天河水

pángguāng

膀胱（pang guang） 位于大腿内侧，膝盖上缘至腹股沟成一条直线（图1）。又称箕门。操作时，用示、中二指螺纹面自膝盖内侧上缘至腹股沟做直推法，称推箕门或推足膀胱。用拇指与示指、中指相对用力提拿该处肌筋，称拿箕门或拿足膀胱。推箕门100～300次，拿箕门3～5次。有利尿通便、行气活血、舒经通络的功效。推足膀胱性平和，有较好的利尿作用，用于治疗尿潴留、小便赤涩不利等，配伍揉丹田、按揉三阴交、补脾、揉小天心、清小肠。拿箕门用于治疗下肢痿

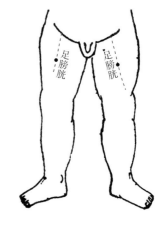

图1 膀胱

痛或萎软无力，配伍按脊柱、按揉阳陵泉、足三里等。

（邵先桃　李进龙）

bǎichóng

百虫（bai chong）　位于膝上内侧肌肉丰厚处（图1）。操作时，或按或拿，称按百虫或拿百虫。5次。有通经络、止抽搐的功效。按、拿百虫多用于主治下肢瘫痪及痹痛等症，常与拿委中、按揉足三里等合用。若用于惊风、抽搐，手法刺激宜重。

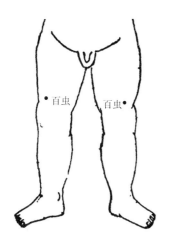

图1　百虫

（李进龙　吴云川）

qiánchéngshān

前承山（qian cheng shan）　位于小腿胫骨旁，与后承山相对处（图1）。又称中廉、子母、条口。操作时，掐或揉该穴，称掐前承山或揉前承山。掐5次，揉30次。有通经活络、止搐缓痛的功效。用于治疗惊风、下肢抽搐、膝痛、胃肠炎等。临床常与拿委中、按百虫、掐解溪等合用治疗角弓反张、肢体抽搐。

（李进龙　吴云川）

wàiguǐyǎn

外鬼眼（wai gui yan）　位于屈膝时髌骨下缘，髌骨韧带外侧凹陷中，属足阳明胃经（图1）。又

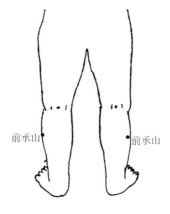

图1　前承山

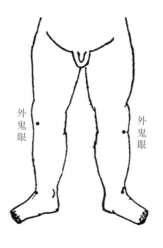

图1　外鬼眼

称外膝眼、犊鼻。操作时，按法为拇指伸直用指端或拇指指间关节处斜向上方按之；揉法为用拇指螺纹面揉之；掐法为用拇指指甲掐之。摇法为一手按膝上，另一手握其足跟后，摇膝关节；屈伸法为一手按置于膝上，另一手握其足踝作膝关节屈伸；压法为一手按置于膝关节上，另一手握其足踝，使膝关节屈曲并用力向下按压。有舒筋通络、缓急镇痛的功效。用于治疗惊风、下肢痿软、膝关节疼痛、关节屈伸不利。

（李进龙　吴云川）

nèiguǐyǎn

内鬼眼（nei gui yan）　位于屈膝时髌骨下缘，髌骨韧带内侧凹

陷中（图1）。又称内膝眼。操作时，用指按法称按膝眼，5次。有舒筋活络、缓急镇痛的功效。用于治疗下肢痿软、惊风抽搐等。

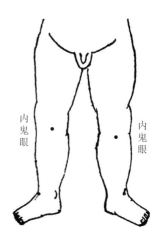

图1　内鬼眼

（李进龙　吴云川）

yúdǔ

鱼肚（yu du）　位于腓肠肌腹下陷中（图1）。又称后承山、鱼腹、后水。操作时，用拿法称拿承山，5次。有止抽搐、通经络的功效。用于治疗腿痛转筋、下肢痿软等。临床应用常与拿委中相配合治疗惊风抽搐、下肢痿软、腿痛转筋等。

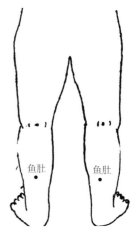

图1　鱼肚

（李进龙　吴云川）

xīnyǎn

心眼（xin yan） 约位于胸骨剑突处（图1）。又称演心、心演、膻中。操作时，中指端揉膻中，从穴中向两端分推至乳头，称分推膻中；用示指、中指自胸骨切迹向下推至剑突，称下推膻中。揉1分钟，分推与下推各50~100次。有宽胸理气、宣肺止咳的功效。常用于胸闷、痰鸣、咳嗽、呕吐、呃逆、嗳气等症。若呕吐、呃逆、嗳气常与运内八卦、横纹推向板门、分推腹阴阳等合用；若痰吐不利常与揉天突、按弦走搓摩、按揉丰隆等合用。

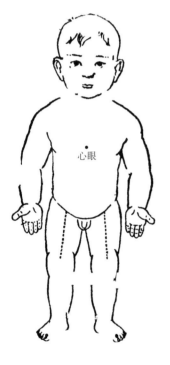

图1 心眼

（章海凤 林志刚）

rǔgēn

乳根（ru gen） 位于乳头直下2分（图1）。操作时，以两手四指扶小儿两胁，再以双手拇指揉两侧乳根，或单手拇指、中指分开同时揉两侧乳根，又称揉乳根。30~50次。有宣肺理气、止咳化

痰的功效。常用于咳嗽、胸闷、痰喘、胸痛等症。若咳嗽、痰鸣等可与揉膻中、揉肺俞、揉中脘等合用；亦与乳旁穴常相须为用，加强理气、化痰、止咳的效果。

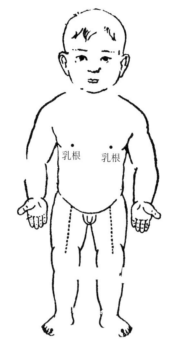

图1 乳根

（章海凤 林志刚）

rǔpáng

乳旁（ru pang） 位于乳头向外旁开2分（图1）。操作时，中指端揉，称揉乳旁。20~50次。有宽胸理气、止咳化痰的功效。主要治疗胸闷、咳嗽、痰鸣、呕吐等症。临床上多两穴配用，以示、中两指同时操作。

（章海凤 林志刚）

xiélèi

胁肋（xie lei） 位于躯体两侧，从腋下两胁至肋缘的区域（图1）。操作时，小儿正坐，医者位于小儿身后，用双掌从小儿两腋下胁肋处自上而下搓摩，称搓摩胁肋，又称按弦走搓摩。搓摩50~100次。有疏肝解郁、行气化痰、消

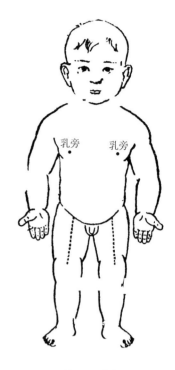

图1 乳旁

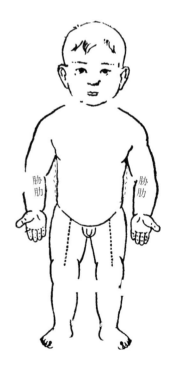

图1 胁肋

痞散结的功效。常用于咳嗽、胸胁胀满、胸闷、脘腹疼痛、便秘、口臭、嗳气、腹部包块等。若咳嗽、胸闷可与揉膻中、推膻中等

合用。若小儿疳积，可在搓摩胁肋的基础上加捏脊法。

（章海凤　林志刚）

fù

腹（fu）　整个腹部。操作时，有多种操作方法，常用的有推、摩、揉、振、拿、抄等。沿肋弓角边缘或自中脘至脐，向两旁分推，称分推腹阴阳；掌或四指摩称摩腹。分推 100～200 次；摩 5 分钟。有健脾和胃、理气消食的功效。对于小儿腹泻、呕吐、恶心、便秘、腹胀、厌食等消化功能紊乱效果较好，常与捏脊、按揉足三里合用，作为小儿保健手法。

（章海凤　林志刚）

dāntián

丹田（dan tian）　多指小腹部，脐下 2～3 寸（图 1）。操作时，有多种操作方法，如揉、摩、运、振、擦等，揉、运 50～100 次，摩、振、擦 5 分钟。有培肾固本、温补下元、分清别浊的功效。多

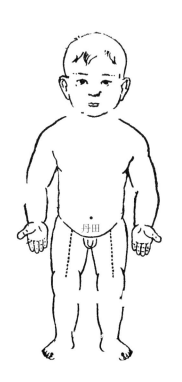

图 1　丹田

用于小儿先天不足、寒凝少腹及腹痛、疝气、遗尿、脱肛等症，常与补肾经、推三关、揉外劳等合用。揉丹田对尿潴留有一定效果，临床上常与推箕门、清小肠等合用。

（章海凤　林志刚）

dùjiǎo

肚角（du jiao）　位于脐下 2 寸（石门）旁开 2 寸左右大筋（图 1）。操作时，以拇指与示、中二指相对，拿捏起脐旁大筋，用力上提，称拿肚角，拿 3～5 次，拿肚角一般在诸法结束后进行，以防患儿哭闹。亦可用两拇指指腹同时按揉肚角，1～3 分钟。有行气、镇痛、镇惊、消导的功效。对各种原因引起的腹痛均可应用，特别是对寒痛、伤食痛效果更佳。

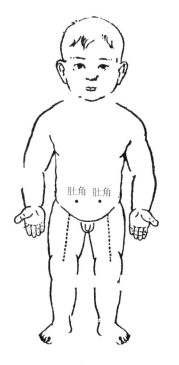

图 1　肚角

（章海凤　林志刚）

xūlǐ

虚里（xu li）　位于左乳下三寸（图 1）。临床操作多以按诊为主。有走息道行呼吸，贯心脉行气血

的功效。虚里是胃之大络，位于左乳下心尖搏动之处，是宗气之所居处，用于诊断疾病，也可以治疗心胸相关疾病。

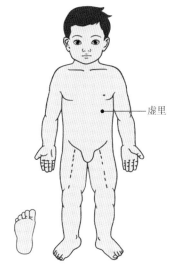

图 1　虚里

（章海凤　林志刚）

lánmén

阑门（lan men）　位于腹部正中线，脐上 1.5 寸处，任脉水分与下脘穴之间（图 1）。临床操作常用按揉法，操作时以拇指端轻按

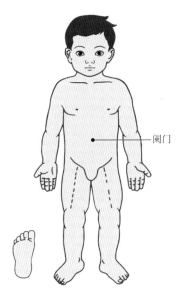

图 1　阑门

阑门穴，逐渐加力，配合患儿呼吸，吸气时轻按，呼气时可向下稍加力，至相应深度后停留片刻再缓慢向上提起，向下按压时可配合揉法，以减轻不适感。按揉2分钟。有调理胃肠气机、分清泌浊的功效。常用于治疗小儿积滞、腹痛、厌食、便秘、泄泻、呕吐、咳嗽、外感发热等。若治呕吐可加板门。若治积滞可配摩腹、揉中脘、天枢等。

（章海凤　林志刚）

qiáogōng

桥弓（qiao gong）　位于沿胸锁乳突肌走行的直线（图1）。操作时，一手扶小儿头部使之偏向一侧，另一手示、中、无名三指并拢，垂直于胸锁乳突肌，从耳后缓慢向前下方推进，直到天突旁，左右各推30次。亦可拿桥弓3~5次。推桥弓有平肝潜阳、息风的功效，拿桥弓有提神醒脑的功效，揉捏桥弓可活血化瘀、消肿。推桥弓用于头痛、眩晕、惊风、呕吐等；拿桥弓用于神疲、乏力、头昏、健忘等；揉捏桥弓用于小儿肌性斜颈。

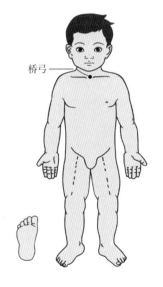

图1　桥弓

（章海凤　林志刚）

tiānzhùgǔ

天柱骨（tian zhu gu）　位于颈后发际正中至大椎穴成一条直线（图1）。操作时，用拇指或示、中指自上向下直推，称推天柱骨。或用汤匙边蘸水自上向下刮。100~500次。有降逆止呕、祛风散寒的功效。用于呕吐、恶心和外感发热、项强等症。治疗呕恶多与横纹推向板门、揉中脘等合用；治疗外感发热、颈项强痛等症多与拿风池、掐揉二扇门等同用。

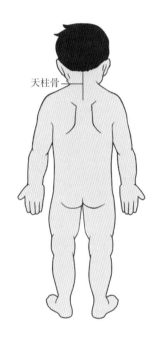

图1　天柱骨

（章海凤　林志刚）

jǐzhù

脊柱（ji zhu）　位于后背正中，大椎至长强连成的一条直线（图1）。操作时，用示、中二指螺纹面自上而下作直推，称推脊；用捏法自下而上称捏脊。捏脊一般捏3~5次，每捏三下再将背脊皮提一下，称为捏三提一法。推100~300次，捏3~5次。有调阴阳、理气血、和脏腑、通经络、培元气、强腰脊、扶正祛邪的功

效。捏脊法是小儿保健常用主要手法之一。临床上多与补脾经、补肾经、推三关、摩腹、按揉足三里等配合应用，治疗先、后天不足的慢性病症。单用捏脊疗法，不仅常用于小儿疳积、腹泻等病症，还可应用于成人失眠、肠胃病、月经不调等病症。推脊柱穴从上至下，能清热，多与清天河水、退六腑、推涌泉等合用。

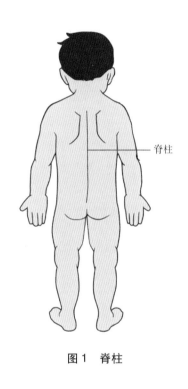

图1　脊柱

（章海凤　林志刚）

qījiégǔ

七节骨（qi jie gu）　第四腰椎棘突至尾椎骨端连成的一条直线（图1）。操作时，用拇螺纹面或示、中二指螺纹面自下而上或自上而下做直推，分别称为推上七节骨、推下七节骨。100~300次。有温阳止泻、泻热通便的功效。推上七节骨能温阳止泻，多用于虚寒腹泻、久痢等症。临床上常于按揉百会、揉丹田等合用治疗气虚下陷的脱肛、遗尿等症。推下七节骨能泻热通便，多用于肠热便秘或痢疾等症。

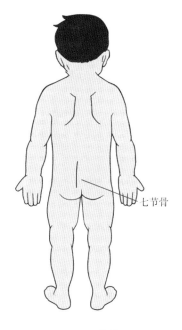

图1　七节骨

（章海凤　林志刚）

guīwěi

龟尾（gui wei）　位于尾骨末端（图1）。又称尾闾、闾尾。操作时，拇指端或中指端揉，称揉龟尾。100～300 次。用拇指指甲掐3～5 次，称掐龟尾。有调理督脉、调理大肠的功效。常用于治疗腹

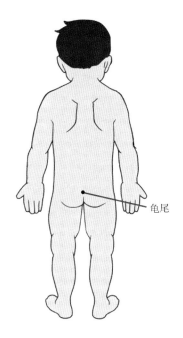

图1　龟尾

泻、便秘、脱肛、遗尿、痢疾等病症。若治疗腹泻、便秘多与揉脐、摩腹、推七节骨等合用。

（章海凤　林志刚）

xiǎo'ér tuīná shǒufǎ

小儿推拿手法（paediatric tuina manipulations）　以医师的手或者借助一定的器具（钱币、汤匙等），按各种特定的技巧和规范化的动作，在体表特定部位或穴位施行操作的方法。

历史源流　小儿推拿手法最早可以追溯到两千多年前。早在《五十二病方》中就有刮法、搔法和摩法。其后，小儿推拿手法伴随成人手法发展。晋代《肘后备急方》介绍了掐法、捏脊法和抄腹法；唐代《千金要方》以膏摩见长；明代以《小儿按摩经》为标志，逐渐形成了具有特色的小儿推拿手法体系，该书记载了18种单式手法和29种复式操作法；清代《幼科推拿秘书》介绍了掐、推、运、拿、揉、戳、摇、擦、提等42种单式手法，还介绍了打马过天河、黄蜂入洞等13种复式操作法；《厘正按摩要术》将小儿推拿手法单式手法归纳为按、摩、掐、揉、推、运、搓、摇八法。

指导意义　由于小儿的生理病理特点决定了小儿推拿手法除要遵循成人推拿手法的基本要求外，还必须做到轻快柔和，平稳着实。轻快："轻"指手法力度，"快"指手法频率。小儿肌肤柔弱，脏腑娇嫩，不耐重力，且在有限时间内达到有效刺激，频率多在 200 次/分左右。柔和："柔和"是一种境界，更是一种状态。这种境界和状态寓于各种手法之中，是在反复演练、理解、感悟及长期功法训练中逐步获得的。平稳：指单一手法操作时，力度、频率、幅度基本保持一致，且手

法和手法之间转换不能太突然。传统小儿推拿常运用揉三按（点、掐）一、振按法、捏脊法等。不同形式的手法及力度固定组合，柔中有刚，刚中有柔，形成较为复杂的定式，它们比单一手法刺激机体所传达的信息量更大，但整体上仍然是平稳的。着实："着"为吸附；"实"即实在。着实才能有效激活经络与穴位。具体要求为轻而不浮，重而不滞。手法是否着实，可以根据推拿时局部皮肤温度、皮肤柔软度、皮肤色泽及指下感觉等综合判断。

小儿推拿手法与成人推拿手法的最大区别在于复式操作法。复式操作法是一种组合式操作手法，为小儿推拿所特有，其理论基础源于小儿特定穴。小儿穴位具有点、线、面三方面特点，因此，决定了小儿推拿手法中复式操作法的产生和运用，同时也决定了小儿推拿手法和小儿穴位二者密不可分的关系，故小儿推拿谈手法就必论穴位，反之亦然。小儿推拿手法操作程序一般遵循先头面、次上肢、再胸腹腰背、后下肢的操作程序。也有从上肢始者，或根据病情先做重点部位。明清时期小儿推拿大多男左女右。现代小儿推拿习惯只推左手。一些上肢穴位如调五经（脏）、掐四横纹、揉板门、揉小天心等可同时操作两手。胸腹、腰背和下肢穴位也宜对称同时操作。小儿推拿手法操作时多使用介质，介质的作用首先是保护皮肤，避免损伤，其次是增强疗效。保护皮肤多用油脂类（芝麻油、猪油、凡士林）、粉末类（滑石粉、爽身粉、痱子粉）。增强疗效多运用各种汁类（姜汁、葱汁、蒜汁、蛋清）、水剂（凉水）和酒精等。

（冯跃　姚斐）

xiǎo'ér tuīfǎ

小儿推法 (paediatric pushing manipulation)

用指、掌在小儿体表一定部位或穴位上做单向推动的手法。包括直推、旋推、分推和合推。

具体操作 ①直推：以拇指桡侧缘或螺纹面，或示、中二指螺纹面在穴位上行单向直线推动，频率约250次/分。②旋推：以拇指螺纹面在穴位上行顺时针或逆时针的单向旋转推动，约200次/分（图1）。③分推：以双手拇指桡侧缘或螺纹面，或双掌着力自穴位向两侧呈 "←·→" "↙·↘" 单向推动，一般连续分推20~50次（图2）。④合推：相对合推而言，以双手拇指螺纹面从穴位两侧向中间呈 "→·←" 推动（图3）。

动作要领 ①直推：拇指直推以拇指作内收、外展活动；示、中二指直推以肘关节小幅度屈伸带动二指推动，操作轻快连续，沿直线推动，不可歪斜。②旋推：

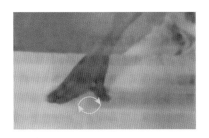

图1 旋推

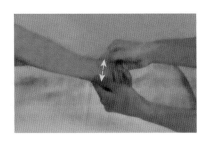

图2 分推

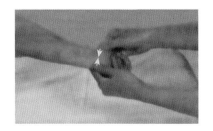

图3 合推

前臂摆动，腕松指实，操作时沿一个面回旋推动。③分推：以肘关节屈伸带动指、掌做 "←·→" 分推；以腕和第一掌指关节的内收、外展做 "↙·↘" 分推，均匀柔和、轻快平稳。④合推：与分推类似，但方向相反，动作幅度宜小。

注意事项 ①不可推破皮肤，常辅以介质。②据病情、部位、穴位需要，调整手法方向、轻重、快慢以合补泻。③推法演变自摩法，但力度重于摩、运，而轻于揉。④手法不可呆滞。⑤顺势推动（穴位、经络、纤维、趋势）。

适用部位 直推主要用于线状穴和五经穴等小儿推拿特定穴，适于头面、四肢和脊柱区；旋推只用于五经穴；分推常用于头面、胸腹、腕掌及肩胛部；合推用于腕掌侧横纹。

临床运用 ①直推可补虚泻实，向心为补，离心为泻，如推上三关、退下六腑；亦可理筋整复，用于小儿筋伤。②旋推：顺补逆泻。③分推、合推可调阴阳、气血、寒热，多用于起式以激活经络穴位。

(冯跃 姚斐)

xiǎo'ér mófǎ

小儿摩法 (paediatric circular rubbing manipulation)

以示、中、无名、小指的螺纹面或掌面着力，附着在小儿体表一定的部位或穴位上做环形而有节律的抚摩运动。

具体操作 ①指摩法：示、中、无名、小指四指并拢，指掌关节自然伸直，腕部微悬屈，以螺纹面着力，附着在患儿体表一定的部位或穴位上，前臂主动运动，通过腕关节做顺时针或逆时针方向的环形摩动（图1）。②掌摩法：指掌自然伸直，腕关节微背伸，用掌面着力，附着在患儿体表一定部位上，腕关节放松，前臂主动运动，通过腕关节连同着力部分做顺时针或逆时针方向的环形摩动（图2）。

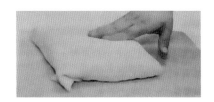

图1 指摩法

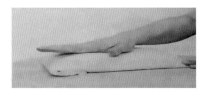

图2 掌摩法

动作要领 ①要求轻贴皮肤，轨迹为圆形运动。②圆周各处操作力度、速度均匀。示、中、无名三指摩时，手指应并拢。③力度较轻，不带动深层组织运动，古人谓"皮动肉不动"。

注意事项 ①操作时，前臂要主动运动，通过放松的腕关节使着力部分形成摩动。②摩法的时间应稍长，频率稍慢。

适用部位 指摩法和掌摩法主要适用于胸腹部。

临床应用 摩法具有温中和

胃、健脾助运、消积导滞及调节肠胃蠕动的功效，适用于治疗胃肠疾病（中焦虚寒、脘腹胀满、泄泻、便秘等）。

（冯　跃　姚　斐）

xiǎo'ér ànfǎ

小儿按法（paediatric pressing manipulation）

以拇指或中指的指端或螺纹面，或掌面（掌根）着力，附着在小儿一定的穴位或部位上，逐渐用力向下按压，按而留之或一压一放地持续进行的手法。根据着力部位不同分为指按法和掌按法。

具体操作　①指按法：以拇指螺纹面或拇指端或中指指端置于受术部位或穴位上，余四指握拳，并伸直拇指或中指，做与受术部位相垂直的按压（图1）。②掌按法：用掌心着力，按压时腕关节背屈，垂直用力，忌用双掌重叠按法（图2）。

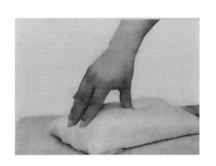

图1　指按法

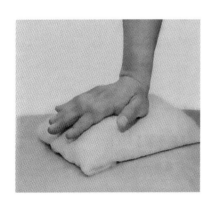

图2　掌按法

动作要领　①接触面积比点大，多用指腹和掌根。②指、掌着力，先轻渐重，由浅入深，得气为度。

注意事项　①操作时，切忌用迅猛的暴力，以免造成组织损伤。②按法刺激性强，每按压至患儿最大忍受度时，可适当停留数秒，放松，再按。

适用部位　指按法接触面积小，刺激强，适用于穴位及痛点。掌按法接触面积大，压力亦大，适用于腰背、脊柱和腹部。

临床应用　按法具有温经活络、散结行气、祛寒镇痛的功效。适应证广泛，尤适用于治疗胃肠疾病（如便秘、腹胀、厌食等）和虚寒证。

（冯　跃　姚　斐）

xiǎo'ér róufǎ

小儿揉法（paediatric kneading manipulation）

以指、掌等部位吸定于小儿受术部位体表并做有节律的环旋、上下、左右运动的手法。

具体操作　医师以拇指或中指指腹、掌根等着力于受术部位，做小幅度环旋揉动，并带动皮下组织一起运动。临床有拇指揉、多指揉（图1）、掌揉法（图2）和鱼际揉（图3）。

动作要领　①指下吸定，不

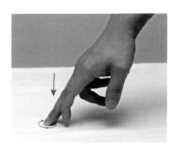
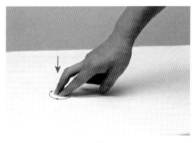

指揉法　　　　　　　　　二指揉法

图1　多指揉

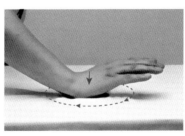

图2　掌揉法

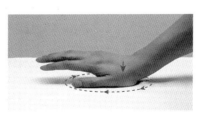
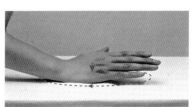

大鱼际揉　　　　　　　　小鱼际揉

图3　鱼际揉

得移动，轨迹为圆形。②沉肩、垂肘、腕部放松。③频率较快，可达160~200次/分。

注意事项　①揉法要求带动皮下组织，一般不在受术者体表产生摩擦。②压力均匀着实，动作柔和而有节奏。

适用部位　用于点状穴位。掌揉法用于腹部，鱼际揉用于面部。

临床应用　行气镇痛，消积导滞。适用于治疗小儿腹痛、腹胀、食积、便秘等疾病。

（冯　跃　姚　斐）

xiǎo'ér niēfǎ
小儿捏法（paediatric pinching manipulation）

特指捏脊疗法，是连续捏拿小儿脊柱肌肤并自下而上推移的特殊推拿操作法。最早记载于《肘后方》，后世多应用于小儿推拿。

具体操作　医师以拇指桡侧缘顶住脊柱两旁皮肤，示、中二指前按，三指同时提拿皮肤，双手交替捻动向前；或屈曲的示指中节桡侧顶住皮肤，拇指前按，两指同时捏拿皮肤，双手交替捻动向前（图1）。

动作要领　①均从龟尾向上推进，直至大椎。②一般循序捏三遍为宜，每捏三下提拿一下，为"捏三提一"。③以3~5分钟为宜。

注意事项　①连续操作时要有节律性。②捏起皮肤多少及力度要恰当。

适用部位　用于背部督脉、膀胱经。

临床应用　消积化痰，促生长，强体质。适用于久泻、久咳、食积体内、腹部不适等疾病。

（冯　跃　姚　斐）

xiǎo'ér yùnfǎ
小儿运法（paediatric circular pushing manipulation）

以拇指或示中指的螺纹面；附着在小儿一定的穴位或部位上，作由此及彼的弧形或环形运动的手法。

具体操作　以拇指或示、中指的螺纹面着力，在穴位上作由此及彼的弧形或环形运动，频率为80~120次/分（图1）。

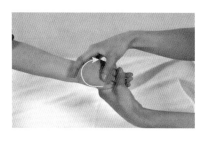

图1　小儿运法

动作要领　①螺纹面要轻贴体表。②弧形或圆形轨迹要流畅，不要突然转折、中断、停止。

注意事项　①宜轻不宜重，宜缓不宜急。②操作时在体表旋绕摩擦推动，不带动深层组织。

适用部位　运法用于小儿头面及面状穴、线状穴。

临床应用　运则行之，可行气、行血、行津液、化饮食。如运百会、运太阳，可安神镇惊、通调阴阳；运八卦，可宽胸理气、行滞消食。在某些穴位上运法操作可根据不同病情，有方向、有频率和补泻的不同。

（冯　跃　姚　斐）

xiǎo'ér cuōfǎ
小儿搓法（paediatric palm-twisting manipulation）

双手掌夹住小儿肢体，做方向相反的快速往返搓动的手法。

具体操作　用双手掌夹持一定部位，相对交替用力，快速搓揉，并做上下往返移动（图1）。

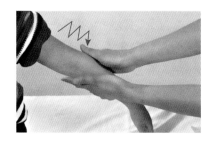

图1　小儿搓法

动作要领　①夹持松紧适度。②双手用力均衡。③搓动快，移动慢。

注意事项　①操作时，双掌相对用力，即双手掌先夹持，后揉搓。②动作协调、柔和，搓动要快，由上向下缓慢移动，但不要间断。

适用部位　适用于柱状部位，如上肢、下肢、胸廓和胁肋等。

临床应用　用于四肢有疏通经络、行气活血、放松肌肉的作用；用于胸廓和胁肋有顺气、化

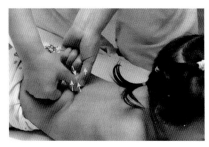
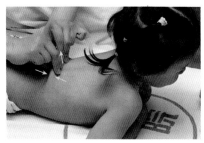

图1　小儿捏法

积、化痰、消癥、散结的作用。搓揉胸背，从上向下，缓慢用力，可降肺止咳平喘。

（冯 跃 姚 斐）

xiǎo'ér yáofǎ
小儿摇法（paediatric rotating manipulation）
将小儿肢体关节作被动性的环形旋转运动的手法。

具体操作 以一手托握住患儿需摇动关节的近端肢体，用另一手握住患儿需摇动关节的远端肢体，作缓和的顺时针或逆时针方向的环形旋转运动（图1）。

动作要领 ①环转的轨迹为一圆锥体，顶点在关节处，底为关节远端肢体所成的圆形，固定顶点，圆形轨迹为其基本要点。②摇动范围由小至大，频率由慢渐快。

注意事项 操作摇法时，动作要缓和，用力要稳，摇法幅度的大小，要根据病情适当掌握，不可超过生理活动范围，因势利导，适可而止。

适用部位 用于肩、肘、腕、髋、膝、踝等关节，能增强运动范围。

临床应用 摇法具有动摇肢体、活气血、通经络、消积滞、导引阳气的功效，可用于阳虚倦怠、伤筋及各种关节功能障碍

（如臂丛神经损伤、脑瘫、五迟五软、五硬等病症）。

（冯 跃 姚 斐）

xiǎo'ér náfǎ
小儿拿法（paediatric grasping manipulation）
以单手或双手的拇指与示指、中指相对夹捏住小儿某一部位或穴位处的肌筋，逐渐用力内收，并作一紧一松的拿捏动作的手法。有"捏而提起谓之拿"的说法。

具体操作 以单手或双手的拇指与示指、中指螺纹面的前1/3处相对着力，稍用力内收，夹持住某一部位或穴位处的肌筋，并进行一紧一松的、轻重交替的、持续不断的提捏动作（图1）。

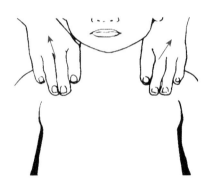

图1 小儿拿法

动作要领 ①肩、肘、腕关节要放松，手掌空虚，着力部分

要贴紧患儿被拿的部位或穴位处的肌肤。②操作时要蓄劲于掌，贯注于指，拇指与余指主动运动，以其相对之力进行捏提揉动。

注意事项 ①操作时应由轻而重，缓慢增加，逐步渗透，使动作柔和而灵活，避免死板。②初学者不宜用力久拿，避免损伤手指及腕关节。

适用部位 主要适用于颈项部、肩部、腹部、四肢部。

临床应用 拿法具有疏通经络、活血化瘀的功效，也是重要的放松手法，用于肢体疼痛、强直、肩背酸楚等（如拿肩部），操作时方向为向上向外，有提升气机、发散外邪的作用（如拿风池），腹部拿法可减肥助消化，还具有镇痛良效（如提拿肚角），拿肩井也作为常用收势。

（冯 跃 姚 斐）

xiǎo'ér qiāfǎ
小儿掐法（paediatric nipping manipulation）
用拇指垂直用力，或用指甲垂直切入小儿的穴位或特定部位的手法。又称切法、爪法、指针法。

具体操作 医师手握空拳，拇指伸直，指腹紧贴在示指中节桡侧缘，以拇指指甲着力，吸定在患儿需要治疗的穴位或部位上，

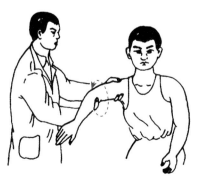
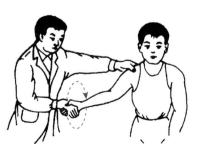
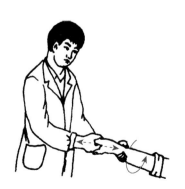

图1 小儿摇法

逐渐用力进行切掐（图1）。

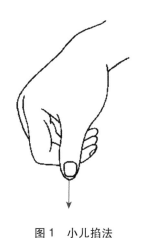

图1 小儿掐法

动作要领 操作时，应垂直用力切掐，可持续用力，也可间歇性用力以增强刺激，取穴宜准。

注意事项 掐法是强刺激手法之一，不宜反复长时间应用，更不能掐破皮肤。掐后常继用揉法，以缓和刺激，减轻局部的疼痛或不适感。

适用部位 适用于头面部和手足部的穴位。

临床应用 掐法属强刺激手法，有痛感，该法渗透力最强，甚至可闭经络、止气血。非急救重证，一般不乱用该法。常用于高热惊风、闭证脱证、气机逆乱之证。

（冯跃 姚斐）

xiǎo'ér dǎofǎ
小儿捣法（paediatric pounding manipulation） 以中指指端，或示指、中指屈曲的指间关节着力，有节奏地叩击小儿穴位的手法。又称指击法或叩点法。

具体操作 患儿坐位，以一手握持住患儿示指、中指、无名指、小指四指，使手掌向上，用另一手的中指指端或示指、中指屈曲后的第一指间关节突起部着力，其他手指屈曲相握，前臂主

动运动，通过腕关节的屈伸运动，带动着力部分有节奏地叩击穴位5~20次（图1）。

动作要领 ①前臂为动力源，腕关节放松。②捣击时取穴要准确，发力要稳，而且要有弹性。

注意事项 小儿穴区太小，应注意部位的固定和击打的准确性。

适用部位 适用于手部小天心穴及承浆穴。

临床应用 主要临床功效为安神定志、化痰镇惊、疏通经络，常用于惊风、眼上下翻、左右斜及口眼㖞斜等。

（冯跃 姚斐）

xiǎo'ér dǒufǎ
小儿抖法（paediatric shaking manipulation） 用双手或单手握住患肢远端，做连续抖动的方法。抖法依据抖动部位及姿势、体位的不同可分为上肢抖法、下肢抖法和腰部抖法。

具体操作 ①上肢抖法：取坐位或站立位，臂部放松。医师用双手或单手握住受术者右前臂的远端，将其上肢缓慢向前外上方抬起至60°左右，然后腕部稍用力做连续、小幅度的上下抖动，并使抖动所产生的抖动波似波浪般传到肩部（图1）。②下肢抖法：取俯卧位，下肢放松。医师站其足端，用单手或双手握住受术者的踝部，将下肢抬起，然后在拔伸状态下，腰部带动上肢施

力做连续、小幅度的上下抖动（图2）。③腰抖法：取俯卧位，医师双手托住受术者两踝关节，两臂伸直，与助手相对用力，牵引受术者的腰部，待受术者腰部放松后，医师上下抖动。

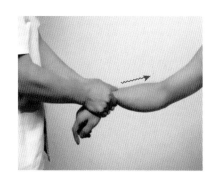

图1 上肢抖法

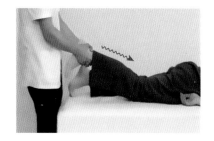

图2 下肢抖法

动作要领 ①被抖动的肢体要自然伸直并应使肌肉处于最佳松弛状态。②抖动所产生的抖动波应从肢体的远端传向近端。③抖动的幅度要小，频率要快。一般抖动幅度控制在2~3cm以内；上肢部抖动频率在每分钟250次左右，下肢抖动频率宜稍慢，

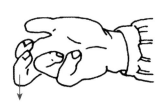

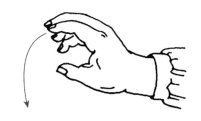

图1 小儿捣法

一般在每分钟 100 次左右。

注意事项 ①操作时不可屏气。②受术者肩、肘、腕有习惯性脱位者禁用。③受术者腰部疼痛较重活动受限，肌肉不能放松禁用。

适用部位 适用于四肢及腰部。

临床应用 抖法具有疏松脉络、滑利关节的作用，常与搓法相配合，做为上、下肢部治疗的结束手法。

（冯 跃 姚 斐）

xiǎo'ér niǎnfǎ

小儿捻法（paediatric finger-twisting manipulation）

以拇指、示指夹捏住一定部位，做相对用力快速地往返捻搓的方法。

具体操作 以拇指与示指螺纹面或拇指螺纹面与示指中节的桡侧缘相对着力，夹捏住受术部位，稍用力做对称性地快速捻搓，并可做上下往返移动（图1）。

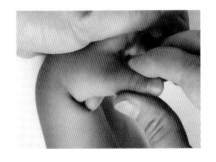

图1 小儿捻法

动作要领 ①搓劲宜少，两指捻动的方向相反，是一种相向运动。②捻动的速度宜快，而在受术部位移动的速度宜慢。③捻动时动作要灵活连贯，柔和有力。

注意事项 捻动时，手法既不可呆滞、僵硬，又不能浮动。

适用部位 适用于手指及足趾。

临床应用 捻法具有舒筋活络、调畅气血的功效，用于指、趾损伤、疼痛等。捻耳与依次捻手指与脚趾，是重要的调节心神、健脑益智之法，用于小儿脑瘫语言障碍、耳鸣耳聋、多动等。

（冯 跃 姚 斐）

xiǎo'ér cāfǎ

小儿擦法（paediatric linear rubbing manipulation）

用指或掌贴附于小儿体表一定部位，做较快速的直线往返运动，使之摩擦生热的手法。分为指擦法、掌擦法、大鱼际擦法和小鱼际擦法。

具体操作 以螺纹面或掌面、大鱼际、小鱼际着力于治疗部位，腕关节伸直，使前臂与手掌相平。以肘或肩关节为支点，前臂或上臂做主动运动，使手的着力部分在体表做适度均匀地直线往返快速擦动。频率约每分钟 100 次（图1）。

动作要领 ①着力部分紧贴体表，压力适中，沿直线往返操作，不可歪斜，往返的距离尽量拉长，动作连续不断。②速度均匀且快，不可擦破皮肤。③透热为度，以医师感觉手下所产生的热已进入受术者的体内为度。

注意事项 ①压力适中。②涂适量润滑剂，如冬青膏、按摩乳等，避免擦破皮肤。③本法多用在最后。④须暴露受术部位皮肤。

适用部位 指擦法适于颈项、肋间等部位；掌擦法适于胸背部；

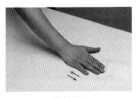
掌擦法

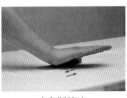
大鱼际擦法

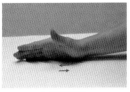
小鱼际擦法

图1 小儿擦法

大鱼际擦法适于四肢部；小鱼际擦法适于脊柱、腰骶部。

临床应用 擦法具有温经散寒的功效，治疗寒性疾病。即"往返擦、温经络"。主要用于咳嗽、气喘、胸闷，慢性胃炎、消化不良、软组织肿痛、风湿痹痛等病症。

（冯 跃 姚 斐）

xiǎo'ér zhènfǎ

小儿振法（paediatric vibrating manipulation）

以掌或指在小儿体表施以快速振颤运动的手法。

具体操作 ①掌振法：医师以掌面紧贴于治疗部位，腕关节自然背伸，意念集中于掌心，通过前臂屈肌群和伸肌群交替的强直性静止用力，产生快速的振动，使受术部位产生温热感、松动感。②指振法：医师以示指或中指端轻轻抵住受术部位，其余手指自然并拢，意念集中于指端，通过前臂屈肌群和伸肌群交替的强直性静止用力，产生快速的振动，使受术部位产生温热感、松动感。

动作要领 ①振动幅度要小，振动的频率要达到 400～600 次/分。②注意力要高度集中于掌指部。振动通过前臂屈伸肌群的等长收缩产生，其他部位要尽量放松。③操作时不能屏气，呼吸自然而有节律。

注意事项 ①操作时除手臂部静止性用力外，不能故意摆动或颤动，也不要向受术部位施加压力。②振法易使医师术后感到疲乏，应注意自身保护。

适用部位 指振法适于全身各部穴位，掌振法适于胸腹部、背部和腰骶部。

临床应用 振法具有通调经络、消瘀散结、行气导滞、温阳补虚的功效。适应证广泛，尤其善于治疗胃肠疾病（胃下垂、腹胀、便秘等）、心肺疾病（咳嗽、胸闷等）、内伤杂病（失眠、头晕、面瘫等）及各种痛症（关节痛、胃痛、痛经等）。其特点在于：①先有点按，后行振颤。振颤产生机械波，有利于点按刺激纵向渗透和横向扩散。②振颤使原有刺激变得柔和。③频率很高，有消散的功效。于肢体可通经活络、镇痛消炎；于脘腹可消积导滞、消痞散结；于小腹和腰骶能导引元气，以温补见长。

(冯跃 姚斐)

xiǎo'ér guāfǎ

小儿刮法 (paediatric scraping manipulation)

以手指或器具的光滑边缘蘸液体润滑剂，直接在小儿一定部位的皮肤上作单方向的直线快速刮动的手法。

具体操作 患儿坐位或卧位，医师以拇指桡侧缘或示指、中指螺纹面，或示指第二指节背侧尺侧缘着力，或手握汤匙、铜钱等器具，用其光滑的边缘着力，蘸清水、麻油、药水等液体润滑剂后，直接在患儿一定部位或穴位的皮肤上，适当用力作由上向下或由内向外的直线、单方向的快速刮动（图1）。

动作要领 ①着力部分要紧贴皮肤，压力要轻重适宜，宜使用介质。②操作时，要以肘关节为支点，腕关节的活动要放松灵活，节奏要轻快，用力要均匀。③以皮肤出现紫红色瘀斑为度。

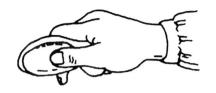

图1 小儿刮法

适用部位 适用于眉心、颈项、胸背、肘膝凹侧等部位。

临床应用 刮法具有散发郁热、解暑透邪、定惊启闭等功效，适用于热证、闭证，如小儿惊厥。

(冯跃 姚斐)

xiǎo'ér tuīná fùshì cāozuòfǎ

小儿推拿复式操作法 (compound manipulations of paediatric tuina)

在一个穴位或几个穴位上用一种或几种手法进行的具有特定手法、姿势、动作、步骤、名称和特定功用的小儿推拿操作法。

历史源流 小儿推拿复式操作法的普遍现象是异法同名、异名同法。最早的小儿推拿复式手法见于明·庄应琪在明·徐用宣《袖珍小儿方》的基础上补辑而成的《补要袖珍小儿方论》，其第十卷中的"秘传看惊掐筋口授手法论"，称为"大手法"。之后的《小儿按摩经》称为"手诀"，《小儿推拿方脉活婴秘旨全书》归纳为"十二手法"，《推拿指南》则以"大手术"命名之。单纯的手法仅一式一穴，如推法、揉法、摩法、捣法等，为某一手法作用于某一穴位，较为简单。而复式操作手法步骤多、穴位多，又为小儿推拿所独有，故古人以不同的名称称谓，以便于与成人推拿和简单推拿手法相区别。

作为有特定名称的复式操作法，其命名有以下几大特点：①根据功用和主治而定，如"飞经走气"等。②根据操作的穴位和手法名称而定，如"运水入土"等。③根据操作法的形象而定，如"双凤展翅"等。同时，其也有以下不同的操作规律：①单一的手法作用于单一的穴位，如黄蜂入洞等。②单一的手法作用于多个穴位，如运土入水等。③多个手法作用于单一穴位，如按弦搓摩等。④多个手法作用于多个穴位，如总收法等。

指导意义 尽管复式操作法各书描述不同，说法不一，但这些操作法作为特色的小儿推拿治疗方法，组合手法、穴位均体现出推拿手法补泻作用与治疗部位的特异性密不可分，与临床的中药药对有异曲同工之妙，复式操作法有实际临床应用价值。

(吕子萌 齐凤军)

shuǐdǐ lāoyuè

水底捞月 (scooping the moon up from the water)

用旋推法、直推法、掐法、运法，依约定术式操作于小指根或前臂中线及手掌心处的小儿推拿复式操作法。

手法 包括旋推法、直推法、掐法、运法。

原理 《幼科推拿秘书·卷三·推拿手法》："水底者，小指边也；明月者，手心内劳宫也。其法以手拿住小儿手指，将大指自小儿小指旁尖，推至坎宫，入内劳宫轻拂起，如捞明月之状。"《小儿推拿方脉活婴秘旨全书》："主化痰、潮热无双。"

主治 具有清心、退热、泻火的功效。适用于高热神昏、热入营血、烦躁不安、便秘等实热病症。

操作 小儿坐位或仰卧位，医师坐其身前旁，一手握住患儿四指，将掌面向上，用冷水滴入患儿掌心，用另一手拇指螺纹面着力，自小指根起，沿小鱼际推至小天心，转入内劳宫处，紧贴掌心并做旋推法，边推边用口对着掌心吹凉气，重复 30~50 次或反复操作 3~5 分钟（图 1）。

注意事项 以清法操作，推动路线应准确到位；大凉之法，禁用于虚热证。

（吕子萌　齐凤军）

ànxián cuōmó

按弦搓摩（scrubbing and rubbing like pressing string）

用运法、搓法、摩法，依约定术式操作于两胁至天枢处的小儿推拿复式操作法。

手法 包括运法、搓法、摩法。

原理 《幼科推拿秘书·卷三·推拿手法》："弦者，勒肘骨也，在两肋上。其法……此运开积痰、积气、痞疾之要法也。若久痞则非一日之功，须久搓摩方效。"

主治 具有理气化痰、消积散结的功效。适用于小儿痰多咳嗽、痰喘积聚、胸闷憋气、厌食、腹胀、腹痛、痞积、肝脾大等。

操作 小儿坐位或仰卧位，或家长将小儿抱坐怀中，患儿两手自然下垂，医师坐其身后，用两手掌面着力，轻贴在小儿两侧胁肋部呈对称性地搓摩，并自上而下搓摩至肚角处 50~100 次（图 1）。

注意事项 以消法操作，操作时双手动作配合协调，快搓慢移；右侧用力较左侧为轻，以防损伤肝脏。

（吕子萌　齐凤军）

tiānmén rù hǔkǒu

天门入虎口（tian men into hu kou）

医师用掐法、指推法、指揉法，依约定术式操作于小儿拇指尖尺侧缘赤白肉际处至虎口的小儿推拿复式操作法。

手法 包括掐法、指推法、指揉法。

原理 《幼科推拿秘书·卷三·推拿手法》："天门即神门，乃乾宫也。肐肘，膀膊下肘后一团骨也。其法以我左手托小儿肐肘……天门虎口处又省力也。"《厘正按摩要术》："法主健脾消食。"

主治 具有温经散寒、健脾消食的功效。适用于小儿腹泻、疳积、脾胃虚弱等病症。

操作 小儿坐位或仰卧位，医师坐其身前旁，用一手捏住患儿四指，使示指桡侧向上，另一手拇指螺纹面的桡侧着力，蘸葱姜水自示指尖的桡侧命关处直推向虎口处，然后再用拇指端掐揉

虎口穴数十次，推 30~50 次，掐 10 次（图 1）。

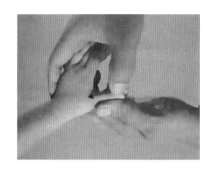

图 1　天门入虎口

注意事项 以温法操作，操作时应配合介质，如滑石粉、葱姜水等，防止擦伤患儿皮肤；掐按虎口时用力应柔和，掐后加揉，切勿损伤患儿皮肤。

（吕子萌　齐凤军）

lǎohǔ tūnshí

老虎吞食（tiger swallowing food）

医师用拿法、指掐法相对掐昆仑穴与仆参穴处的小儿推拿复式操作法。

手法 包括拿法、指掐法等。

原理 《小儿推拿方脉活婴秘旨全书》："仆参穴，治小儿吼喘，将此上推、下陷，必然苏醒。如小儿急死，将口咬之，则回生，名曰老虎吞食。"

主治 具有开窍醒神、镇惊定志的功效。适用于小儿急惊风、癫痫发作、高热惊厥等病症。

操作 小儿俯卧或由家长抱着，医师坐或蹲在小儿足旁，将干净丝绢盖在足跟部，即昆仑穴与仆参穴上，以拇、示二指相对掐此二穴，以苏醒为度（图 1）。

注意事项 操作时动作宜轻柔，力度由轻至重，动作要连贯，防止用暴力，不宜伤害患儿皮肤。

（吕子萌　齐凤军）

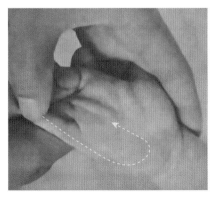
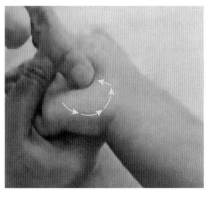

图 1　水底捞月

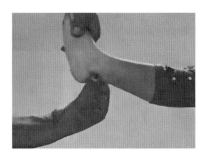

图 1 老虎吞食

huángfēng rùdòng

黄蜂入洞 (wasps going into the honeycomb)

医师依约定术式以左手扶患儿头部，右手示、中二指端置于患儿鼻孔下方，做上下揉动或振颤的小儿推拿复式操作法。

手法 包括按揉法、振颤法。

原理 《幼科推拿秘书》："黄蜂入洞，此寒重取汗之奇法也。洞在小儿两鼻孔，食将二指头，一对黄蜂也。其法曲大指，伸食将二指。入小儿两鼻孔内揉之，如黄蜂入洞之状。"《保赤推拿法》："此法大热，发汗用之。"

主治 具有发汗解表、宣通鼻窍的功效。适用于小儿感冒风寒、鼻塞流涕、恶寒无汗及急慢性鼻炎等病症。

操作 小儿坐位或仰卧位，医师位其身前旁，以一手扶患儿头部，另一手示、中二指端着力，紧贴患儿两鼻孔下缘处，以腕关节为主动，带动着力部分做反复、不间断揉动 50~100 次（图 1）。

注意事项 以汗法操作，手法力度稍重，中病即止，见汗即收。若非重寒阴症，不宜用。

（吕子萌 齐凤军）

yùnshuǐ rùtǔ

运水入土 (transporting water into earth)

依约定术式施旋推法、运法操作于手掌边缘，从小儿小指根沿小鱼际、小天心、大鱼际运向拇指根的小儿推拿复式操作法。

手法 包括旋推法、运法。

原理 《幼科推拿秘书·卷三·推拿手法》："土者，胃土也，在板门穴上，属艮宫；水者，肾水也，在小指外边……盖水盛土枯，运以润之，小水勤动甚效。"

主治 具有健脾助运、润燥通便的功效。用于脾胃虚弱的消化不良、食欲不振、便秘、疳积及腹胀等病症。

操作 小儿坐位或仰卧位，医师坐其身前旁，用一手握住患儿示、中、无名、小指四指，使掌面向上，另手拇指螺纹面着力，由小儿小指根沿小鱼际、小天心、大鱼际运至拇指止，单方向反复推运 100~300 次。

注意事项 以和法操作，操作时应单方向推运，轻贴体表，用力宜轻不宜重，频率宜缓不宜急。

（吕子萌 齐凤军）

yùntǔ rùshuǐ

运土入水 (transporting earth into water)

用旋推法、运法，依约定术式操作于手掌边缘，从小儿拇指根沿大鱼际、小天心、小鱼际运向小指根的小儿推拿复式操作法。

手法 包括旋推法、运法。

原理 《幼科推拿秘书·卷三·推拿手法》："土者，脾土也，在大指；水者，坎水也，在小天心穴上。运者从大指上推至坎宫。益因丹田作胀，眼睛，为土盛水枯，运以滋之，大便结甚效。"

主治 具有滋补肾水、清脾胃湿热、利尿止泻的功效。适用于小便频数、赤涩、小腹胀满及痢疾等病症。

操作 小儿坐位或仰卧位，医师坐其身前旁，用一手握住患儿示、中、无名、小指四指，使掌面向上，另一手拇指螺纹面着力，由小儿拇指根沿大鱼际、小天心、小鱼际运至小指根止，单方向反复推运 100~300 次。

注意事项 以和法操作，操作时应单方向推运，轻贴体表，用力宜轻不宜重，频率宜缓不宜急。

（吕子萌 齐凤军）

tiānhé yǐnshuǐfǎ

天河引水法 (the method of transproting water to the heaven river)

用直推法，依约定术式操作于腕横纹中间、天河水及洪池穴处的小儿推拿复式操作法。

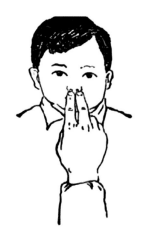
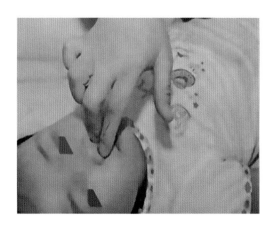

图 1 黄蜂入洞

手法 包括直推法。

原理 《厘正按摩要术·卷二·推法》："推天河水，天河水在总经之上，曲池之下……蘸水，由曲池推至内劳宫，为取天河水。均是以水济火，取清凉退热之义。"

主治 具有清火退热、镇惊安神的功效。适用于热病发热，如咽喉肿痛、高热神昏、痰扰神明、抽搐等病症。

操作 患儿坐位或仰卧位，医师坐其身前旁，用一手握住患儿四指，使患儿掌面与前臂掌侧向上，另一手示、中两指螺纹面并拢，自洪池沿天河水向下经总经直推至内劳宫穴止，呈单方向推100~200次（图1）。

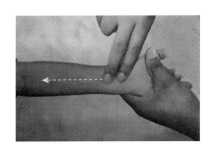

图1 天河引水法

注意事项 以清法操作，常蘸凉水操作，用力要轻巧柔和。

（吕子萌 齐凤军）

fēijīng zǒuqì
飞经走气（fei jing zou qi） 用弹法、拿法、拍法，依约定术式操作于曲池至总筋及阴池、阳池处的小儿推拿复式操作法。

手法 包括弹法、拿法、拍法。

原理 《小儿推拿广意·上卷·飞经走气》："此法性温，医用右手捧拿患儿手四指不动，左手四指从腕（肘）曲池边起，轮流跳至总上九次，复拿患儿阴阳二穴，医用右手往上往外一伸一缩，传送其气，徐徐过关是也。"

主治 具有行气、清肺、化痰的功效。适用于气逆、咳喘、痰多及胸闷等病症。

操作 小儿坐位或仰卧位，医师坐其身前旁，用一手拿住小儿一手四指，再用另一手的示、中、无名、小指四指螺纹面着力，从曲池穴起向下弹击至总筋穴处，如此反复数遍，然后拿住小儿阴池、阳池两穴，前手将患儿四指屈伸摆动，连续操作20~50次（图1）。

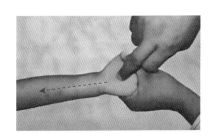

图1 飞经走气

注意事项 以清法操作，手法从重从快，以皮肤潮红、见痧为度，动作协调连贯。

（吕子萌 齐凤军）

chìfèng yáotóu
赤凤摇头（red phoenix shaking its head） 医师用捏法、摇法，依约定术式操作于小儿手指、肘、前臂等处的小儿推拿复式操作法。

手法 包括捏法、摇法。

原理 《小儿推拿方脉活婴秘旨全书》："赤凤摇头治木麻。"《小儿推拿广意》："能通关顺气，不拘寒热，必用之法也。"

主治 具有消胀定喘、通关顺气、补血宁心的功效。适用于小儿疳积、腹胀、咳喘胸闷、惊惕不安等。

操作 小儿取坐位或仰卧位，医师坐其身前一侧，用一手捏住患儿肘肘处，另一手依次拿患儿五指摇动，然后摇肘，摇20~30次（图1）。

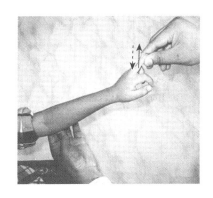

图1 赤凤摇头

注意事项 操作时两手协调用力，摇动时宜和缓稳定，用力宜柔和。向胸内摇动为补，向外摇动为泄。

（吕子萌 齐凤军）

huángfēng chūdòng
黄蜂出洞（wasps going out of the honeycomb） 医师掐法、捏法、分推法，依约定术式操作于小儿心经、内劳宫、小天心、总筋等处的小儿推拿复式操作法。

手法 包括掐法、捏法、分推法。

原理 《按摩经·手诀》："大热。"又《手法治病诀》："黄蜂出洞最为热，阴症白痢并水泻，发汗不出后用之，顿教孔窍皆通泄。"黄蜂出洞重在刺激心包经，汗为心之液，有利于取汗以解表，故可发汗解表。内劳宫穴有凉血润燥、安神和胃、通经祛湿、息风止痉的功效。总筋有清心火、退心经热病等作用。

主治 此法大热，具有发汗解表、定惊、止泻痢的功效。适用于小儿外感风寒、惊风、夜啼、腹泻、寒痢等。

操作 小儿取坐位，医师用

一手拿患儿四指，使掌面向上，用另一手拇指指甲先掐内劳宫、总筋，再用两拇指分手阴阳，然后再用两大拇指在总筋穴处一撮一上至内关穴处，最后用拇指指甲掐坎宫、离宫穴，各 15～30 次（图 1）。

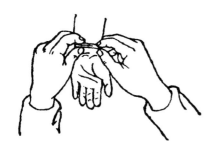

图 1　黄蜂出洞

注意事项　操作时注意掐内劳宫、总筋等处时次数不宜太多，掐后要加揉，防止损伤小儿皮肤。

（吕子萌　齐凤军）

èrlóng xìzhū

二龙戏珠（two dragons playing with pearl）

医师用捏法、按法、摇法，依约定术式操作于手指、肘、小儿前臂总筋至曲池穴一线的小儿推拿复式操作法。

手法　包括捏法、按法、摇法。

原理　《小儿推拿广意·上卷·二龙戏珠》："此法性温，医将右大、食、中三指捏儿肝、肺两指，左大、食、中三指捏儿阴、阳二穴，往上一捏一捏，捏至曲池五次，热证阴捏重而阳捏轻，寒证阳重而阴轻，再捏阴、阳，将肝、肺两指摇摆二九、三九是也。"

主治　具有镇惊定搐、调和气血、温和表里、通阳散寒的功效。适用于小儿惊风、夜卧不安、四肢抽搐、半表半里证等。

操作　小儿取坐位或由家长抱坐怀中。医师坐其身旁，用一手拿捏患儿示指、无名指的指端，用另一手按捏患儿阳池、阴池两穴，并由此边按边捏缓缓向上移动至曲池穴，如此 5 次左右。寒症重按阳穴，热证重按阴穴。最后一手拿捏阴阳两穴 5～6 次，另一手拿捏患儿示指、无名指的指端各摇动 20～40 次（图 1）。

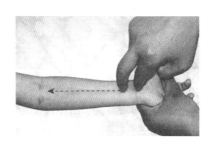

图 1　二龙戏珠

注意事项　操作时双手协调，节律均匀，轻快柔和；取穴准确，路线不能歪斜。

（吕子萌　齐凤军）

fènghuáng dānzhǎnchì

凤凰单展翅（phoenix spreading single wing）

医师用捏法、拿法、摇法，以约定术式在小儿总筋、一窝风、内外劳宫穴上操作的小儿推拿复式操作法。

手法　包括捏法、拿法、摇法。

原理　《幼科推拿秘书·卷三·推拿手法》："凤凰单展翅，此可噎能消之良法也，亦能舒喘胀。其性温，治凉法。……除虚

气虚热俱妙。"《按摩经》："虚浮热能除。"《保赤推拿法》："治一切寒症。"

主治　具有顺气和血、温经化痰的功效。适用于小儿虚烦发热、胸闷短气、寒疾咳喘等。

操作　小儿取仰卧位或坐位，医师坐其身前一侧，用双手握住患儿腕部，两手拇指分别按捏在患儿阴、阳穴上，向外摇摆腕关节；然后再用一手托拿患儿斗肘处及肘后部，另一手握住患儿手背部，上下摆动腕关节；最后一手托住半肘，另一手握住手背，大指掐住虎口，来回屈曲，摇动腕关节，操作 10～20 次或 1 分钟（图 1）。

注意事项　操作时动作宜快，稍用力，力度由轻至重，动作要连贯，防止用暴力。

（吕子萌　齐凤军）

yuánhóu zhāiguǒ

猿猴摘果（ape picking fruit）

医师用提捏法、捻法，以约定的术式在小儿两耳尖上及两耳垂上或腕背操作的小儿推拿复式操作法。

手法　包括提捏法、捻法。

原理　《按摩经·手诀》："消食可用。"又《手法治病诀》："化痰能动气。"《幼科推拿秘书·卷三·推拿手法》："猿猴摘果，此剿疟疾，并除犬吠人喝之症之良法也。亦能治寒气、除痰、退

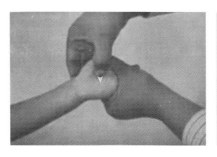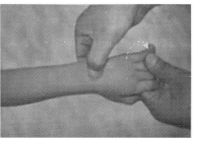

图 1　凤凰单展翅

热，其法以我两手大示两指提孩儿两耳尖……"

主治 具有健脾行气、化痰消积、镇惊的功效。适用于饮食积滞、寒痰壅盛、小儿惊惕、夜啼等。

操作 小儿取坐位或仰卧位，操作方法主要有两种：①医师用拇、示两指按在腕部尺桡骨茎突，一扯一放，反复多次。②医师用两手示、中二指夹持小儿两耳尖上提拉 10～20 次，然后夹持两耳垂向下牵拉 10～20 次，一扯一放，如猿猴摘果之状（图1）。

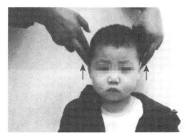

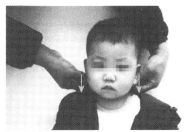

图1 猿猴摘果

注意事项 进行提拉、扯拉动作应柔和轻巧。

（吕子萌　冯跃）

dǎmǎ guòhé

打马过河（crossing the heaven river on horseback）
医师用拍打法、弹法，依约定术式操作于小儿前臂内侧面的小儿推拿复式操作法。又称打马过天河。

手法 包括拍打法、弹法。

原理 《小儿推拿方脉活婴秘旨全书》："打马过天河，温凉。""打马过天河、止呕，兼止

泻痢"。《小儿推拿广意·上卷·打马过天河》："此法性凉去热。"《幼科推拿秘书·卷三·推拿手法》："打马过天河，此能活麻木，通关节脉窍之法也。……此法退凉去热。"

主治 具有退热活络、通利关节的功效。适用于高热烦渴、神昏谵语、手臂痛和关节不利等。

操作 患儿坐位或仰卧位，医者坐其身前旁，先以拇指端运患儿内劳宫穴，然后向上屈曲患儿四指并以一手捏住，将掌心向上，再用另一手示指、中指、无名指三指由总筋起沿天河水打至洪池穴，或用示、中两指沿天河水弹击至肘弯处，弹击 20～30 次（图1）。

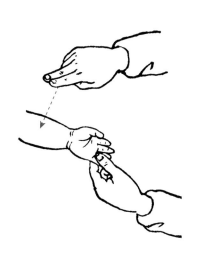

图1 打马过河

注意事项 操作时用力应轻巧柔和。《幼科推拿秘书》："打马过天河……如儿辈嬉戏打破之状。"

（吕子萌　冯跃）

lóngrù hǔkǒu

龙入虎口（dragon into tiger's mouth）
医师用推法、按揉法，依约定术式操作于小儿板门穴处的小儿推拿复式操作法。

手法 包括推法、按揉法。

原理 《按摩经·诸穴治法》："板门穴，往外推之，退热，除百病；往内推之，治四肢掣跳。用医之手大拇指，名曰龙入虎口。"

主治 具有清热利湿、降逆止呕、泌别清浊的功效。适用于发热、吐泻、四肢抽搐等。

操作 小儿取仰卧位，或让家长抱坐怀中，医师用左手托扶住患儿掌背，使掌面向上，右手叉入虎口，用大拇指螺纹面在小儿板门穴处或推或按揉 100～500 次（图1）。

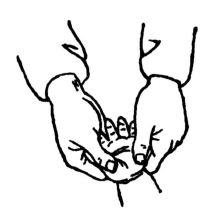

图1 龙入虎口

注意事项 操作时要均匀、持续，用力要轻柔和缓。

（吕子萌　冯跃）

chìfèng yáowěi

赤凤摇尾（red phoenix wagging its tail）
医师用掐法、捏法、按法、摇法，依约定术式操作于小儿内劳宫穴及中指指腹处的小儿推拿复式操作法。又称丹凤摇尾。

手法 包括掐法、捏法、按法、摇法。

原理 《按摩经·手诀》："丹凤摇尾，以一手掐劳宫，以一手掐心经，摇之。治惊。"

主治 具有益气养血、镇惊

的功效。适用于小儿惊风、夜卧不安等。

操作 小儿仰卧位或坐位，医师以一手拇指和示指端掐按内外劳宫，另一手先掐揉中指末端，随后拿捏中指端摇动中指，操作1分钟或20~30次（图1）。

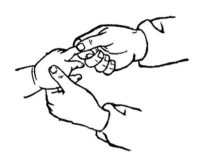

图1 赤凤摇尾

注意事项 操作时用力要适当，掐压穴位时，以患儿耐受为度。

（吕子萌 冯跃）

fènghuáng gǔchì

凤凰鼓翅（phoenix flapping wings） 医师用掐法、摇法，依约定术式操作于小儿精宁、威灵二穴及手腕部的小儿推拿复式操作法。

手法 包括掐法、摇法。

原理 《按摩经·手诀》："凤凰鼓翅，掐精宁、威灵二穴，前后摇摆之、治黄肿也。"

主治 具有调和气血、温肺开窍、降逆定喘、镇静定惊的功效。适用于小儿哮喘、胸闷憋气、噎膈、呃逆、神昏惊搐或湿困脾土之肌肤黄肿等。

操作 患儿坐位或仰卧位，医者坐其身前旁，用左手托住患儿肘部，右手握住患儿腕部，并用拇指、示指分别按掐住患儿腕部桡、尺骨头前陷中，同时摇动患儿腕部，操作20~30次（图1）。

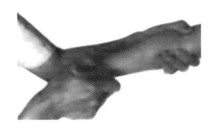

图1 凤凰鼓翅

注意事项 该法多用于急救。操作时用力要适当，防止损伤患儿腕关节。掐压穴位时，以患儿耐受为度。

（吕子萌 冯跃）

róuěr yáotóu

揉耳摇头（rubbing ears and shaking head） 医师用捻揉法、摇法，依约定术式操作于小儿两耳垂及头部的小儿推拿复式操作法。

手法 包括捻揉法、摇法。

原理 《幼科铁镜·卷一·面图》："……再将两耳下垂尖捻而揉之，又将两手捧头面摇之，以顺其气。"

主治 具有镇惊顺气、调和气血的功效。适用于小儿惊风、抽搐、脘腹胀满、便秘等。

操作 小儿取坐位，医师用双手拇指、示指两指螺纹面着力，分别相对捻揉小儿两耳垂，再用两手捧小儿头部，捻揉50次，左、右摇动10~20次（图1）。

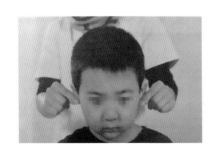

图1 揉耳摇头

注意事项 操作时应掐后加揉，摇动小儿头颈部时用力应轻巧，切忌使用暴力，以免引起小儿颈部肌肉或小关节的损伤。

（吕子萌 冯跃）

gūyàn yóufēi

孤雁游飞（lonely geese flying） 医师用（旋、直）推法、运法、揉法，以特定的术式操作于手掌及前臂周围的小儿推拿复式操作方法。

手法 包括（旋、直）推法、运法、揉法。

原理 《保赤推拿法》："从儿大指尖脾经外边推上去，经肱面左边，至肱下节大半处，转至右边，经手心，仍到儿大指头止，治黄肿虚胀。"

主治 具有和气血、消肿胀的功效。适用于脾虚不适、水湿泛滥、黄肿、虚胀等。

操作 小儿坐位或仰卧位，医师坐其身前旁，一手握小儿手腕，另一手拇指从小儿拇指桡侧起向上推进，经拇指桡侧→三关→六腑→内劳宫，复止于拇指根（脾经穴→胃经→三关→肘横纹→六腑→乾宫—内劳宫，复止于脾经穴）为1次，推10~20次或反复操作1分钟（图1）。

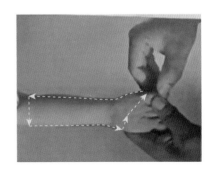

图1 孤雁游飞

注意事项 操作时用力应轻巧柔和连贯，周而复始。

（吕子萌 冯跃）

yǐnshuǐ shàngtiānhé

引水上天河（transporting water to the heaven water）

医师用拍法、弹法，依特定术式操作于腕横纹、前臂内侧及肘横纹内侧端的小儿推拿复式操作法。

手法 包括拍法、弹法。

原理 引水上天河是以水济火，取清凉退热之义。《幼科铁镜》："心经热盛作痴迷，天河引水过洪池。"

主治 具有清热泻火的功效。适用于一切热病发热，如咽喉肿痛、高热神昏、痰扰神明、昏厥抽搐等病症。

操作 小儿坐位或仰卧位，医师坐其身前旁，用一手握住小儿四指，使小儿前臂掌侧向上，将凉水滴于腕横纹上，另一手示指、中指两指螺纹面并拢，自腕横纹中间沿天河水向上至洪池穴处，一边拍打一边吹凉气，单方向操作100~200次。

注意事项 该法操作须边吹边拍、吹拍结合、单方向操作、去而不返，凉水滴于腕横纹中点处，而且在吹气与拍打中，天河水穴均要沾湿。

（吕子萌 冯 跃）

lǎohàn bānzēng

老汉扳缯（elder man shaking silk）

医师用掐法、摇法，依特定的术式操作于小儿拇指根及拇指螺纹面的小儿推拿复式操作法。《小儿推拿方脉活婴秘旨全书》中又称此法为老翁绞缯。

手法 包括掐法、摇法。

原理 《按摩经》："老汉扳缯，以一手掐大指根骨，一手掐脾轻摇之，治痞块也。"

主治 具有健脾消食、化积消痞的功效。适用于腹胀、腹痛、食积痞块、纳呆、疳积、便秘、厌食等。

操作 小儿坐位或仰卧位，医师坐其身前旁，一手拇指掐住小儿拇指根，另一拇指掐捏于脾经，两手协调摇动1分钟或反复操作50~100次。

注意事项 摇动范围由小至大，操作时两手应协调，掐摇配合，力度适中，可掐后加揉。

（吕子萌 冯 跃）

dòuzhǒu zǒuqì

肘肘走气（transporting qi by rotating douzhou）

医师用摇法，依特定的术式操作于前臂及肘关节的小儿推拿复式操作法。

手法 包括摇法。

原理 《按摩经·手诀》："肘肘走气……治痞。"

主治 具有行气导滞、消食散结的功效，适用于痞证、脘腹痞满、胀痛等。

操作 小儿坐位，医师坐其身前旁。用一手手掌或拇指、示指、中指三指托住小儿肘关节鹰嘴突处运转，同时右手握住手摇动前臂。两手协同，运摇肘关节，摇20~30次。

注意事项 操作时用力应轻巧柔和，双手协调运动而有节律性，注意摇动前臂的幅度。该法有摆为主和摇为主之别。

（吕子萌 冯 跃）

wūlóng bǎiwěi

乌龙摆尾（black dragon wigging its tail）

医师用摇法，以特定的术式作用于小指和前臂，具有通利二便功效的小儿推拿复式操作法。

手法 包括摇法。

原理 《小儿推拿方脉活婴秘旨全书》："乌龙摆尾开闭结。"

主治 具有行气通闭、通利二便的功效。适用于大小便闭结。

操作 小儿坐位，医师坐其身前旁。一手拿住肘处，另一手拿小指摇动。每次操作1~2分钟，摇动20~30次。

注意事项 操作时用力应轻巧柔和，防止损伤小儿指关节。

（吕子萌 冯 跃）

fènghuáng zhǎnchì

凤凰展翅（phoenix spreading wings）

医师用按法、捏法、掐法、摇法，以特定的术式作用于腕部的小儿推拿复式操作法，犹如凤凰展翅之状。

手法 包括按法、捏法、掐法、摇法。

原理 《小儿推拿广意》："凤凰展翅：此法性温，治凉。"

主治 具有祛寒解表、调气消食、行痰散结、温肺开窍、镇静定惊的功效。适用于感冒身热、胃寒呃逆、呕吐腹泻、咳喘痰多、哮喘、胸闷憋气、噎膈、呃逆、昏迷、惊惕等。

操作 小儿坐位或仰卧位，医师坐其身前旁。两手握住腕部，以两拇指分别按在腕部阴阳两穴，向外摇动腕关节24次；再用左手托住肘部，右手握住手部上下摆动腕关节24次；最后左手托住肘部，右手握住腕部，并用大拇指掐住虎口，来回屈曲腕关节24次。

注意事项 操作时用力要适当，防止牵拉过度而损伤患儿腕、肘关节。按压穴位时以患儿耐受为度。

（吕子萌 冯 跃）

shuāngfèng zhǎnchì

双凤展翅（two phoenix spreading wings）

医师用掐、按、提捏诸法作用于头面部的小儿推拿复式操作法。

手法 包括按法、掐法、提捏法。

原理 《厘正按摩要术》："法治肺经受寒。"

主治 具有疏风宣肺、止咳化痰的功效。适用于外感风寒、咳嗽多痰、流涎等。

操作 操作方法有 3 种：①小儿坐位，医师立其身后。先用两手示指、中指夹小儿两耳，并向上提拉几次后，提毕，再用一手或两手拇指端按掐眉心、太阳、听会、人中、承浆、颊车诸穴。每穴按、掐各 3~5 次。②医师用右手示指，拿患儿拇指，屈压内劳宫，拇指拿外劳宫，又将拇指跪顶外一窝风，并示、中指，拿住内一窝风，右手摇动。③医者双手分别捏小儿两耳向上三提毕，再捏承浆、颊车、听会、太阴、太阳、眉心、人中（图1）。

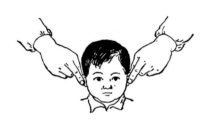

图 1 双凤展翅

注意事项 该法操作有提捏、掐、按诸法，穴位又多，故要求有序操作。提拉双耳时注意用力得当。使用掐法时不要掐破皮肤。

（吕子萌 冯跃）

cānglóng bǎiwěi
苍龙摆尾（blue dragon wigging its tail） 医师用搓法、拿法、摇法作用于前臂掌面及手指，具有开胸顺气、退热通便功的小儿推拿复式操作法。

手法 包括搓法、拿法、摇法。

原理 《小儿推拿广意》："苍龙摆尾……此法能退热开胸。"

主治 具有开胸顺气、退热通便的功效。适用于小儿腹胀、便秘、胸闷发热、躁动不安等。

操作 小儿仰卧位或坐位。医师坐其身前旁，一手从总经穴至肘肘来回搓揉几次后，托小儿的左肘部尺骨鹰嘴处，拿住肘肘处，另一手握小儿示指、中指、无名指，并拿小儿三指摇动，如摆尾状，摇动 20~30 次（图1）。

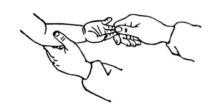

图 1 苍龙摆尾

注意事项 操作时用力得当，防止牵拉过度而损伤小儿关节；医师左手要托握肘肘，以防滑落；可配合使用滑石粉等介质，防止擦伤小儿皮肤。

（吕子萌 冯跃）

kāixuánjī
开璇玑（kai xuan ji） 医师用分推法、直推法、摩法组合作用于胸、腹及骶尾部的小儿推拿复式操作法。

手法 包括分推法、直推法、摩法。

原理 璇玑为降法代表，可宽胸理气、止咳平喘、通利二便。推摩腹部可调理肠道、健脾和胃、理气消食。推上七节骨为温为补为升。

主治 具有宽胸理气、开通闭塞、降气化痰、和胃止呕、助运止泻、镇惊止搐的功效。适用于痰闭胸闷、咳喘气促、食积腹胀、腹痛吐泻、外感发热、神昏惊厥等。

操作 小儿仰卧位，医师坐或立其身侧，先用两手拇指自璇玑穴水平开始沿胸肋分推，并自上而下分推至季肋；再从鸠尾穴处向下直推至脐部；再由脐部向左右推摩腹部；并从脐部向下直推至小腹部；最后小儿俯卧位，医师用一手拇指做推上七节骨法。各推 50~100 次。

注意事项 分推璇玑、膻中时要推在肋间隙，手法要持续均匀，一气呵成。操作时避风寒，室内要温暖，医师在操作前搓热双手，天冷时尤其要注意。虚人泄泻者，逆推尾尻穴，至命门两肾间，切不可顺推。

（吕子萌 冯跃）

zǒngshōufǎ
总收法（closing manipulation） 医师用特定的术式操作于上肢及肩井处（肩部）的小儿推拿复式操作法。

手法 包括拿法、按揉法、摇法。

原理 《幼科推拿秘书》："总收法，诸症推毕，以此法收之，久病更宜用此，永不犯。"《幼科铁镜》："肩井穴是大关津，掐此开通血气行，各处推完将此掐，不愁气血不周身。"

主治 具有通行一身之气血、提神的功效。适用于久病体虚、感冒、昏厥、肩背疼痛、上肢活动不利等病症。

操作 小儿坐位，医师坐其身前旁，用左手示指或中指螺纹面着力，先掐、后按揉小儿肩井穴，用右手拇指、示指、中指拿捏小儿示指和无名指，屈伸小儿上肢并摇动其上肢 20~30 次。

注意事项 拿肩井时注意用力得当，以小儿耐受为度。

（吕子萌 冯跃）

xiǎo'ér tuīná zhìliáo
小儿推拿治疗（pediatric tuina therapy） 推拿在防治小儿疾病临床实践中形成的有独特体系的

治疗方法。又称小儿按摩。

应用推拿疗法防治小儿病证，已有悠久的历史，早在两千多年前已有相关记载。如 1973 年长沙马王堆出土的西汉医帛《五十二病方》中记载了"以匕周揗婴儿瘛所"治疗"婴儿瘛"和"瘛"的儿科推拿文字记载，即以汤匙边摩拭病变部位治疗小儿惊风抽搐。在历代不少医学名著中也有很多小儿推拿方法的记载。晋《肘后备急方》治卒腹痛方法中介绍了"拈取其脊骨皮，深取痛行之，从龟尾至顶乃止，未愈更为之"的捏脊法。唐《千金要方》中有膏摩防治小儿疾病的方法，如"小儿虽无病，早起常以膏摩囟上及手足心，甚辟寒风"，又说："小儿气盛有病，但下之无损……若已下而余热不尽，当按方作龙胆汤稍稍服之，并摩赤膏。"唐《外台秘要》中载有："小儿夜啼至明不安寐……亦以摩儿头及脊验。"宋《苏沈良方》中有用拈法治疗脐风撮口等症。由于推拿疗法在儿科中得到广泛应用，明清时期已发展成为小儿推拿专科，并在理论、手法、操作方面独具特色，形成一种专门体系。这一时期的小儿推拿专著有 30 余种，现在尚存 10 余种，《针灸大成·按摩经》为最早的小儿推拿著作，《小儿推拿方脉活婴秘旨全书》为最早的小儿推拿单行本。

小儿推拿在中医诊治儿科疾病特点的基础上，又发展形成了自身的特色。除了在阐述病因病机时注意小儿生理特点，在运用四诊时重视望诊，在辨证中以五脏辨证为主外，小儿推拿的特色有以下几个方面。①在经穴方面提出五指经穴通联的观点。②有专用于推拿的特定穴位，这些穴位大多集中在头面和上肢部，且穴位不仅是点状，也有线状和面状。如前臂的三关穴和六腑穴都是线状穴，而指、面部的脾经、肺经、心经、肝经、肾经诸穴均为面状穴。特定穴位的点、线、面状和分布的特点，更能反映推拿以手法治病为主的特点。③诊断中发展了腹诊法，治疗上很重视归经施治和五行生克等基本法则。④在推拿手法方面，强调以轻柔着实为主，要求轻快柔和、平稳着实，适达病所，形成了"按、摩、掐、揉、推、运、搓、摇"小儿推拿八法为主的一整套小儿推拿手法和复式操作法。⑤在临床操作中，一是强调先头面、次上肢、次胸腹、次腰背、次下肢的操作程序。二是强调手法的补泻作用。三是重视膏摩的应用和使用葱姜汁、滑石粉等介质进行推拿。这既保护娇嫩的皮肤不致擦破，又增强手法的治疗作用。其操作方法，不仅有将手法与穴位结合起来运用，如按百会、推脾经、摩腹、拿肩井、掐仆参等；还有多种复式操作法，如乌龙摆尾、赤凤摇头、黄蜂入洞、打马过天河等。

小儿推拿的对象一般是指 6 岁以下的小儿，特别适用于 3 岁以下的婴幼儿。治疗范围比较广泛，如泄泻、呕吐、疳积、便秘、脱肛、发热、咳喘、惊风、遗尿、肌性斜颈、斜视、小儿瘫痪等症。在临床实际应用中，小儿推拿有许多不同的风格，有的取穴少而操作次数多（以《实用小儿推拿》为代表）；有的以复式操作法为主要治疗手段（以《小儿推拿疗法简编》为代表）；有的以捏脊方法为主（以《捏脊疗法》为代表）；也有以补脾经为主及以根据五行生克归经施治为主。这些各具特色的不同治疗风格，均在临床中取得明显的治疗效果。

小儿推拿不仅是儿科治疗学的重要组成部分，而且是中医推拿学的一个重要分支学科。随着分子生物学、生物力学、蛋白组学等新兴学科的发展和广泛应用，小儿推拿治疗范围不断扩大，治疗作用机制正在逐步深入研究。随着中医药走向全世界，以及世界各地对"绿色"医疗的需求，小儿推拿这一古老而新兴的学科，正在走向国际化，也必将得到更为广阔的应用和发展，继续为人类的健康和医疗保健事业做出更大贡献。

（井夫杰 马惠昇）

gǎnmào

感冒（common cold） 以风邪为主的外邪，侵犯机体卫表所致的外感病证。俗称伤风。病情较重并在一个时期内广泛流行者，称为时行感冒。除了 4~5 个月以内的小儿较少发病，可发生于任何年龄的小儿。该病一年四季均可发病，以冬春季节尤为多见，其发病率占儿科疾病的首位。西医学的普通感冒、急性上呼吸道感染和流行性感冒属此病范畴。

临床表现 以头痛、鼻塞、流涕、咳嗽、恶寒、发热、周身不适等为主要临床表现。

症状体征 ①风寒感冒：恶寒发热，无汗，头痛，喷嚏，鼻塞，流清涕，咽痒，咳嗽。舌偏淡，苔薄白，脉浮紧。②风热感冒：发热重，恶寒轻，有汗或无汗，鼻塞，流浊涕，喷嚏，头痛，咳嗽，痰黄稠，咽红或肿，口干而渴。舌质红，苔薄白或黄，脉浮数。③暑湿感冒：发热无汗，身重困倦，头痛鼻塞，咳嗽不剧，胸闷泛恶，食欲不振，或有呕吐泄泻。舌质红，苔黄腻，脉数。④时疫感冒：起病急骤，高热，恶寒，无汗或汗出热不解，头痛，心烦，目赤咽红，肌肉酸痛，腹痛，或有恶心、呕吐、大便稀薄。舌质红，舌苔黄，脉数，指纹紫。

辅助检查 见以下两方面。

影像学特点 无特征性表现。

实验室检查 血常规白细胞计数不高或偏低，淋巴细胞比例相对增多，重症患者可有白细胞总数和淋巴细胞数下降。

中医病机特点 机体卫气不固，腠理疏松，外邪乘虚从口鼻或皮毛而入，首伤肺卫，致卫阳被遏，营卫失和，肺气失宣，发为此病。以风邪为主，每与当令之气（寒、热、暑湿、燥）或非时之气（时行疫毒）夹杂为患。病位在肺卫。

适用范围 推拿手法适用于多种证型的感冒患者。

治则治法 疏散风邪、发汗解表。

基本操作 ①风寒感冒：开天门300次，推坎宫200次，运太阳50次，推三关300次，掐揉二扇门100次，拿风池10次，拿肩井5次。②风热感冒：清天河水500次，揉小天心500次，揉板门200次，运内八卦300次，清肺经300次，退六腑300次，掐揉小横纹300次。③暑湿感冒：开天门300次，推坎宫300次，揉太阳100次，补脾经300次，逆运内八卦300次，清肺经500次，清天河水500次，退六腑500次，推脊50次，揉涌泉300次。④时疫感冒：开天门300次，推坎宫300次，揉太阳100次，清肺经500次，清天河水500次，退六腑500次，清板门300次，推脊100次。

随症加减 ①咳嗽剧烈者，加揉肺俞、清肺经。②呕吐者，加推天柱骨。③纳呆、舌苔白腻

者，加揉板门。④泄泻者，加揉龟尾、推上七节骨。⑤高热不退者，挤捏天突至剑突两侧和大椎至第一腰椎及两侧，至皮下轻度瘀血为止。⑥夹痰加揉膻中、肺俞、乳根、乳旁。⑦夹滞加揉板门、分腹阴阳。⑧夹惊加揉小天心、分手阴阳。

注意事项 风寒感冒者手法刺激量宜大，以求发汗；风热感冒者手法刺激量宜轻，以免发汗太过，伤及阴津。对流行性感冒并发肺炎者，若出现高热不退、气急、发绀、咯血等，不可单独应用推拿治疗，应积极配合中、西药物综合治疗。

(井夫杰 马惠昇)

发热（fever） 由各种原因引起的以体温升高为主要症状的病证。包括外感发热和内伤发热两大类，是小儿常见的一种疾病。急性、感染性发热多属中医外感发热范畴，慢性、非感染性发热多属中医学内伤发热范畴。

临床表现 主要包括以下几个方面。

症状体征 以体温异常升高为主要临床表现。腋温检查37.3℃以上为发热，并有呼吸、心率相应加快，可伴有神疲乏力、食欲不振、口干唇燥、渴欲饮水、小便黄、舌红、脉数等症状。

辅助检查 见以下两方面。

影像学检查 根据不同发热原因影像学特征不同。

实验室检查 一般发热待查患者实验室检查重点为细菌培养，可根据患者症状特点酌情进行血常规、血清学检验、粪便检查及排查相关疾病的其他检查等。

中医病机特点 ①外感发热：若遇气候变化，沐浴着凉，调护不当，接触传染源，外邪或疫疠

邪毒自口鼻或皮毛侵入机体，或表卫调节失司，卫阳受遏，而致发热，或邪犯肺卫，郁于肌表而致发热。②内伤发热：一为阳盛则热，因六淫外邪入里化热或过食辛温燥热之品，或七情所伤，致阳气亢盛而发热；或伤食积滞，气机郁滞，郁而发热，或积而生湿，蕴而化热。二为阴虚发热，因久病热病耗伤津液，导致阴虚而致发热。三为痰滞血瘀，痰湿、瘀血致气血壅滞，郁而发热。四为阴盛格阳而发热。五为气虚发热，因忧思过度，劳逸失常，饮食损伤脾胃，致气虚下陷，清阳不升，浊阴不降，阴阳离位，阴阳不相顺接，而致发热。

适用范围 推拿手法适用于多种证型的发热患者。除外川崎病、败血症等引起的发热。

治则治法 调整阴阳为治疗发热的基本治法。外感发热治以疏散外邪、宣散郁闭之肺气，随证治以发汗解表、清热解表；内伤发热除清热泻火之外，若食积发热治以消积导滞，阳明腑实治以通腑泻下。

基本操作 ①外感发热：开天门100次，推坎宫100次，揉太阳50次，清肺经300次，清天河水300次。风寒者加推三关100次，掐揉二扇门50次，拿风池5次；风热者加推脊100次。②阴虚内热：补脾经300次，补肺经300次，揉二人上马300次，清天河水300次，运内劳宫50次，推涌泉100次，按揉足三里300次。③肺胃实热：清肺经300次，清胃经300次，清大肠300次，揉板门100～300次，运内八卦300次，清天河水300次，退六腑300次，揉天枢50次。

随症加减 ①咳嗽、痰鸣气急者，加推揉膻中、揉肺俞、揉

丰隆、运内八卦。②脘腹胀满、不思乳食、呕吐者，加揉中脘、推揉板门、分腹阴阳、推天柱骨。③烦躁不安、睡卧不宁、惊惕不安者，加清肝经、掐揉小天心、掐揉五指节。④自汗盗汗者，加揉肾顶、补肾经。

注意事项 发热的原因复杂，必须详细诊查，明确诊断。对于非感染性发热，推拿的退热疗效显著。发热高且不退者，可每日推拿 2 ~ 3 次。平时注意饮食有节，预防感冒。发热期间，饮食要富于营养，易于消化吸收。发热严重脱水者，需配合静脉补液，维持水、电解质及酸碱平衡。

（井夫杰 马惠昇）

késou
咳嗽（cough） 肺气上逆发出的声音和咳痰症状的总称。有声无痰为咳；有痰无声为嗽；声痰并见称咳嗽。该病在冬春季节及寒温不调之时尤为多见，多发生于幼儿。可见于西医学的咽炎、喉炎、气管炎、支气管炎、支气管肺炎等疾病。

临床表现 主要包括以下几个方面。

症状体征 ①外感咳嗽：病程较短，起病急，分风寒、风热咳嗽。咳嗽声重，咽喉作痒，咳痰色白、稀薄，伴有恶寒发热，无汗，鼻塞流涕，舌苔薄白，脉浮紧，为风寒咳嗽；咳痰色黄、黏稠，身热头痛，汗出恶风，苔薄黄，脉浮数，为风热咳嗽。②内伤咳嗽：起病缓慢，病程较长。咳嗽痰多，咳声重浊，咳痰色白、黏稠，胸闷纳差，舌苔白腻，脉濡滑，为痰湿侵肺；气逆咳嗽引胁作痛，痰少而黏，面赤咽干，苔黄少津，脉弦数，为肝火灼肺；干咳，咳声短，以午后、黄昏为剧，少痰，或痰中带血，

潮热盗汗，形体消瘦，神疲乏力，舌红少苔，脉细数，为肺阴亏虚。

影像学检查 普通感冒无影像学特征，急性气管/支气管炎 X 线胸片检查可见肺纹理增粗。

中医病机特点 ①外感咳嗽：小儿冷暖不知自调，邪侵肺卫，壅塞肺络，肺气不宣，宣肃失司，肺气上逆，而致咳嗽。临床有风寒、风热之别。②内伤咳嗽：小儿脾虚生痰，上贮于肺，肺失清肃，发为咳嗽；若小儿肺脾两虚，气不化津，则痰湿更易滋生。若痰湿蕴肺，遇感引触，转从热化，则可出现痰热咳嗽。素体虚弱，若外感咳嗽日久不愈，进一步耗伤气阴，发展为肺阴耗伤或肺脾气虚之证。

适用范围 推拿手法适用于多种证型咳嗽患者。

治则治法 止咳化痰。外感咳嗽治以疏风解表、宣肺止咳；内伤咳嗽治以健脾益肺、顺气止咳。

基本操作 ①外感咳嗽：开天门、推坎宫、揉太阳、揉耳后高骨各 50 次，清肺经 300 次，黄蜂入洞 100 次，顺运内八卦 50 次，揉膻中 200 次，揉乳根、乳旁各 300 次，擦膻中、肺俞透热为度。②内伤咳嗽：补肺经 300 次，补脾经 300 次，顺运内八卦 50 次，揉膻中 200 次，揉乳根、乳旁各 300 次，擦膻中、肺俞透热为度。

随症加减 ①外感咳嗽：风寒者加推三关、揉外劳宫、掐揉二扇门；风热者加清天河水、清小肠、清心经；风燥者加揉二人上马；痰多者加按弦走搓摩、揉天突、揉丰隆、揉足三里；咽喉疼痛者加揉板门、掐少商、掐商阳；有干、湿性啰音者分别加推小横纹、揉掌小横纹。②内伤咳

嗽：痰湿者加推三关、揉外劳宫、按弦走搓摩、揉天突、揉丰隆；阴虚者加揉二人上马、运内劳宫、清天河水；气虚者加推三关、揉百会、揉脾俞、揉胃俞、揉足三里；盗汗者加揉肾顶、补肾经、推涌泉；便秘者加顺时针摩腹、揉龟尾、推下七节骨。

注意事项 推拿治疗咳嗽具有良好的临床疗效，治疗期间宜避免食用辛辣、油腻食物。临证时应注意与顿咳等进行鉴别。呼吸困难、呼吸衰竭者需采取吸氧、吸痰等急救措施。

（井夫杰 马惠昇）

xiàochuǎn
哮喘（asthma） 以突然发作的呼吸急促，喉间哮鸣，甚则张口抬肩，不能平卧为主要表现的反复发作性疾病。又称哮喘、鸣息、呷嗽、哮吼。哮喘是一种常见的反复发作性疾病，哮与喘是两个症状：喉中有鸣声者为哮；呼吸困难，张口抬肩者为喘。一般二者同时发病，故合称为哮喘。西医学的支气管哮喘、慢性哮喘性支气管炎、肺炎、肺气肿及心脏病等可见此证。

临床表现 主要包括以下几个方面。

症状体征 ①发作期：咳喘气促，呼气性呼吸困难，喉间痰鸣，甚则张口抬肩，口唇青紫，鼻翼煽动，烦躁不安，不能平卧。偏寒者兼见痰涎清稀，色白多沫，面色苍白，无汗肢冷，舌质淡，苔白，脉滑，指纹色红。偏热者兼见痰涎黄稠，胸闷，面红发热，口渴喜饮，大便干，小便黄，舌质红，苔黄，脉滑数，指纹色紫。②缓解期：咳少气短，面色无华，神疲乏力，自汗肢冷，喉间时有痰鸣，食少便溏，易感冒，舌质淡，苔薄白，脉缓无力，指纹淡红。

辅助检查 见以下两方面。

影像学检查 无共存疾病时，哮喘患者 X 线胸片无影像学特征，评估重度、反复发作哮喘，怀疑存在其他病变时，如支气管扩张、闭塞性细支气管炎、气管软化或影响中心气道的血管异常，需行胸片检查。

实验室检查 血常规检查可见白细胞计数正常，嗜酸性粒细胞升高；伴肺部感染时，白细胞计数及中性粒细胞均可升高。

中医病机特点 外感邪气、情志、饮食、劳累、肺脾肾虚等引发内伏宿痰，致气逆痰阻，气道壅塞，痰气相搏，遂哮喘发作。病位在肺，与脾、肾密切相关。

适用范围 推拿手法适用于缓解期的哮喘患者。

治则治法 应坚持长期、规范、个体化的治疗原则，按发作期和缓解期分别施治。病位主要在肺，发作期病机关键为痰气相搏，气道被阻，故化痰平喘是基本治法，当攻邪以治标，分辨寒热虚实、寒热夹杂，随证施治；缓解期治以调整脏腑，扶正祛邪，以防反复发作。

基本操作 ①发作期：清肺经 300 次，补脾经 300 次，按弦走搓摩 100 次，顺运内八卦 50 次，揉天突 200 次，揉膻中 100 次，揉乳根、乳旁各 200 次，揉掌小横纹 200 次，揉定喘 200 次，擦膻中、肺俞透热为度。②缓解期：补肺经 300 次，补脾经 300 次，补肾经 300 次，顺运内八卦 50 次，揉二人上马 200 次，揉外劳宫 100 次，揉丹田 100 次，揉肺俞、脾俞、肾俞、三焦俞各 300 次。

随症加减 ①偏寒者加推三关，揉外劳宫，擦肾俞、命门透热为度。②偏热者加退六腑、清

天河水；兼有表证者加开天门、推坎宫、揉太阳、揉耳后高骨、黄蜂入洞。③兼有便秘者加顺时针摩腹、清大肠、揉龟尾、推下七节骨。④久病体虚者加捏脊、揉足三里、摩腹。

注意事项 哮喘病因复杂，宜采用多种疗法综合治疗。除推拿之外，还可配合药物、雾化吸入、贴敷、针灸、环境疗法、身心疗法等，以提高疗效。哮喘急性发作时，可点按孔最穴以止咳平喘。尽量远离变应原。

(井夫杰 马惠昇)

fǎnfù hūxīdào gǎnrǎn

反复呼吸道感染 (recurrent respiratory tract infection)

1 年内发生呼吸道感染次数过于频繁，超过一定的范围的疾病。根据部位可分为反复上呼吸道感染（鼻炎、咽炎、扁桃体炎）和反复下呼吸道感染（支气管炎、毛细支气管炎及肺炎等）。

临床表现 主要包括以下几个方面。

症状体征 ①平素可无异常表现，或时有鼻塞，咽喉不利，少气懒言，面白无华，易汗出。舌脉正常，或舌淡、脉细无力。②一旦气候变化或寒温不调时，即可致病。③患儿 1 年内上呼吸道感染次数频繁，2 岁以内婴幼儿超过 7 次/年，3~5 岁儿童超过 6 次/年，6 岁以上儿童超过 5 次/年，即可诊断。

辅助检查 见以下两方面。

影像学检查 暴露增加所致病毒性感染、特应性疾病如变态反应性鼻炎患者无影像学特征，严重呼吸道感染及引发反复呼吸道感染的免疫缺陷/非免疫性慢性疾病影像学表现根据疾病不同有所区别。

实验室检查 细菌感染者，

白细胞计数及中性粒细胞百分数升高；病毒感染者，白细胞计数正常或偏低，淋巴细胞所占比例偏高。若怀疑细菌引起的反复呼吸道感染者，应做咽拭子培养。

中医病机特点 病位在肺，病机关键为正虚卫表不固。其发病与否与正邪消长变化有关，发病时以邪盛为主，迁延不愈时为正虚邪恋，缓解后以正虚为主，也有积热内蕴之证。

适用范围 推拿手法适用于各种类型的反复呼吸道感染患者。

治则治法 调整阴阳，增强小儿适应能力和防御能力是小儿反复呼吸道感染的基本治法。平素以扶正为主，发病时以祛邪为主。

基本操作 ①营卫失和，邪毒留恋：分阴阳 100 次，补脾经 200 次，补肺经 200 次，补肾经 200 次，揉肾顶 50 次，揉涌泉、二马各 100 次，推三关 200 次，捏脊 3~5 遍。②脾肺两虚：补脾经 200 次，补肺经 200 次，补肾经 200 次，揉肾顶 50 次，揉二人上马 100 次，揉肺俞、脾俞、足三里各 50 次。③肾虚精亏：补肾经 200 次，补脾经 200 次，推三关 100 次，揉二马 100 次，揉肾俞、太溪、足三里、三阴交各 50 次，捏脊 3~5 次。④少阳失和：清肝经 200 次，清肺经 200 次，补脾经 200 次，补肾经 200 次，揉一窝风、小天心各 100 次，揉二马 100 次，按弦走搓摩 3~5 次。⑤气阴两虚：补脾经 200 次，补肺经 200 次，补肾经 200 次，揉二马、涌泉各 100 次，揉脾俞、肺俞 50 次，捏脊 3~5 次。⑥肺胃实热：清肺经 200 次，清胃经 200 次，清大肠 200 次，清板门 100 次，掐揉四横纹 50 次，退六腑 50 次，推下七节骨 50 次。⑦积热内

蕴：清大肠 200 次，清天河水 100 次，退六腑 50 次，推四横纹 50 次，逆运内八卦 50 次，揉一窝风、小天心各 50 次，顺时针摩腹 3~5 分钟。

随症加减 ①扁桃体肿大加揉合谷、颊车。②咽红加掐揉少商、商阳。③食欲不振加推四横纹、顺运内八卦。④大便溏薄加补大肠、揉外劳宫。⑤汗出过多加揉肾顶。⑥纳食欠佳加揉板门、揉中脘、足三里。⑦磨牙梦呓加清肝经。⑧睡卧不宁加清心经、掐揉五指节。

注意事项 推拿治疗该病具有较好的疗效，但疗程较长，需坚持治疗方能取效。反复呼吸道感染儿多系体质虚弱，应重视补虚治本，预防复发。

（井夫杰　马惠昇）

xiàjìrè
夏季热（summer fever）
伤于暑邪，以长期发热、口渴、多尿、无汗或少汗为主要表现的婴幼儿时令性热病。多见于 3 岁以下的婴幼儿。

临床表现 主要包括以下几个方面。

症状体征 夏季长期发热不退，口渴多饮，小便清长，无汗或少汗，皮肤干燥灼热，烦躁惊跳，甚至惊厥昏迷，舌质红，苔薄黄，脉细数，指纹淡红。

辅助检查 见以下两方面。

影像学特点 无特征性表现。

实验室检查 中暑患者需检查血气分析、凝血功能、电解质并持续监测。

中医病机特点 婴幼儿阴气未充，阳气不足，机体调节功能未臻完善，尤其是发育营养较差的或病后体虚，夏季不能耐受暑热，暑气重灼肺胃，致使津液耗损，肺津既耗，引起化源不足，

不能润肤泽毛，腠理闭塞，汗不能泄，热不得散，故而高热不退。

适用范围 推拿手法适用于多种证型的夏季热患者。

治则治法 清暑退热，养阴生津。

基本操作 清脾经 400 次，清肝经 300 次，清心经 350 次，清肺经 200 次，补肾经 450 次，推大肠 100 次，揉外劳 120 次，推三关 50 次，推六腑 150 次，水底捞明月 15 次，按揉足三里 60 次，按涌泉 200 次，揉膻中 100 次，揉中脘 150 次，揉丹田 300 次，推揉肺俞 50 次，按肩井 2~3 次。以上方法每日推一次，连续推 3~4 天，待见到患儿渴饮与尿次减少，发热减轻后，即改用养阴生津法：补脾经 350 次，清肝经 250 次，补心经 200 次，清心经 100 次，补肺经 300 次，补肾经 400 次，推大肠 100 次，揉外劳 100 次，揉膻中 120 次，揉中脘 150 次，揉丹田 300 次，推揉肺俞 50 次，按肩井 2~3 次。

随症加减 ①纳差者，加揉板门 150 次，按揉足三里 100 次。②夜间不能入睡者，加天门入虎口 100 次，揉太阳加倍。③腹胀者，加摩腹 10 分钟。

注意事项 ①注意居室通风凉爽，保持空气清新。②给小儿穿柔软、宽大的衣服，保持皮肤清洁卫生。③进行物理降温，如采用温水浴。④饮食宜清淡，吃高蛋白、高维生素而又易于消化的流质、半流质食物。

（井夫杰　马惠昇）

zhùxià
疰夏（summer non-acclimition）
以夏季倦怠嗜卧、低热、纳差为主要表现的暑病。

临床表现 主要包括以下几个方面。

症状体征 ①脾胃气虚：精神萎靡，面色苍黄，饮食少思，口中无味，嗜卧身热，大便不调，舌苔薄白，舌质淡，脉沉细而数。②肺肾阴虚：身热消瘦，头痛眩晕，身倦脚软，发热食少，呵欠频作，心烦汗出，苔少舌红，脉沉细而数。③暑热内蕴：身热消瘦，头痛眩晕，身倦脚软，发热食少，呵欠频作，心烦汗出，苔少舌红，脉沉细而数。

影像学特点 无特征性表现。

中医病机特点 小儿体质虚弱，或病后体虚，又遇夏令时节，日长暴暖，暑气熏蒸，脾胃受困，中阳不足，健运失司，以致脾胃气虚所致；或因小儿体素阴气不足，感受暑气，夏日土火较旺，制克金水，以致肺肾阴亏而得病；亦有因夏令暑热炎盛，暑邪伤气，且暑必夹湿，暑湿内伏，耗伤津气，以致暑热内蕴肺胃而得病。

适用范围 推拿手法适用于多种证型的疰夏患者。

治则治法 肺脾气虚者治以益气健脾，气血双补。肺肾阴虚者治以滋补肺肾，金水相生。暑热内蕴者治以清暑益气，健脾化湿。

基本操作 ①肺脾气虚：补脾经 600 次，清补大肠各 400 次，运内八卦 300 次，揉板门 400 次，推三关 300 次，退六腑 100 次，按揉脾俞 100 次，按揉胃俞 100 次，捏脊 5 遍，摩腹、揉脐各 50 次，按揉足三里 50 次。②肺肾阴虚：补脾经 600 次，补肺经 500 次，补肾经 500 次，揉肾顶 100 次，运内八卦 100 次，揉二马 150 次，分推膻中 100 次，摩中脘 100 次，揉肺俞 60 次，揉肾俞 60 次，按揉三阴交 30 次，揉涌泉 30 次。③暑热内蕴：补脾经 600 次，清肺经 300 次，清补大肠各 400 次，

清小肠 300 次，运内八卦 100 次，揉板门 100 次，揉小天心 100 次，清天河水 300 次，按揉天枢 60 次，按揉足三里 60 次。

随症加减 ①纳差者，加揉板门 150 次，按揉足三里 100 次。②咳嗽、痰鸣气急者，加推揉膻中、揉肺俞、揉丰隆、运内八卦。③脘腹胀满、不思乳食、呕吐者，加揉中脘、推揉板门、分腹阴阳、推天柱骨。④烦躁不安、睡卧不宁、惊惕不安者，加清肝经、掐揉小天心、掐揉五指节。⑤自汗盗汗者，加揉肾顶、补肾经。

注意事项 进入夏季尤其是酷暑时节，必须重视避暑防湿。禁食生冷、馊腐食物，少食油腻，保证充足睡眠。夏令时节选用百合、绿豆、薏苡仁、红豆、莲子等煮粥、炖汤，既可清暑，亦能益气养阴。

(井夫杰 马惠昇)

fùxiè

腹泻（diarrhea） 以大便次数增多、粪质稀薄或如水样为主要表现的病证。2 岁以下小儿发病率最高。一年四季均可发病，夏秋季节多发。若治疗得当，预后良好，重证则预后较差，可出现气阴两伤、阴竭阳脱等危重变证。久泻迁延不愈者，则易转为慢惊风或疳证。西医学的轮状病毒性肠炎、细菌性肠炎及消化不良等疾病可见此证。

临床表现 主要包括以下几个方面。

症状体征 ①风寒泻：大便带有泡沫，色淡，无明显臭气，腹痛肠鸣，或伴有鼻塞、流涕、身热。舌苔白腻，脉滑有力。②寒湿泻：大便清稀多泡沫，色淡不臭，肠鸣腹痛，面色淡白，口不渴，小便清长。舌淡，苔白腻，脉濡，指纹色红。③湿热泻：

大腹痛即泻，暴注下迫，大便黄褐热臭，或伴有少许黏液，身热，烦躁口渴，小便短赤，肛门灼热而痛。舌红苔黄腻，指纹色紫。④伤食泻：腹痛、腹胀，泻前哭闹，泻后痛减，大便量多，气味酸臭，口臭纳呆，或伴呕吐酸馊。舌红苔厚或垢腻，脉滑，指纹紫红而滞。⑤脾虚泻：大便溏薄，水谷不化，食后即泻，色淡不臭，时轻时重，肌肉消瘦，神倦乏力，面色萎黄。舌淡苔白，脉沉无力，指纹沉色淡。⑥脾肾阳虚泻：久泄不止，食入即泻，粪质清稀，完谷不化，或见脱肛，精神萎靡，形寒肢冷，面色㿠白，睡时露睛。舌淡苔白，脉细弱。

辅助检查 见以下两方面。

影像学特点 无特征性表现。

实验室检查 大便常规检查，可见脂肪球或少量白细胞、红细胞。病原体检查，可有致病性大肠埃希菌或病毒检测阳性等。

中医病机特点 感受外邪，饮食所伤，情志不调，禀赋不足及久病脏腑虚弱等致脾虚湿盛，脾胃运化功能失调，肠道分清泌浊、传导功能失司而发生腹泻。腹泻病位主要在肠，主病之脏属脾。与肝、肾密切相关。

适用范围 推拿手法适用于多种证型的腹泻患者。

治则治法 运脾化湿为该病的基本治法，随证治以祛风散寒、温中散寒、清热利湿、消食导滞、健脾益气、温肾健脾等。

基本操作 ①风寒泻：开天门 200 次，推坎宫 200 次，揉太阳 200 次，揉耳后高骨 200 次，补脾经 200 次，揉一窝风 100 次，运内八卦 50 次，揉外劳宫 100 次，推三关 100 次，捏脊 3~5 遍。②寒湿泻：补脾经 200 次，补大肠 200 次，推三关 100 次，揉外

劳宫 100 次，揉一窝风 100 次，推上七节骨 50 次，捏脊 3~5 遍。③湿热泻：清补脾经 300 次，清胃经 100 次，清大肠 200 次，板门推向横纹 100 次，清天河水 200 次，揉脐与天枢 100 次，顺时针方向摩腹 2 分钟，揉龟尾 50 次，推上七节骨 100 次。④伤食泻：补脾经 300 次，清胃经 100 次，揉板门 100 次，补大肠 100 次，运内八卦 100 次，揉中脘 100 次，揉脐与天枢 100 次，分腹阴阳 50 次，揉龟尾 50 次，推上七节骨 50 次。⑤脾虚泻：补脾经 300 次，补大肠 100 次，揉外劳宫 100 次，推三关 100 次，揉脐 100 次，逆时针方向摩腹 2 分钟，按揉足三里 50 次，按揉脾俞 100 次，按揉胃俞 100 次，按揉大肠俞 100 次，揉龟尾 50 次，推上七节骨 100 次，捏脊 10 遍。⑥脾肾阳虚泻：补脾经 200 次，补大肠 200 次，补肾经 200 次，推三关 100 次，揉外劳宫 100 次，揉脾俞 100 次，揉肾俞 100 次，按揉百会 50 次，推上七节骨 100 次，捏脊 3~5 遍。

随症加减 ①腹痛甚者，加拿肚角、揉足三里。②口渴者，加揉二马、清胃经。③腹胀者，加揉天枢、中脘。④久泄不止者，加灸神阙。

注意事项 推拿治疗期间避免食用甜食及凉性水果。临证时应注意与痢疾、生理性腹泻、肠套叠等相鉴别。若排除细菌性腹泻，可不使用抗菌药，但病毒性腹泻大便常规也可见有少量白细胞，故难以排除细菌感染。若用抗菌药，头孢三代治疗细菌性腹泻优于二代。

(井夫杰 马惠昇)

fùtòng

腹痛（abdominal pain） 胃脘以下，耻骨毛际以上部位发生疼

痛的病证。根据腹痛部位可分为大腹痛、脐腹痛、少腹痛和小腹痛。胃脘以下、脐部以上称大腹痛；脐周部位疼痛为脐腹痛；小腹两侧或一侧疼痛为少腹痛；若脐下腹部正中疼痛为小腹痛。腹痛可出现在多种内科、外科疾病中，任何年龄均可发生，无季节性。

临床表现　主要包括以下几个方面。

症状体征　①腹部中寒：腹痛急暴，哭叫不安，阵阵发作，腹痛常在受凉或饮食生冷后发生，遇冷则剧，得热则舒，面色㿠白，甚则额冷汗出，唇色紫暗，肢冷，或兼有呕吐，腹泻，小便清长。舌苔白滑，指纹色红。②乳食积滞：腹部胀痛，拒按，厌食，恶心呕吐，嗳腐吞酸，矢气频作，或腹痛欲泻，泻后痛减，夜卧不安，时时哭闹。舌苔多厚腻。③虚寒腹痛：腹痛绵绵，时作时止，喜温喜按，面色㿠白，精神倦怠，四肢清冷，纳少，或食后作胀，大便稀溏。舌淡苔白。

中医病机特点　感受外邪、饮食不节、情志失调、阳虚脏寒等原因，使腹部脏腑气机阻滞，气血运行不畅，经脉痹阻，不通而痛；或脏腑经脉失于温养，不容而痛。病位在腹，有脐腹、胁腹、小腹、少腹之分，病变涉及肝、胆、脾、肾、膀胱、大小肠等。

适用范围　推拿手法适用于多种证型的腹痛患者。除外急腹痛者。

治则治法　以通腑调气，缓急镇痛为治疗原则。实证以祛邪为主，随证治以消食导滞、温阳散寒等；虚证以扶正为主，随证治以健脾益气等。

基本操作　①腹部中寒：补脾经 300 次，揉外劳宫 100 次，推三关 100 次，掐揉一窝风 100次，逆时针方向摩腹 2 分钟，拿肚角 3～5 次。②乳食积滞：补脾经 300 次，清大肠 100 次，揉板门 100 次，运内八卦 50 次，揉中脘 50 次，揉天枢 50 次，分腹阴 100 次，拿肚角 3～5 次。③虚寒腹痛：补脾经 300 次，补肾经 300次，推三关 100 次，揉外劳宫 100次，揉中脘 5 分钟，揉脐 300 次，按揉足三里 100 次。

随症加减　①呕吐加揉中脘、分腹阴阳。②腹泻加清补大肠。③腹痛甚加重按脾俞、胃俞。④纳少加顺时针摩腹、推四横纹。

注意事项　婴幼儿出现腹痛时因不能用言语表达，极易造成漏诊、误诊。因此，随时检查腹部体征，并进行必要的其他辅助检查，以明确诊断并及时处理。注意腹痛与发热的关系。若先发热，后腹痛者多为内科疾病，如上呼吸道感染、扁桃体炎常并发急性肠系膜淋巴结炎；反之，若先腹痛，后发热者多为外科疾病，如急性阑尾炎、继发性腹膜炎等。

（井夫杰　马惠昇）

xiǎo'ér biànmì

小儿便秘（peadiatric constipation）

以大便秘结不通，排便次数减少或间隔时间延长，或便意频而大便艰涩、排出困难为主要临床表现的病证。便秘可单独存在，也可继发于其他疾病的过程中。可见于任何年龄，一年四季均可发病。该病若治疗恰当，一般预后良好，但日久迁延不愈者，可引起肛裂、脱肛、痔疮等疾病。

临床表现　主要包括以下几个方面。

症状体征　①食积便秘：大便秘结，不思乳食，脘腹胀满，或恶心呕吐，手足心热，小便短赤。舌苔黄腻，脉沉有力，指纹紫滞。②燥热便秘：大便干结，排出困难，甚则秘结不通，腹胀或痛，口干口臭，面红身热，小便短赤，或口舌生疮。舌质红，苔黄燥，脉滑数，指纹紫滞。③气滞便秘：大便秘结，欲便不得，嗳气频作，胁腹痞闷胀痛。舌质红，苔薄白，脉弦，指纹滞。④气虚便秘：大便不干，虽有便意，但努挣乏力，难于排出，挣则汗出气短，便后疲乏无力，面色㿠白，神疲懒言。舌淡，苔薄，脉弱，指纹淡。⑤血虚便秘：大便干结，努挣难下，头晕心悸，面白无华，唇甲色淡。舌淡嫩，苔薄白，脉细弱，指纹淡。

影像学特点　腹部平片或肠镜可排除结肠、直肠器质性病变及肠腔结构异常。

中医病机特点　饮食不节，情志失调，外邪犯胃，禀赋不足等导致燥热内结，或气滞不行，或阴寒凝滞，或气血阴阳不足等，均可引起腑气不通，传导失司而为便秘。与胃、脾、肾关系密切。

适用范围　推拿手法适用于多种证型的便秘患者。

治则治法　基本治法为润肠通便，随证治以消导、清热、行气、益气、养血等。

基本操作　①食积便秘：清大肠 200 次，揉板门 200 次，逆运内八卦 100 次，退六腑 50 次，掐揉四横纹 50 次，顺时针摩腹 2分钟，揉天枢 100 次，推下七节骨 50 次。②燥热便秘：清大肠 200 次，补肾经 200 次，揉二马100 次，退六腑 50 次，清天河水 100 次，掐揉四横纹 50 次，揉膊阳池 100 次，顺时针摩腹 2 分钟，揉天枢 100 次，推下七节骨 100次。③气滞便秘：清肝经 200 次，清大肠 200 次，逆运内八卦 200

次，顺时针摩腹 2 分钟，揉膊阳池 100 次，揉天枢 100 次，掐揉太冲 50 次，搓摩胁肋 3 ~ 5 遍。④气虚便秘：补脾经 200 次，补肾经 200 次，揉二马 100 次，按揉三阴交 50 次，揉膊阳池 50 次，揉天枢 100 次，按揉脾俞、膈俞、大肠俞各 50 次，顺时针摩腹 2 分钟，推下七节骨 50 次。

随症加减 ①小便短赤加清小肠。②恶心呕吐加横纹推向板门、分腹阴阳。③口舌生疮加揉总筋、掌小横纹。④嗳气频作加揉中脘、分腹阴阳。⑤汗出气短加补肺经、揉肾顶、气海。⑥头晕心悸加揉印堂、内关。

注意事项 小儿食积停滞易于化热，内外合邪导致津亏肠燥，无水行舟，故小儿便秘以热证居多。因此，治疗当以滋阴通便、理气调肠为基本大法。该病不可乱用泻下药，否则反使便秘加重。治疗时宜多法并举，内外合治，食药同治。

(井夫杰 马惠昇)

ǒutù

呕吐 (vomitting) 乳食由胃中上逆，经口吐出的病证。临床上以婴幼儿较为多见，一年四季均可发病。西医学认为，呕吐原因较多，如消化道功能紊乱、消化道感染性疾病、消化道器质性梗阻、全身感染性疾病、代谢紊乱、中枢神经系统感染及颅内病变等，临床应注意鉴别，排除推拿禁忌证，以确定推拿适应证。

临床表现 主要包括以下几个方面。

症状体征 ①外感呕吐：猝然呕吐，伴流涕、喷嚏、恶寒，发热，头身不适。舌质淡，苔白，脉浮，指纹红。②伤食呕吐：呕吐酸馊乳块或不消化食物，口气臭秽，不思乳食，腹胀腹痛，吐后觉舒，大便秘结或泻下酸臭。舌红苔厚腻，脉滑实，指纹紫滞。③胃热呕吐：呕吐频繁，食入即吐，吐物酸臭，口渴喜饮，身热烦躁，唇干面赤，大便臭秽或秘结，小便短赤。舌红而干，苔黄腻，脉数，指纹色紫。④胃寒呕吐：食久方吐或朝食暮吐，遇寒加重，呕吐不消化食物或清稀痰涎，不酸不臭，伴面色㿠白，精神倦怠，四肢欠温，食少不化，或腹痛绵绵，喜温喜按，大便溏薄，小便清长。舌淡苔白，脉沉细无力，指纹色青。⑤胃阴不足：反复呕吐，常呈干呕，饥不欲食，口燥咽干，唇红，大便干结如羊屎。舌红少津，少苔，脉细数，指纹细紫。⑥肝气犯胃：呕吐酸苦，或嗳气频频，胸胁胀痛，精神郁闷，易哭易怒。舌红，苔薄腻，脉弦，指纹青紫。⑦惊恐呕吐：呕吐清涎，面色忽青忽白，心神烦乱，睡卧不安或惊惕哭闹。舌质淡，苔薄，脉弦，指纹青紫。

中医病机特点 外感六淫，内伤饮食，情志失调，脾胃虚弱等均可导致胃失和降，胃气上逆，发生呕吐。病位在胃，与肝、脾有密切关系。

适用范围 推拿手法适用于多种证型呕吐患者。

治则治法 和胃降逆为该病的基本治法。实证以祛邪为主，随证治以疏邪解表、消食导滞、清泄蕴热、疏肝理气、镇静安神；虚证以扶正为主，随证治以温胃散寒、养胃生津。

基本操作 ①外感呕吐：开天门 200 次，推坎宫 200 次，揉太阳 200 次，揉耳后高骨 200 次，清胃经 200 次，顺运内八卦 100 次，揉小天心 50 次，揉一窝风 50 次，横纹推向板门 50 次，推天柱骨 50 次。②伤食呕吐：清胃经 200 次，清大肠 200 次，揉板门 100 次，逆运内八卦 100 次，掐揉四横纹 50 次，分腹阴阳 100 次，横纹推向板门 50 次，顺时针摩腹 2 分钟。③胃热呕吐：清胃经 200 次，清大肠 200 次，清板门 100 次，清天河水 100 次，横纹推向板门 50 次，顺时针摩腹 2 分钟，揉内关、中脘、足三里各 50 次。④胃寒呕吐：推三关 200 次，揉一窝风 100 次，揉外劳宫 200 次，横纹推向板门 50 次，分腹阴阳 100 次，擦脾俞、胃俞以透热为度，顺时针摩腹 2 分钟。⑤胃阴不足：补肾经 200 次，揉二马 100 次，顺运内八卦 100 次，分腹阴阳 50 次，按揉中脘、足三里、内关、脾俞、胃俞各 50 次。⑥肝气犯胃：清肝经 200 次，横纹推向板门 100 次，揉肝俞、太冲、中脘各 50 次，顺时针摩腹 2 分钟，搓摩胁肋 2 ~ 3 遍。⑦惊恐呕吐：清肝经 200 次，捣小天心 50 次，掐揉五指节 30 次，分腹阴阳 50 次，顺时针摩腹 2 分钟，揉中脘 50 次，搓摩胁肋 2~3 遍。

随症加减 ①外感风寒加推三关。②外感风热加清天河水。③暑湿呕吐加清补脾经、推四横纹。④腹痛加拿肚角、捏脊。⑤腹胀加揉天枢。⑥大便秘结加退六腑。⑦小便短赤加清小肠、揉小天心。⑧唇干面赤加掐揉四横纹。⑨大便溏薄加清补大肠。⑩睡卧不安加揉百会、印堂。

注意事项 小儿呕吐的原因非常复杂，某些消化系统疾病、先天畸形、感染、虫证、颅脑疾病、中毒、急腹症及肝肾疾病等均可引起呕吐，临证时应明确诊断，对因对症处理。推拿治疗小儿呕吐具有较好的疗效，年龄较大的患儿治疗以取经穴为主。

(井夫杰 马惠昇)

ènì

呃逆（hiccups）

以胃气上冲、喉间呃呃连声，声短而频，令人不能自制为主要表现的病证。古称哕、哕逆，俗称打嗝。可见于西医学的单纯性膈肌痉挛、胃肠神经症等疾病。

临床表现 主要包括以下几个方面。

症状体征 ①胃中寒冷：呃声沉缓有力，胸膈及胃脘胀闷不舒，得热则减，遇寒则甚，胃纳差，喜热饮，口淡不渴，舌苔白润，脉迟缓。②胃火上逆：呃声洪亮有力，冲逆而出，胃纳可，口臭烦渴，喜食冷饮，大便秘结，小便短赤，舌红苔黄，脉滑数。③气郁痰阻：呃逆连声，常因情志不畅而诱发或加重，胸胁痞满，脘腹胀闷，嗳气纳呆，时有恶心，舌苔薄腻，脉弦或弦滑。④正气亏虚：呃声低沉无力、面色苍白，神疲倦怠，手足不温，胃纳差，舌淡，苔薄白，脉沉细或细弱无力。

中医病机特点 饮食不当，情志不舒，正气亏虚，或突然吸入冷空气均可致胃失和降，胃气上逆，动膈冲喉而引发呃逆。

适用范围 推拿手法适用于多种证型呃逆患者。

治则治法 理气和胃，降逆止呃。

基本操作 ①患者仰卧位，医师用一指禅推法、指按揉法、按法等作用于缺盆、膻中穴5分钟左右，以酸胀为度。②用摩法顺时针摩腹，以中脘、气海、关元为重点，6~8分钟。③患者俯卧位，医师以一指禅推法、滚法作用于背部膀胱经，重点在督俞、膈俞、脾俞、胃俞，时间3~5分钟。④患者坐位，医师用搓法、擦法等作用于背部及两胁以透热

为度。

随症加减 ①胃中寒冷：指摩气海、关元约2分钟。用振法作用于中脘穴约2分钟。②胃火上逆：指摩或一指禅推法推大横、天枢约2分钟。指按揉或一指禅推大肠俞、八髎、足三里约3分钟。③气郁痰阻：指按揉或一指禅推法推中府、云门、膻中、章门、期门、肺俞、脾俞约3分钟。横擦胸部，重点在膻中穴附近，斜擦两胁，以透热为度。拇指按揉内关、足三里、丰隆穴各约1分钟。④正气亏虚：拇指按揉或一指禅推法推气海、关元、足三里、内关穴约5分钟，擦背部膀胱经和督脉，横擦腰骶部，以透热为度。捏脊3~5遍。

注意事项 注意饮食调节，少食生冷辛辣食物。保持心情舒畅，适当增加体育锻炼。

（井夫杰　马惠昇）

gānjī

疳积（mild malnutrition with food stagnation）

积滞和疳证的总称。积滞和疳证是轻重程度的不同。积滞指小儿因内伤乳食、停滞不化、气滞不行所形成的慢性消化功能紊乱的综合征，临床以不思饮食或食而不化，身高、体重增长缓慢或不增长，大便或稀或干为特征。积久不化则转化为疳证，往往是积滞的进一步发展。疳证指小儿饮食失调，喂养不当，脾胃虚损，运化失权，以病程迁延、形体消瘦、毛发枯焦、发育迟缓、神疲乏力为特征。该病尤多见于小儿。积滞和疳证不仅有因果关系，而且在程度上有轻重之别，两者关系密切难以分开，故统称为疳积。西医学所说的"小儿营养不良"与疳证的临床表现相似，小儿营养不良是摄食不足或摄入食物不能被充分利用的结果。

临床表现 主要包括以下几个方面。

症状体征 ①积滞以不思乳食，食而不化，脘腹胀满，嗳气酸腐，大便溏泄或便秘，气味酸臭为特征，可伴有烦躁不安、夜间哭闹或呕吐等症。②疳证表现为形体消瘦，体重比正常同年龄儿童平均值低15%以上，面色不华，毛发稀疏枯黄，严重者干枯羸瘦，体重可比正常值低40%以上，可伴有饮食异常、大便干稀不调；或脘腹膨胀等明显脾胃功能失调症状。兼有精神不振，或好发脾气，烦躁易怒，或喜揉眉擦眼，或吮指、磨牙等症。

中医病机特点 喂养不当、乳食不节，或嗜食生冷、质硬难消化之物致脾胃受纳运化失职，乳食停滞不化；或因先天脾胃虚弱，脾运化失常，腐熟运化不及，乳食不消，停聚中焦，而成虚中夹实的积滞。病位在脾胃。

适用范围 推拿手法适用于多种证型的积滞患者。

治则治法 该病治疗以消食化积、理气行滞、健运脾胃为基本原则。针对不同分型，分别采用消积导滞、温中健脾等治法。

基本操作 ①积滞伤脾：补脾经300次，揉板门200次，推四横纹150次，运内八卦150次，揉中脘100次，分腹阴阳200次，揉天枢100次，按揉足三里100次。②气血两亏：补脾经300次，推三关150次，揉外劳宫150次，运内八卦150次，掐揉四横纹150次，按揉足三里100次，揉中脘100次，捏脊3~5遍。

随症加减 ①五心烦热，盗汗，舌红光剥，阴液不足去推三关、揉外劳宫，加清肝经、补肾经、揉二马、运内劳宫。②烦躁不安者，加掐揉五指节、清肝经。

③口舌生疮者，加掐揉小横纹。④目赤、多眵泪、隐涩难睁者，加清肝经、揉肾经。⑤若兼见咳嗽痰喘者，加推肺经，推揉膻中、肺俞。⑥便溏加补大肠。⑦便秘者，加清大肠、推下七节骨。

注意事项 治疗同时必须注意饮食调节，合理喂养。进食要定时、定量，及时添加辅助食品，多吃含维生素丰富的水果、蔬菜，纠正挑食、偏食、吃零食等不良习惯，提倡母乳喂养。病情好转，食欲明显增加时，注意勿过食，以免引起消化功能紊乱。经常到户外活动，呼吸新鲜空气，多晒太阳。积极治疗并发症及原发性慢性疾病。

(井夫杰 马惠昇)

yànshí

厌食（anorexia） 小儿较长时期食欲不振，甚至拒食的病症。又称恶食。西医学认为小儿消化系统功能尚未健全，加之喂养不当而导致该病的发生。厌食患儿一般精神状态基本正常，但日久精神疲惫，体重减轻、抗病力弱。病程长者对小儿的生长发育有一定的影响，故应及时治疗。该病以1~6岁小儿多见。若因外感或某些慢性病而出现的食欲不振者，则不属该病范围。

临床表现 根据临床症状，小儿厌食可分为脾失健运、胃阴不足和脾胃气虚3个证型。

症状体征 ①脾失健运者，症见面色少华，不思纳食，或食物无味，拒进饮食，形体偏瘦，舌苔淡滞。②胃阴不足者，症见口干多饮而不喜进食，皮肤干燥，缺乏润泽，大便干结，舌苔多见光剥，亦有光红少津者，舌质偏红，脉细，指纹沉红。③脾胃气虚者，症见精神较差，面色萎黄，厌食、拒食，若稍进食，大便中

即夹有不消化残渣，或大便不成形，容易出汗，舌苔薄白，脉无力，指纹沉滞。

影像学特点 无特征性表现。

中医病机特点 小儿为稚阴稚阳之体，脾常不足，多种原因都可导致其脾胃不和，受纳运化失职而出现厌食的症状。

适用范围 推拿手法适用于多种证型的厌食患者。

治则治法 推拿治疗以健脾和胃为原则，疗效显著。

基本操作 手法速度为80~120次/分。补脾经400次，补胃经200次，补大肠200次，掐揉四横纹各30~50次，摩腹5~10分钟，按揉足三里、脾俞、胃俞各30次。

随症加减 ①脾失健运者，补脾经加至600次，加运内八卦400次，龙入虎口100次。②胃阴不足者，加分阴阳100次，揉扳门300次，运内八卦200次，按揉中脘、关元、三焦俞、肾俞各30~50次。③脾胃气虚者，补脾经加至600次，加补肾经300次，推上七节骨300次，捏脊3~5遍。推拿每日1次，10日为1个疗程。

注意事项 调节饮食，是预防治疗小儿厌食的重要措施。纠正不良的偏食习惯，禁止饭前吃零食和糖果、巧克力，定时进食，生活要有规律性。患病后发现食欲不振，应及时检查原因和治疗。

(马惠昇 李永平)

xiǎo'ér tuōgāng

小儿脱肛（proctoptosis） 发生于小儿的直肠黏膜向下移位并脱出肛门外的疾病。又称直肠脱垂。西医学认为，该病是由于小儿骨盆腔内支持组织发育不全，以及骶骨弯曲尚未长成，不能对直肠承担充分的支持作用，造成直肠黏膜下层松弛，易与肌层分

离，形成直肠脱垂。脱肛患儿一般精神萎靡不振或烦躁不安，常感腹部疼痛不适，便意频繁。严重时患儿生殖器可发生脱垂或尿失禁。该病以3岁以下儿童多见。若因外伤等出现脱肛者，则不属于该病的范畴。

临床表现 根据临床症状，小儿脱肛可分为脾虚气陷、湿热下注两种证型。

症状体征 ①脾虚气陷者，面色变白或萎黄，不思饮食，便后肛门有肿物脱出，肿痛不甚，舌淡苔白，指纹色淡。②湿热下注者，烦躁不安，吵闹啼哭，口干苔黄，大便干结，小便短赤，便后肛门有肿物脱出，红肿疼痛瘙痒，舌红苔黄，指纹色紫。

中医病机特点 小儿脱肛多由于小儿脏腑多娇嫩，形气未充或因小儿喂养不当造成机体虚实变化。虚者多因先天不足，气血未充或者久痢、久泻，导致中气下陷，胃肠薄弱，肛门松弛，滑脱不固。实者多因湿热郁结于直肠，局部肿胀，里急后重，排便过度努责，约束受损而致脱肛。该病总体见于虚多实少。

适用范围 推拿手法适用于多种证型的小儿脱肛患者。

治法治则 推拿治疗以补中益气、升提固脱、清热利湿为原则，疗效显著。

基本操作 手法速度为80~120次/分。①脾虚气陷者，补脾经200次、补肺经200次、补大肠200次、推三关100次、揉龟尾100次、推上七节骨100次；按揉百会50次；捏脊5遍。②湿热下注型者，清脾经200次、清大肠200次、清小肠200次、推下七节骨100次、揉龟尾100次；揉天枢50次，按揉阳池50次。

随症加减 ①脾虚气陷严重患儿，补脾经加至 400 次，推三关加至 200 次、揉龟尾加至 200 次，按揉百会加至 100 次。②湿热下注严重患儿，清脾经加至 400 次，清大肠加至 400 次；推下七节骨加至 200 次，揉天枢加至 100 次。推拿每日 1 次，10 日为 1 个疗程。

注意事项 小儿脱肛非一日所成，在治疗脱肛的同时，要对患儿的饮食起居多加调理，避免腹泻、痢疾、咳嗽、便秘的复发。注重饮食卫生，增加饮食营养，增强肛周收缩能力的同时培养良好的排便习惯，这对脱肛的愈后至关重要。

(马惠昇 李永平)

jīngfēng

惊风（convulsions） 以抽搐、昏迷为主要特征的小儿时期常见的急重病证。一般 3 个月至 6 岁的小儿多见，年龄越小，发病率越高。其病情比较凶险，变化迅速，威胁小儿生命。惊风分为急惊风和慢惊风，临床小儿多见于急惊风。西医学称小儿惊厥。其中伴有发热者，多为感染性疾病所致；不伴有发热者，多为非感染性疾病所致，除常见的癫痫外，还有水及电解质紊乱、低血糖、药物中毒、食物中毒、遗传代谢性疾病、脑外伤、脑瘤等。临证要详细询问病史，体格检查仔细，并做相应实验室检查以明确诊断，并及时进行针对性治疗。

临床表现 主要包括以下几个方面。

症状体征 ①辨表热、里热：昏迷、抽搐为一过性，热退后抽搐自止为表热；高热持续，反复抽搐、昏迷为里热。②辨痰热、痰火、痰浊：神志昏迷，高热痰鸣，为痰热上蒙清窍；妄言谵语、

狂躁不宁，为痰火上扰清空；深度昏迷，嗜睡不动，为痰浊内蒙心包，阻蔽心神。③辨外风、内风：外风邪在肌表，清透宣解即愈，若见高热惊厥，为一过性证候，退热惊风可止；内风病在心肝，热、痰、惊、风四证俱全，反复抽搐，神志不清，病情严重。④辨外感惊风、区别时令、季节与原发疾病：六淫致病，春季以春温伏气为主，兼夹火热，症见高热、抽风、昏迷，伴吐衄、发斑；夏季以暑热为主，暑必夹湿，暑喜归心，其症以高热、昏迷为主，兼见抽风；若痰、热、惊、风四证俱全，伴下痢脓血，则为湿热疫毒，内陷厥阴。

辅助检查 见以下两方面。

影像学检查 不推荐作为常规检查，对局灶性神经体征、神经系统发育缺陷、惊厥发作后神经系统异常等情况推荐性头颅影像学检查以寻找病因。

实验室检查 根据病情可选择血常规、血生化、尿及粪常规，存在原因未明嗜睡及脑膜刺激征等情况下可使用脑脊液检查除外中枢系统感染，对存在继发癫痫患者推荐使用脑电图检查及在惊厥热退至少一周后随访。

中医病机特点 小儿肌肤薄弱，腠理不密，易感受实邪，由表入里化热，热极化火，火盛生痰，甚则入营入血，内陷心包，引动肝风，出现高热神昏、抽风惊厥；或见正不胜邪，内闭外脱，若饮食不节，郁结肠胃，痰热内伏，壅塞不消，气机不利，郁而化火。痰火湿浊，蒙蔽心包，引动肝风，可见高热昏厥、抽风不止。小儿神气未充，感受外物刺激，神明受扰，肝风内动，惊叫惊跳，抽搐神昏。

适用范围 推拿手法适用于

多种证型的惊风患者。

治则治法 急则治其标，先开窍镇惊，后清热、豁痰、息风。

基本操作 掐人中、端正、老龙、十宣、威灵各 5 次；拿合谷、肩井、仆参、曲池、承山、委中、百虫各 10 次。

随症加减 ①高热者推三关、退六腑、清天河水。②昏迷者捻耳垂，掐委中。③肝风内动者，推天柱骨、推脊，按阳陵泉。④痰湿内阻者，清肺经，推揉膻中，揉天突、中脘、丰隆、肺俞。

注意事项 ①加强体育锻炼，提高抗病能力。②注意饮食卫生。③按时预防接种，避免跌倒惊吓。④高热惊厥史患儿在外感发热初起时要及时降温，服用止痉药物。

(马惠昇 李永平)

yètí

夜啼（night crying） 小儿经常在夜间烦躁不安、啼哭不眠，间歇发作或持续不已，甚至通宵达旦，或每夜定时啼哭，白天如常，是婴儿时期常见的睡眠障碍。民间俗称"夜哭郎"。该病多见于 6 个月以内婴幼儿。患此症后，持续时间少则数日，多则经月。多数预后良好。相当于西医学的婴幼儿睡眠障碍疾病。

临床表现 根据临床症状，小儿夜啼可分为脾寒、心热、惊恐 3 个证型。

症状体征 ①脾寒者，症见入夜啼哭，下半夜尤甚，啼声低弱，时哭时止，伴睡喜蜷缩，面色青白，四肢欠温，食少便溏，小便清长，舌淡红，苔薄白，脉沉细，指纹淡红。②心热者，症见哭声响亮不休，见灯火则啼哭愈甚，烦躁不安，面赤唇红。伴小便短赤，或大便秘结，舌尖红，苔白，脉数有力，指纹青紫。③惊恐者，症见夜间突然啼哭，

或睡中时作惊惕，神情不安，唇与面色乍青乍白。紧偎母怀。脉、舌多无异常变化，或夜间脉来弦数，指纹色青。

影像学特点 无特征性表现。

中医病机特点 常因寒、因热、因惊而发病，病位主要在心、脾二脏，病性有虚有实而以实证居多。

适用范围 推拿手法适用于多种证型的夜啼患者。

治则治法 推拿治疗以安神宁志为原则，疗效显著。

基本操作 清肝经、清肺经各300次，揉五指节20次，掐五指节5次。清肝经与清肺经可安魂定魄，揉掐五指节可镇惊安神。

随症加减 ①脾寒者，加补脾经、揉外劳宫各300次，摩腹10分钟。②心热者，清心经、清天河水各300次，揉内劳宫100次。③惊恐者，清心经300次，推攒竹20次，掐小天心5次，捣小天心20次。推拿每日1次，10日为1个疗程。

注意事项 啼哭是小儿的一种生理活动，是表达需求或痛苦，如饥饿、惊吓、衣被冷热不适等，此时如及时发现并对症处理，啼哭就会停止，此属正常反应，不属于病态。病态啼哭指夜间不明原因的反复啼哭，推拿对于该病的疗效较好，可作为临床首选的治疗方法，同时可根据病情适当配合中西药物治疗，以利于及早康复。日常预防及护理，应注意保持卧室安静，不通宵开灯，养成良好的睡眠习惯，调节室温，避免受凉。孕妇及乳母应保持心情舒畅，避免惊吓，避免过食辛辣及寒凉之物。脾寒夜啼者要注意保暖，心热夜啼环境不宜过暖，惊恐夜啼要保持环境安静。

(马惠昇 李永平)

遗尿（enuresis） 世界卫生组织定义遗尿为儿童5岁以后，每月至少发生1次夜间睡眠中不自主漏尿症状且持续时间>3个月。又称尿床。婴幼儿时期，由于生理上经脉未盛、气未充、脏腑未坚、智力未全，对排尿的自控能力较差；学龄前儿童也常因白日游戏过度、精神疲劳、睡前多饮等原因亦可偶然发生遗尿。超过3岁，特别是5岁以上儿童，不能自主控制排出，熟睡时经常遗尿，轻者数夜一次，重者可一夜数次，则为病态。

临床表现 根据临床症状，小儿遗尿可分为肾阳不足、肺脾气虚、肝经湿热、心肾不交4个证型。推拿对小儿遗尿疗效明显，对其他原因导致的遗尿，也有很好的治疗或辅助治疗作用。

症状体征 ①肾阳不足者，症见睡中遗尿，醒后方觉，多则一夜数次，伴有面色无华，精神萎靡，记忆力减退，小便清长，舌淡，苔白滑，脉沉无力，指纹淡。②肺脾气虚者，症见睡中遗尿，尿频量少，伴有神疲乏力，面色萎黄，自汗消瘦，食少便溏，舌淡，苔白，脉细弱，指纹淡。③肝经湿热者，症见遗出之尿，尿量不多，但尿味腥臊，尿色较黄，平时性情急躁，唇红，苔黄，脉数有力。④心肾不交者，症见梦中遗尿，寐不安宁，烦躁叫嚷，白天多动少静，或五心烦热，形体消瘦，舌红，苔薄少津，脉细数。

辅助检查 见以下两方面。

影像学检查 一般无特征性表现，部分情况可见骶椎隐裂。

实验室检查 推荐使用泌尿系统超声检查，必要时可通过经直肠前列腺超声检查，同时可了

解肾、输尿管有无扩张、积水、结石或占位病变。

中医病机特点 因先天不足，下元虚冷，或后天失养，脾肺虚损，气虚下陷所致。

适用范围 推拿手法适用于多种证型的遗尿患者。

治则治法 虚证以扶正培本为主，采用温肾阳、健脾胃、补肺气等法。肝经湿热之实证，以清热利湿为主。心肾不交者，以清心安神、交通心肾为主。

基本操作 基础方补肾经、揉膀胱俞、肾俞各200次，擦腰骶部以透热为度，可温补肾气、固涩下元；按揉百会100次，可醒脑调神、开阳举陷。

随症加减 ①肾阳不足者，推三关、揉外劳宫、揉丹田、揉二人上马、揉命门各200次。②肺脾气虚者，补脾经、补肺经、推三关各300次，揉丹田100次。③肝经湿热者，清肝经、清心经、清小肠、清脾经各300次，清天河水、揉内劳宫、按揉龟尾各200次。④心肾不交者，清心经、清小肠各300次，捣小天心、揉五指节、按揉三阴交各200次。推拿每日1次，10日为1个疗程。

注意事项 耐心教育，鼓励患儿消除紧张情绪，每日晚饭后应控制饮水量。睡前提醒患儿起床排尿，睡后按时唤醒排尿1~2次，从而逐渐养成能自行排尿的习惯。白天不宜过度玩耍，以免夜晚疲劳贪睡。

(马惠昇 李永平)

尿频（frequent urination） 以小便频数为特征，白天尿急，无烧灼感和尿失禁，无排尿困难的儿科临床常见病。该病一年四季均可发病，多发于1~6岁儿童，尤以婴幼儿时期发病率较高。从

性别看，女孩发病率高于男孩。由于婴幼儿时期脏腑之气不足，气化功能尚不完善，虽然小便次数较多，但无尿急及其他所苦，不为病态。脏腑虚弱、湿热蕴结均可导致该病发生。

临床表现 根据临床症状，小儿尿频可分为湿热下注、脾肾气虚两个证型。

症状体征 ①湿热下注者，起病较急，小便频数短赤，尿道灼热疼痛，尿液淋漓不尽，小儿时时啼哭不止，常有发热、烦躁不安、头身疼痛、恶心呕吐、舌质红、苔黄腻、脉数有力，指纹色紫。②脾肾气虚者，疾病迁延日久，小便频数，精神倦怠，面色苍黄，食欲不振，甚至畏寒怕冷，手足不温，大便稀不成形，舌质淡或有齿痕、苔薄腻，脉细无力，指纹色淡。

影像学特点 无特征性表现。

中医病机特点 感受外邪，湿热蕴结下焦，或先天不足，脾肾气虚，肾与膀胱气化功能失常，开阖失司。

适用范围 推拿手法适用于多种证型的尿频患者。

治则治法 补虚培元，清热祛湿。

基本操作 ①湿热下注者，清脾经 150 ~ 300 次、清大肠 100~200 次、清小肠 100~200 次、退六腑 100~150 次、捏脊 3~5 次。②脾肾气虚者，补脾经 150 ~ 300 次、揉二人上马 100 ~ 200 次、推三关 100 ~ 200 次、揉外劳宫 100~150 次、捏脊 3~5 次。

随症加减 ①伴有发热、烦躁不安者，加开天门、推坎宫、揉太阳各 24 次，捣小天心 200 次。②食欲不振者，加揉中脘、分腹阴阳、揉板门各 200 次。推拿每日 1 次，10 日为 1 个疗程。

注意事项 合理调整饮食，掌握正确喂养方法，营养要全面，不宜偏食，及时发现并纠正小儿的不良饮食习惯，避免暴饮暴食、嗜食。喂养宜定时、定量，保证饮食卫生。生活规律，睡眠充足，小便时不要突然惊吓。注意卫生，常洗澡，勤换尿布及衣物，避免坐地玩耍，防止外阴部感染。避免腰部、下肢、足部着凉，冬天做好上述部位的保暖。

(马惠昇 李永平)

lóngbì

癃闭（urinary retention） 小儿排尿困难，全日总尿量明显减少，甚则小便闭塞不通的一类疾病。又称尿闭。小便不利，点滴而短少，病势较缓者称"癃"；小便不通，欲解不得解，病势急者称"闭"，二者合称"癃闭"。西医学称其为尿潴留，常因支配膀胱的神经功能失调，膀胱松弛、排尿困难，膀胱括约肌相对紧张、严重的尿道梗阻、冬眠药物或阿托品的过度使用等因素所致。呕吐与小便不通并见的关格不属于该病范畴，应加以鉴别。癃闭一年四季均可发病，一般预后良好。

临床表现 根据临床症状，小儿癃闭可分为湿热壅积、肾阳不足、瘀滞内阻 3 个证型。

症状体征 ①湿热壅积者，症见小便点滴不通，尿量极少，短赤灼热，或者小便涓滴艰涩，小腹胀满，大便不畅，口渴不饮，舌质红、苔黄腻，脉数，指纹沉紫。②肾阳不足者，症见小便不通或点滴不爽，排出无力，或者欲解而不能解，面色㿠白，神倦乏力、腰膝酸软，四肢不温，舌淡、苔薄，脉沉细。③瘀滞内阻者，见排尿用力，渐致滴沥不畅或时通时阻或尿如细线，小腹胀满，隐隐作痛，面色紫黯。

中医病机特点 多由湿热壅积、下注膀胱、水道闭阻，或肾阳不足、命门火衰，膀胱气化不利而致。患儿常表现为小腹胀满疼痛，有强烈尿意，而小便排出困难。

适用范围 推拿手法适用于多种证型的癃闭患者。

治则治法 以"六腑以通为用"为原则，着眼于通。

基本操作 摩腹、揉中极、揉水道各 100 次，揉小肠俞、三焦俞、膀胱俞各 1 分钟，清天河水、清小肠、清膀胱各 100 次，揉三阴交 1 分钟，按揉丹田 100 次、推箕门 100 次。

随症加减 ①湿热壅积者，加清肺经、清大肠各 200 次，清小肠、清天河水加至 200 次，揉中极、揉太冲各 1 分钟，揉丹田、摩腹、轻揉膀胱、推箕门各 3 分钟。②肾阳不足者，清小肠加至 200 次，加补脾经、揉板门、补肺经、清大肠、补肾经、运内八卦、推三关，揉脾俞、肾俞各 200 次，揉丹田、摩腹、轻揉膀胱、揉七节骨、推箕门各 3 分钟。③瘀滞内阻者，揉小天心加至 7 分钟，清补脾、清板门各 5 分钟，逆运内八卦 3 分钟。清四横纹、清肺、清天河水各 2 分钟，清大肠、退六腑各 3 分钟，加揉脾俞、肺俞各 2 分钟，推箕门 3 分钟，揉三阴交 2 分钟，拨龙头适量。对于膀胱湿热型癃闭，若对症手法得当，疗效甚佳。

注意事项 患者平素应注意消除忍尿、压迫会阴、外阴不洁、过食肥甘辛辣、贪凉等外邪入侵和致湿热内生的有关因素。若推拿不能奏效，应及时采取其他方法导尿，以免延误病情，造成不良后果。

(马惠昇 李永平)

diānxián

癫痫（epilepsy） 发作性神志异常的小儿常见的疾病。又称痫证。西医学认为癫痫是一种阵发性、暂时性脑功能失调的疾病，多由脑部的器质性病变、代谢紊乱、中毒性疾病等原因引起，或与遗传因素有关。该病任何年龄均可发生，但以4～5岁的儿童较为多见。患儿平时可无异常，但易反复发作，持续状态者预后不良。由精神刺激引发的晕厥、癔病性发作等不属于该病范畴，应加以鉴别。

临床表现 临床以突然仆倒，昏不知人，口吐涎沫，两目上视，四肢抽搐，发过即苏，醒后一如常人为特征。临床上可分为发作期及间歇期。根据病因的不同，又可分为惊痫、风痫、痰痫、瘀血痫4个证型。

症状体征 ①发作期：突然昏倒，人事不知，面色或青或白，口吐涎沫，喉中异声作响，手足抽搐，片刻即醒，醒后如常人；或伴有头昏，饮食睡眠如常。二便无异，舌淡苔白滑，脉弦滑。②间歇期：平素神疲乏力，面色无华，时时眩晕，食欲欠佳，智力低下，腰膝酸软，睡眠不宁，大便稀薄，舌淡、苔薄。脉细无力。③惊痫者，症见吐舌、惊叫、急啼，面色时红时白，惊惕不安，如人抓捕之状，苔色薄白。④风痫者，症见突然仆倒，颈项及全身强直，继而四肢抽动，神志不清，上视或斜视，牙关紧闭，口吐白沫，口唇及面色青，苔薄白。⑤痰痫者，症见痰涎壅盛，喉间痰鸣，口角流涎，面黄不华，鼻唇周围色青黯。⑥瘀血痫者，症见眩仆，神昏窍闭，四肢抽搐，大便硬如羊粪，形体消瘦，肌肤干枯色紫、面色泛青，舌红少津、

有瘀斑。

影像学特点 可见局部皮质发育不良，颞叶内侧硬化。

中医病机特点 多以小儿先天禀赋不足及风、痰等因素为主，病及肝、脾、肾等脏。肝、脾、肾等脏气失调，骤然阳升风动，痰气上涌，闭阻络窍，终致神志不清，抽搐成痫。

适用范围 推拿手法适用于多种证型的癫痫患者。

治则治法 应分标本虚实，主以清肝息风、豁痰定痫。

基本操作 清肝经、补脾经各300次，揉小天心、揉板门、揉一窝风、揉丰隆各2分钟，运内八卦100次，揉足三里、太冲各2分钟。

随症加减 ①惊痫者，揉小天心加至10分钟，加分阴阳、揉二马、大清天河水各3分钟，平肝2分钟，补肾7分钟。②风痫者，揉小天心加至8分钟，分阴阳2分钟，补肾10分钟，平肝、清肺各3分钟，揉二马3分钟，大清天河水3分钟。③痰痫者，补脾加至10分钟，揉外劳、清肺、逆运内八卦各3分钟，清四横纹、揉小横纹、平肝肺各2分钟，掐肾经一节横纹5～7次，揉丰隆、合阴阳各2分钟，揉小天心5分钟，分阴阳3分钟，补肾7分钟，大清天河水2分钟。④瘀血痫者，揉小天心、补脾加至8分钟，推上三关3分钟，掐人中5～6次，掐中冲5～6次，掐十宣5次，补肾7分钟，揉二马3分钟，大清天河水、分阴阳各2分钟，掐精宁、威灵各3～5次。⑤若昏迷者，加掐人中、点按百会。⑥若间歇期脾肾亏虚者，加揉中脘2分钟，揉脾俞、胃俞、肾俞各2分钟，捏脊3～5次。⑦该病治疗时间长，发作频繁时

宜每日早晚各一次，每周3～5天，病情平稳后每日1次，每周2天。临床症状消失后，再坚持1年。

注意事项 患儿平素应避免感冒，控制如热、惊吓、劳累、情绪激动等诱发因素。发作时应使患儿侧卧，解开衣领，保持呼吸通畅，将纱布裹压舌板等插入上下齿间，以防舌被咬伤。抽搐后，应使患儿休息，避免噪声。

（马惠昇 李永平）

miànshénjīng tānhuàn

面神经瘫痪（facial palsy） 小儿正气不足、络脉空虚、卫外不固，外邪侵袭面部经络，导致局部筋脉痹阻的病症。包括中枢性面神经瘫痪和周围性面神经瘫痪。小儿以周围性面神经瘫痪多见，面神经瘫痪可能有多种病因，包括先天性、感染性、肿瘤性、创伤性或不明原因的特发性面神经瘫痪。

临床表现 周围性面神经瘫痪通常急性起病，一侧面部表情肌突然瘫痪，可于数小时内达到高峰。有的患儿病前1～3天患侧外耳道耳后乳突区疼痛。检查可见同侧额纹消失，不能皱眉。因眼轮匝肌瘫痪，眼裂增大，做闭眼动作时，眼睑不能闭合或闭合不全，而眼球则向外上方转动并露出白色巩膜，称为贝尔（Bell）现象。下眼睑外翻，泪液不易流入鼻泪管而溢出眼外。病侧鼻唇沟变浅，口角下垂，示齿时口角被牵向健侧。不能做噘嘴和吹口哨动作，鼓腮病侧口角漏气，进食及漱口时汤水从病侧口角漏出。由于颊肌瘫痪，食物常滞留于齿颊之间。

根据临床症状，周围性面神经瘫痪可分为风寒袭络、风热扰络和肝郁气滞3个证型。

症状体征 ①风寒袭络：感染风寒或食用寒冷食品后发病，表现为面部有板滞的感觉，质淡、苔薄白，脉浮紧。②风热扰络：既往多喜食辛辣炙熏之物，多伴流泪、流涎、耳胀耳痛、耳后疼痛、面部松弛感，舌红、苔薄且黄，脉浮数。③肝郁气滞：因情绪激动、情志异常、紧张或精神刺激诱发，发病后表现为善太息，少言寡语，失眠，烦躁，口苦，胸胁胀满，舌红，脉弦。

影像学特点 可见增强 T_1W_1 上面神经均匀的显著强化。

中医病机特点 中医认为面神经瘫痪是由风邪引起，其病位主要在阳明经、太阳经及少阳经。"风为百病之长""头为诸阳之会"，且"风性轻扬开泄，易袭阳位"。《素问·太阴阳明论》："故犯贼风虚邪者，阳受之。""故伤于风者，上先受之。"《小儿杂病门·中风口㖞邪僻候》："小儿中风，口㖞邪僻，是风入于颔颊之筋故也。"巢元方《诸病源候论·风病诸候上》总结为："风邪入于足阳明、手太阳之经，遇寒则筋急引颊，故使口㖞僻。"《金匮要略·中风历节》曰："贼邪不泻，或左或右，邪气反缓，正气即急，正气引邪，㖞僻不遂。"

适用范围 推拿手法适用于多种证型的面神经瘫痪患者。

治则治法 通络行气，祛风除痹。

基本操作 按揉阳白 400 次，按揉迎香 400 次，按揉地仓 400 次，擦面部（至热），揉翳风 400 次，拿风池 400 次，拿虎口 400 次。面瘫初期，手法宜轻柔，两周后可稍重。推拿后可配合热敷。

随症加减 ①风寒袭络者，加开天门 100 次，运太阳 30 次，双凤展翅 200 次。②风热扰络者，加推坎宫 30 次，按揉天庭 50 次，打马过河 200 次。③肝郁气滞者，加揉耳后高骨 50 次，揉迎香 100 次，推运五经 50 次，揉耳摇头 200 次。

注意事项 增强体质，寒冷季节注意颜面及耳后部位保暖，避免头朝风口窗隙久坐或睡眠，以防发病或复发。发病后局部热敷，外出戴口罩。睡觉时戴眼罩防止灰尘或蚊虫入眼引发炎性反应。

（马惠昇 李永平）

nǎoxìng tānhuàn
脑性瘫痪（cerebral palsy） 出生前至出生后 1 个月内各种原因所致的非进行性脑损伤。其主要表现为中枢性运动神经障碍和姿势异常，部分伴有神经反射异常。又称小儿脑性瘫痪，简称脑瘫。病变比较广泛，可伴有智力低下、癫痫、语言障碍、耳聋、脑积水、斜视、流涎、小头畸形、行为异常等。该病为脑损伤性疾病之一，是以中枢性运动和姿势异常为主症的疾病。引起脑瘫的病因首先以围生期各种原因引起的缺氧为常见，其次为难产、产伤、头颅外伤、脑血管疾病或全身出血性疾病引起的颅内出血。胎内及出生后中枢神经系统感染亦为其病因之一。其他有先天性脑发育异常、新生儿黄疸等。根据运动障碍表现，临床将脑性瘫痪分为痉挛型、运动障碍型、共济失调型及混合型。

临床表现 小儿脑瘫早期主要表现为多哭，易激惹，嗜睡，掣跳，吸吮及吞咽困难，抬头和坐立困难，运动发育迟缓，步态不稳，动作笨拙，四肢运动不均衡、不协调或手足徐动、舞蹈样动作，肢体强直、四肢抽搐，肢体瘫痪。发育迟滞较正常儿童落后 3 个月以上。2～3 岁后痉挛性瘫痪的表现更为明显。截瘫者，下肢肌张力增高，扶立或行走时两膝互相靠拢摩擦或两腿呈剪刀式交叉。偏瘫者，患侧髋关节屈曲，腿内收或内转，跟腱挛缩、上臂内旋贴胸旁，前臂旋前，手、腕及手指屈曲，拇指内收。部分患儿可伴有智力低下，反应迟钝，语言不清，咀嚼无力，时流涎水等。

根据临床症状，脑性瘫痪可分为肝肾不足、心脾两虚和痰瘀阻络 3 个证型。

症状体征 ①肝肾不足：兼见筋骨痿弱，发育迟缓，站立、行走或长齿迟缓，目无神采，面色不华，疲倦喜卧，智力迟钝，舌质淡嫩，脉细弱者。②心脾两虚：兼见筋肉痿软，头项无力，精神倦怠，智力不全，神情呆滞，语言发育迟缓，流涎不禁，食少，便溏，舌淡，苔白，脉细弱。③痰瘀阻络：兼见反应迟钝，失语，痴呆，手足软而不用，肢体麻木，舌淡紫或边有瘀点，苔黄腻，脉弦滑或涩。

影像学特点 可见脑室周围白质软化或动脉分支末梢部位梗塞。

中医病机特点 该病属中医学的五迟、五软证，即立迟、行迟、发迟、齿迟、语迟、头颈、口、手、足、肌肉痿软无力，属小儿发育障碍、成长不足的疾患。中医学认为该病系先天禀赋不足，肝肾亏虚，后天失养。《幼科发挥·胎疾》云："胎弱者、禀受于气之不足也。"该病对小儿生长发育的影响极大，并给患儿家长精神及生活带来极大的痛苦。

适用范围 推拿手法适用于多种证型的脑性瘫痪患者。

治则治法 以柔肝益肾，通调经脉为主。

基本操作 揉中脘 100 次，

揉丹田 100 次。摩腹 100 次、按揉足三里 100 次，滚脊背 50 次，一指禅推膀胱经 3～5 次，捏脊由下到上 3～5 次，擦督脉及膀胱经线（以热为度）。上肢瘫痪者，加按揉、拿捏、搓上肢 5 分钟，摇上肢关节各 3～5 次。下肢瘫痪者，加按揉、拿捏、搓下肢 5 分钟，摇下肢关节各 3～5 次。

随症加减 ①肝肾不足者，指尖向上推肝经 100 次，直推肾经 200 次，擦肾俞、命门和八髎穴，以热为度，振命门 1～2 分钟。②心脾两虚者，加补脾经 100 次，心经指尖向上直推 100 次，揉百虫、鬼眼各 30 次。③痰瘀阻络者，加顺时针运外八卦 50 次，掐五指节 3～5 次，揉 30 次，捻 30 次，揉牙关、肩井、委中、承筋 100 次。

注意事项 脑瘫患儿由于身体缺陷，体质较弱，容易感染疾病而影响功能的康复，因此合理的饮食十分重要，食物要选择容易消化吸收、营养丰富、高蛋白质低脂肪的食物，要多吃蔬菜和水果。另外，每日要适当进行户外活动，不仅可以补充钙质，还可提高免疫力。

通过小儿推拿等康复方法以降低肌张力、提高拮抗肌的收缩、扩大关节活动度、抑制异常姿势反射、学会主动运动、提高平衡能力。鼓励进行自发的活动，诱发随意性的、分离性的运动，达到改善脑瘫儿童的运动、言语、行为和认知、社会交往与社会适应能力的目的。

(马惠昇 李永平)

bìcóngshénjīng sǔnshāng

臂丛神经损伤 (brachial plexus injury)

新生儿出生时，因臂丛神经损伤而引起的上肢完全或部分的弛缓性瘫痪。又称产瘫或产伤麻痹。临床上以上肢部分或完全麻痹、功能障碍等为特征，属于周围神经损伤性疾病。臂丛神经损伤是由于胎位不正以及产钳分娩等因素，胎儿经产道时，受过度压迫、牵引，臂丛神经受直接压迫或过度牵拉所致。产钳位置过高，或臀牵引者手指压于锁骨上凹面非用力于胸骨柄时，也可压迫臂丛，引起该病。根据其临床表现，属于中医学痹证与痿证范畴。

临床表现 根据肌肉的瘫痪情况，一般分上臂麻痹、下臂麻痹、全臂麻痹 3 种。

症状体征 ①上臂麻痹：表现为患肢下垂肩部不能外展、外旋肘部微屈和前臂旋前，因三角肌、冈上肌、冈下肌、部分胸大肌、旋后肌等不同程度受累所致。②前臂麻痹（又称下干麻痹、干臂型麻痹）：手指屈肌和手部伸肌受累。早期症状不明显，出生后短时间内未能发现，以致手掌大小鱼际肌萎缩，屈指肌也较弱，常有感觉异常。③全臂麻痹：出生后即发现全臂不能自主运动，锁骨上窝可因出血而肿胀，一般上肢有内收、内旋的肌肉挛缩，肱骨头半脱位和肩峰下沉现象，甚者前臂桡侧感觉消失，日久肌肉萎缩。

影像学特点 可见患侧神经根肿胀、增粗。

中医病机特点 该病为产伤致经脉受损、气血瘀滞、筋骨失养而成。推拿是治疗小儿臂丛神经损伤较好的方法。

适用范围 推拿手法适用于多种证型的臂丛神经损伤患者。

治则治法 推拿以通经活络、行气活血为治则。手法选用一指禅推法、按揉法、拨法、拿法、屈伸法、摇法、搓法、捻法等。

基本操作 ①一指禅推法：作用于颈项部及上肢部，以颈部夹脊穴及肩中俞、肩外俞、肩髃、肩髎、臂臑、曲池、手三里等穴位为主。②弹拨缺盆：以拇指置于患儿锁骨上窝，以缺盆穴为中心，弹拨局部的肌肉组。③按揉颈部及上肢部的穴位：以肩中俞、肩外俞、巨骨、肩髃、肩髎、臂臑、曲池、手三里、外关、合谷等穴位为重点。④拿揉颈部及上肢部：用按揉法作用于患儿的颈项部、肩部及上肢部。⑤拨极泉：用中指于耳窝中央的极泉穴，稍用力向外拨动 1～3 次。⑥搓上肢：两手掌面夹住患儿上肢，并相对用力搓动。自肩至肘，往返操作 3～5 次。⑦捻手指：捻患儿的指节，拔伸掌指、指间关节，并劈叩指缝。⑧运动关节：对患儿上肢的肩关节、肘关节、腕关节施行摇法、屈伸法。

随症加减 大、小鱼际萎缩者，加按揉大、小鱼际。

注意事项 臂丛神经损伤患儿行手法治疗，在出生后 1～3 个月为最佳保守治疗期（黄金时段），这时应用轻柔手法按揉。治疗中注意保暖，使用按摩乳、滑石粉等介质保护皮肤。

(马惠昇 李永平)

féizǒngshénjīng sǔnshāng

腓总神经损伤 (common peroneal nerve injury)

腓总神经因受挤压、牵拉、刺激等因素造成损伤而产生的足下垂及其支配区的感觉改变。腓总神经在大腿下 1/3 从坐骨神经分出，在腓骨小头处转向小腿前侧，又分为腓浅神经和腓深神经。腓浅神经司感觉为主，直至足背皮肤；腓深神经司运动为主，至趾的短伸肌和第 1 与第 2 趾近足背的皮肤。小儿腓总神经损伤多数是由于臀部肌内注射药物时，因位置不当而造成的神经损伤，其次由于腓骨小头处外伤、骨折、石膏或夹板固定不当及止血带压迫所致。

临床表现 主要包括以下几个方面。

症状体征 足下垂是该病的典型症状。如果是由于臀部肌内注射位置不当引起的，则注射后即出现患肢疼痛、不能着地行走。检查时可见患肢小腿前侧肌肉萎缩，足下垂并有内翻状，足不能外展、外翻，足和足趾不能背伸，小腿前外侧和足背感觉障碍。

影像学特点 可见腓总神经周围软组织损伤，解剖结构异常。

中医病机特点 中医称为痿证，多由风、湿、热邪引起，风热袭肺，耗伤肺津，筋脉失养而致；或湿热蕴蒸阳明而宗筋弛缓或精血亏损，出现筋软骨痿，弛缓不收。

适用范围 推拿手法适用于多种证型的腓总神经损伤患者。

治则治法 治疗该病以行气活血、舒筋通络为主。

基本操作 ①拿下肢：在小儿患肢大腿前侧拿法，约1分钟。②揉髀关：用拇指指端在小儿患肢髂前上棘与髌骨外缘的连线上，平臀沟处的髀关穴做按揉法，约100次。③揉伏兔：用拇指指端在小儿患肢髂前上棘与髌骨外上缘上连线，髌骨外上缘上6寸处做按揉法，约100次。④揉阳陵泉：用拇指指端在小儿患肢的腓骨小头前下方凹陷处做按揉法，约100次。⑤揉丘墟：用拇指指端在小儿患肢的外踝前下方，趾长伸肌腱外侧凹陷处做按揉法，约100次。⑥揉足三里：用拇指指端在小儿患肢的外膝眼下3寸，胫骨旁开1寸处做按揉法，约100次。⑦揉解溪：用拇指指端在小

儿患肢的踝关节前横纹中、两筋间凹陷中做按揉法，约100次。⑧擦下肢：用小鱼际在小儿患肢小腿外侧和足背部施以直擦法，以温热为度。

随症加减 神经损伤恢复缓慢，宜每日1次，不计疗程。当病情不能进一步改善时，再坚持治疗2个月即可停止。

注意事项 患肢局部注意保暖，避免受寒。家长应积极配合康复训练，防止患肢跟腱挛缩。主要练习足背伸，要求足底与小腿成90°。肌力3级以下时，进行被动活动、助力运动、主动运动，注意运动量不宜过大。

（马惠昇 李永平）

zhùyìlì quēxiàn duōdòng zhàng'ài

注意力缺陷多动障碍（attention deficit hyperactivity disorder）

以注意力缺陷、活动过度、情绪不稳定、冲动任性，常伴有不同程度的学习困难，但智力正常或基本正常为主要临床特征的儿童及青少年时期较常见的神经发育障碍性疾病。又称多动症。属于中医躁动"脏躁"等范畴。目前西医学对其发病机制尚不明确。

临床表现 根据临床症状，注意力缺陷多动障碍可分为痰火内扰、肝肾阴虚、心脾两虚3个证型。

症状体征 ①痰火内扰者，症见狂躁不宁，冲动任性，多语难静，兴趣多变，胸中烦热，坐卧不安，难以入睡，口苦纳呆，便秘尿赤，舌质红，苔黄腻，脉滑数。②肝肾阴虚者，症见多动难静，时有冲动，烦躁易惹，神志不安，作业拖拉，记忆力欠佳，学习成绩落后，五心烦热，盗汗，遗尿，少寐多梦，舌质红，苔薄或少，脉细数或弦细。③心脾两

虚者，症见神思涣散，记忆力差，学习成绩落后，多动但不暴躁，做事有头无尾，神疲乏力，形体消瘦或虚胖，面色欠华，自汗，偏食纳少，睡眠不实，舌质淡，苔薄白，脉细弱。

影像学特点 无影像学特征。

中医病机特点 先天不足，后天失养导致机体阴阳平衡失调，其病变部位在心、肝、脾、肾。

适用范围 推拿手法适用于多种证型的注意力缺陷多动障碍患者。

治则治法 推拿治疗以滋阴潜阳、宁神定志为原则，疗效显著。

基本操作 补肾经300次，揉二人上马300次，揉小天心300次，清河天水300次，分阴阳50次，开天门50次，按揉百会、劳宫（双侧）、涌泉（双侧）200次，按肩井20次。

随症加减 ①痰火内扰者，加清心经300次，清肝经300次，掐揉合谷、太冲、丰隆各50次。②肝肾阴虚者，补肾经加至600次，清肝经100次，按揉三阴交、肾俞、肝俞各50次。③心脾两虚者，加补脾经100次，按揉足三里、心俞、脾俞各50次。推拿每日1次，10日为1个疗程。

注意事项 医者及家属应关心、体谅注意力缺陷多动障碍的儿童，对其行为及学习进行耐心的帮助与训练，要循序渐进，尽早进行系统治疗，在日常生活中，需要防止患儿攻击性及破坏性行为的发生，合理饮食，避免食用具有兴奋性和刺激性的食物。

（马惠昇 李永平）

duōfāxìng chōudòng zōnghézhēng

多发性抽动综合征（tourette's syndrome）

以面部、四肢、躯干部肌肉快速抽动伴喉部异常发

音及猥秽语言为主要特征的起病于儿童或青少年时期的复杂的、慢性神经精神障碍性疾病。又称抽动症。属于中医"肝风证""瘛瘲"等范畴。西医学认为其发病与遗传、社会心理因素、自身免疫力等改变有关。

临床表现 根据临床症状，多发性抽动综合征可分为痰火扰神、肝风化阳、脾虚痰聚及阴虚风动4个证型。

症状体征 ①痰火扰神者，症见肢体抽动，模仿语言，重复语言，注意力不集中，胸闷作咳，喉间痰鸣，不避亲疏，严重者心烦失眠，大便干燥，小便黄，舌质红，苔黄腻，脉滑数。②肝阳化风者，症见肢体抽动，抽动有力，口出秽语，暴躁易怒，面红耳赤，挤眉弄眼，张嘴歪口，摇头耸肩，发作频繁，大便秘结，小便黄或短赤，舌质红，苔薄黄，脉细数。③脾虚痰聚者，症见肢体动摇不定，口出异声，面黄体瘦，精神不振，神思涣散，胸闷作咳，喉中声响，皱眉嘟嘴，时好时坏，发作无常，脾气乖戾，夜睡不安，纳少厌食，舌质淡，苔白或腻，脉沉滑或沉缓。④阴虚风动者，症见肢体震颤，口出秽语，形体消瘦，两颧潮红，五心潮热，性情急躁，挤眉眨眼，耸肩摇头，睡眠不宁，大便干结，舌质红绛，苔光剥，脉细数。

影像学特点 无特征性表现。

中医病机特点 与先天禀赋不足、产伤、感受外邪、情志失调等因素相关，常由五志过极、风痰内蕴而引发。其主要病位在肝，与脾、心、肾等脏密切相关。

适用范围 推拿手法适用于多种证型的多发性抽动综合征患者。

治则治法 推拿治疗以调肝理气为原则，疗效显著。

基本操作 清肝经300次，摩囟门5分钟，掐五指节5次，揉五指节50次。

随症加减 ①痰火扰神者，加点揉合谷、太冲、丰隆、百会、四神聪50次。②肝阳化风者，加揉总筋300次，掐小天心5次，捣小天心20次。③脾虚痰聚者，加补脾经500次，运内八卦300次，揉膻中100次。④阴虚风动者，加补肾经、揉二人上马各300次。推拿每日1次，10日为1个疗程。

注意事项 心理行为治疗是改善抽动症状、干预共患病和改善社会功能的重要手段。在对进行积极药物治疗的同时，应对患儿的学习问题、社会适应能力和自尊心等方面予以教育干预。难治性可采用综合治疗方法，包括联合用药、尝试新药、非药物治疗、共患病治疗等。

(马惠昇 李永平)

qínggǎn jiāochāzhèng

情感交叉症 (masturbation syndrome)

患儿有时出现摩擦会阴部（外生殖器）的行为。多发生于6个月以上的婴幼儿。女孩多见，病因病理不明。有人认为这种行为是小儿自我安慰的一种表现，发病原因可能是先有局部刺激，如女孩先有外阴部湿疹或炎症、蛲虫感染，男孩可因包茎引起包皮发炎、发痒而摩擦，亦可因裤子太紧，在此基础上发展成为习惯性动作。

临床表现 患儿两腿骑跨于椅背、椅座边缘，或在其他物体上进行反复摩擦动作，或两腿内收交叉进行摩擦，此时小儿与周围事物脱离精神接触，两颊泛红，两眼凝视，有时额部或全身微汗。睡前或醒后、当家长将患儿抱起改变体位时，动作即可停止。临床检查无阳性体征和器质性病变。

根据临床症状，情感交叉症可分为心肝火旺、心肾不交两个证型。

症状体征 ①心肝火旺者，症见患儿睡中双腿紧夹，时而进行摩擦，抱起或轻拍后停止，两颊泛红，易出汗，舌质红，苔薄白，脉数，指纹淡红。②心肾不交者，症见患儿两腿骑跨其他物体上进行反复摩擦动作，或两腿内收交叉进行摩擦，两颊泛红，两眼凝视，有时额部或全身微汗，手脚心热，舌质淡，苔薄白，脉细，指纹淡。

影像学特点 无特征性表现。

中医病机特点 心肝有余，脾肾不足，饮食不节，日久成热；或肾水不足，心火亢盛，水火不济所致。

适用范围 推拿手法适用于多种证型的情感交叉症患者。

治则治法 推拿治疗以清心平肝、通调脏腑为原则，疗效显著。

基本操作 清心经300次，清肝经300次，补脾经300次，补肾经300次，揉丹田5分钟，捏脊3~9遍。

随症加减 ①心肝火旺者，推六腑100次，清天河水200次，按揉内劳宫、心俞、肝俞各50次。②心肾不交者，推三关300次，揉小天心100次，揉肾顶100次，按揉百会、肾俞、心俞、太溪各50次。推拿每日1次，10日为1个疗程。

注意事项 家长应寻找其致病原因，并及时处理。晚上小儿疲倦后才上床入睡，晨醒后即令起床，以消除重复习惯性动作的机会。盖被不能太厚，裤子不能太紧、太小。如看到患儿做此动作，家长不要训斥，要若无其事地将小儿抱起，并转移其注意力。

（马惠昇　李永平）

hànzhèng

汗证（sweating syndrome）

小儿在安静状态下，以全身或局部较正常儿童汗出过多为主的常见儿童疾病。也是许多疾病的临床表现之一。汗证常见于 5 岁以下小儿，以 1~3 岁多见。

临床表现　根据临床症状，汗证可分为肺卫不固、营卫失调、气阴两虚、湿热迫蒸 4 个证型。

症状体征　①肺卫不固者，症见自汗为主，动则尤甚，汗出频繁，头颈胸背汗出，神疲乏力，面色少华，易感冒；舌质淡，苔薄白，脉弱，指纹淡。②营卫失调者，症见自汗为主，汗出遍身，恶风；或伴盗汗，四肢不温，精神倦怠，胃纳不振；舌质淡红，苔薄白，脉缓，指纹淡红。③气阴两虚者，症见盗汗为主，心烦少寐，寐后汗多；常伴自汗，或低热口干，手足心热，形体偏瘦；舌质淡，苔少，或苔花剥，脉细弱或细数，指纹淡。④湿热迫蒸者，症见自汗盗汗并见，汗出肤热，汗渍色黄；额、心、胸为甚，口臭、口渴不欲饮，小便色黄；舌质红，苔黄腻，指纹紫。

影像学特点　无特征性表现。

中医病机特点　有自汗、盗汗之分，且自汗、盗汗常并见。小儿形气未充，腠理疏薄，其纯阳之体，生机旺盛，清阳发越，较成人易出汗，如因天气炎热，或衣被过厚，或喂奶过急，或剧烈运动等出现汗出过多，而无其他症状者，不属于病态；或因温热病，或危重症之阴竭阳脱，或亡阳大汗者，不属于该病范畴。

适用范围　推拿手法适用于各证型的汗证患者。

治则治法　推拿治疗以虚实论治，虚则补之，实则泻之，疗效显著。

基本操作　补脾经 300 次，揉肾顶 300 次，推补肾经 200 次，揉二人上马 300 次，清板门 200 次，清天河水 200 次，退六腑 100 次。

随症加减　①肺卫不固者，开天门 300 次，推坎宫 300 次，运太阳 300 次，揉耳后高骨 100 次，按揉肺俞穴、足三里各 30 次。②营卫失调者，清补肺经 200 次，推三关 200 次，开天门 300 次，推坎宫 300 次，运太阳 300 次，按揉风池、肺俞、脾俞各 30 次，摩腹 3 分钟。③气阴两虚者，清心经 200 次，清肝经 200 次，清肺经 200 次，水底捞月 200 次，揉太溪、擦八髎各 30 次。④湿热迫蒸者，清心经 100 次，清肝经、运土入水 200 次，推板门 300 次，清天柱骨 200 次，推箕门 100 次，按揉阴陵泉、三阴交、脾俞各 30 次。推拿每日 1 次，10 日为 1 个疗程。

注意事项　进行适当的户外活动，加强体格锻炼，增强小儿体质。汗出过多应补充水分，进食易于消化、营养丰富的食物。

（马惠昇　李永平）

gōulóubìng

佝偻病（rickets）

由于婴幼儿、儿童、青少年体内维生素 D 不足，引起钙、磷代谢紊乱，导致生长的骨骺端软骨板不能正常钙化，发生骨骼病变为特征的慢性营养性疾病。即维生素 D 缺乏性佝偻病。该病与中医学"五迟""五软""夜啼""汗证""龟背""鸡胸"等多种病证相关。

临床表现　多见于婴幼儿，特别是 3~18 个月龄。该病在临床上可为初期、活动期、恢复期和后遗症期。

症状体征　①初期：见于 6 个月以内，特别是 3 个月以内的婴儿。多为神经兴奋性增高的表现，如易激惹、烦躁、多汗、睡眠不安、夜间惊啼等，因枕部脱发而见枕秃。②活动期：除初期证候加重外，以轻中度骨骼改变为主，可见乒乓头、方颅、囟门大且延迟闭合，肋串珠、肋外翻、鸡胸、漏斗胸、龟背、手脚镯、下肢弯曲等。③恢复期：经治疗或日光照射后，临床症状改善。④后遗症期：临床症状消失，因症状较重常残留不同程度的骨骼畸形。

辅助检查特点　血生化及骨骼 X 线检查。①初期：常无骨骼病变，骨骼 X 线片可正常，或钙化带稍模糊；血清 25-OH-D$_3$ 下降，PTH 升高，血钙、血磷降低，骨碱性磷酸酶正常或增高。②活动期：血生化除血清钙稍低外，其余指标改变更加显著。X 线片显示长骨钙化带消失，干骺端呈毛刷样、杯口状改变；骨质稀疏，骨皮质变薄。③恢复期：血生化逐渐恢复正常。骨骼 X 线片出现不规则钙化线。④后遗症期：血生化正常，X 线检查骨骼干骺端病变消失。

中医病机特点　该病的发生主要责之于先天禀赋不足，或后天调护失宜，导致脾肾亏虚，营养不能吸收，骨髓空虚，精气不充而致骨骼畸形。

适用范围　推拿手法适用于早、中期骨骼畸形不明显的患儿。

治则治法　健脾益肾，消积导滞，助运和胃。

基本操作　①患儿仰卧位，用拇指桡侧端依次补脾经、补肺经、补胃经、补肾经各 100 次，推三关 100 次。②用中指指腹端揉小天心、二人上马各 2 分钟，掌摩法顺时针摩腹，重点在中脘、丹田，时间为 3 分钟。③用拇指指腹端按揉足三里、三阴交穴各 2 分钟。④患儿取俯卧位，以拇指指腹端按揉脾俞、肾俞、胃俞各 2 分钟，用指擦法自上而下擦八髎穴 2 分钟，以皮肤透热为度，最后用拇、示指捏脊，自上而下重复 5 遍。对于骨骼畸形者，用揉、擦、推、按、拿等手法按摩局部。

随症加减 肝火旺者，清天河水而宁神定志，按揉神门、期门、章门等。

注意事项 适当日照及户外运动，每日户外活动在 1~2 小时。孕妇、乳母及婴幼儿定量口服维生素 D，母乳喂养要及时添加辅食。勿过早让小儿站立、行走，或久坐、久站，以免骨骼发生畸形。定期体格检查，及早发现和治疗。

(李永平　章海风)

shànqì

疝气（hernia） 腹腔内脏器或组织通过先天或后天形成的薄弱点、缺损或孔隙进入另一部位的疾病。小儿疝气主要包括先天性的腹股沟疝和脐疝两种。疝气的发生主要是先天性的因素，腹股沟疝主要是由于鞘状突未闭或闭锁不全所致，脐疝是由于脐环不能及时闭合后形成。属于中医"狐疝"的范畴。

临床表现 主要包括以下几个方面。

症状体征 患儿啼哭时，腹部坠胀、局部触痛。腹股沟区或脐孔出现时有时无或时大时小的包块。包块在站立及哭吵等使腹内压增高的情况下出现或者变大，而发生早期、平卧、睡眠后或停止哭闹后包块多可自行或用手按压后变小或消失。腹股沟疝患儿于站立、行走、咳嗽、哭闹时肿

块明显，平卧或用手推时肿块减小或消失；脐疝患儿哭闹或便秘时突出，安静时消失。

影像学特点 ①腹外疝：超声可用于鉴别不同的腹股沟区包块，CT 能显示整体结构和细节。②脐疝：B 超、CT 可用来判断疝内容物，如疝内容物是肠管还是网膜。

中医病机特点 主因先天不足，后天失养，中气虚弱，提举无力，复感外寒，内伤生冷，寒邪凝滞而成；或因寒邪湿热郁中，复被寒邪束于外，邪气乘虚流入厥阴，牵引睾丸，少腹绞痛；也有婴幼儿抚育不当，经常怒哭，肝气横逆，迫使小肠下坠而成疝。

适用范围 推拿手法适用于婴儿脐疝、腹股沟疝。

治则治法 寒疝宜温经散寒、缓急镇痛；湿热疝宜清热化湿、消肿散结；狐疝宜补气升焰、缓急镇痛。通过推拿手法使脏器或组织回归正常解剖位置。

基本操作 揉小天心穴 5 分钟。平肝经，由指根推向指尖 300 次。补脾经，从指尖推至指根 300 次。补肾经，由指尖旋推至指根 5 分钟。揉外劳宫穴 2 分钟，揉二人上马穴 2 分钟，揉神阙穴 2 分钟，揉气海穴 2 分钟。推上三关、顺运内八卦、摩腹、旋揉腹部 1~2 分钟。拿肚角 3~5 次、捏脊 5 遍。

随症加减 ①寒疝厥逆可揉神阙、足三里 2 分钟。②湿热疝兼恶寒发热可揉河谷、外关 3 分钟；少腹胀痛可揉中极、曲骨 3 分钟。

注意事项 手法宜缓和渐进，操作以柔和为主。辨证论治准确。若病情加重或无缓解，宜及时手术治疗。

(李永平　章海风)

jīxìng xiéjǐng

肌性斜颈（muscular torticollis） 头向患侧歪斜、前倾，下颌旋向健侧及颈部活动受限为特征的常见疾病。以小儿最为多见，小儿肌性斜颈又称先天性斜颈、原发性斜颈，一般指一侧胸锁乳突肌痉挛造成的肌性斜颈。属于中医"筋伤"范畴。

临床表现 主要包括以下几个方面。

症状体征 症状表现有以下 5 个方面。①肿块型：肿块位于患侧胸锁乳突肌的中下段，且肿块大小不一，质地坚硬，形状不一，有卵圆形，也有条索状。患侧颜面小于正常颜面，头部畸形，下颌指向健侧。②非肿块型：患侧胸锁乳突肌轻度痉挛，无肿块，头部畸形，下颌指向健侧，患侧颜面小于正常颜面，头部活动功能受限。

影像学特点 超声显示肌性斜颈常存在颈部肿块；X 线检查可初步鉴别骨性与肌性斜颈。

中医病机特点 先天禀赋不足，颈部经筋受损，瘀血阻滞，脉络不通，致使经筋挛缩。

适用范围 推拿手法适用于一侧胸锁乳突肌挛缩造成的肌性斜颈。

治则治法 活血化瘀，软坚散结，纠正头歪畸形，改善和恢复颈椎活动功能。

基本操作 ①患者取坐位或仰卧位，医师于患侧的胸锁乳突肌施用推揉法 5~6 分钟。②捏拿患侧胸锁乳突肌 3~5 分钟。③牵拉扳颈法：医师一手扶住患侧肩部，另一手扶住患者头顶，使患者头部渐渐偏向健侧肩部牵拉倾斜，在生理范围内反复进行数次。④再于患侧胸锁乳突肌施术推揉法 3~5 分钟。⑤最后配合轻拿肩井 3~5 分钟结束。

随症加减　配合捻揉胸锁乳突肌、弹拨胸锁乳突肌、颈项拔伸旋转。

注意事项　经常做被动牵拉动作，动作要轻柔。随时纠正姿势，以助矫正。该病病程在3个月以内治疗为佳，治疗越早效果越好。该病如保守治疗一年无效者，应考虑手术。临床应注意与其他病症相鉴别，如因颈椎结核、肿瘤、炎症、骨及关节发育异常引起的斜颈和局部肿块。

（李永平　章海凤）

ráogǔtóu bàntuōwèi
桡骨头半脱位（radial head subluxation）

外力作用下，桡骨小头部分脱离其正常位置，出现以肘部疼痛、功能障碍为主要临床表现的疾病。又称牵拉肘，俗称肘错环、肘脱环。是临床上小儿最常见的脱位。好发5岁以下小儿，多因肘关节伸直和前臂旋前位时受到过度牵拉所致。如手牵时小儿跌倒，脱衣时过度拖拉，翻滚时压住上肢等。

临床表现　主要包括以下几个方面。

症状体征　①患肢有被牵拉史。伤后患儿因肘部疼痛而啼哭，并拒绝别人触动伤肢及检查。②肘关节呈半屈曲位，不肯屈肘、举臂，前臂旋前，不敢旋后。桡骨头处有压痛，伤肘外侧部无肿胀和畸形，患儿肩部及锁骨部均为正常。

影像学特点　X线检查多无异常改变，部分可见桡骨头旋转或桡骨小头偏离轴位。

中医病机特点　中医关于该病的论述，多记载于"筋痹""错缝"等病证中。中医认为患者素体气虚，筋肌松弛，节窍失固，气血瘀聚不散则为肿为痛。

治则治法　理筋整复、舒筋通络。拿捏患侧肘关节上下肌群，舒筋活血，改善局部血运供给，缓解肌肉痉挛，牵引旋臂，屈压患侧肘部，理筋整复。

基本操作　①体位：患儿坐位或由家长抱坐，医师立于患儿对面。②医师于患侧的肘关节上下施用捏拿法3~5分钟，用力宜轻柔。③手姿：以右手半脱位为例。医师左手握于肘部稍下方，拇指置于桡骨小头外侧，右手紧握腕上方。④操作：左手固定不动，右手用力拔伸牵引；在牵引基础上，左拇指向内（注意推顶桡骨小头），右手向外同时用力使前臂旋后，并搭同侧肩。⑤成功标志：复位过程中桡骨小头处弹响，复位后患儿停止哭闹，肘关节功能恢复。⑥再于患侧的肘关节上下施用捏拿法3~5分钟。⑦术后处理：轻轻旋转摇摆前臂，必要时，屈肘位用三角巾悬吊固定2~3天。

随症加减　整复后预防复发。拿揉患肢，从肩至腕上下3~5遍。拇指点揉手三里、曲池、尺泽、少海、肘髎等，每穴3揉1点，操作约40秒。大鱼际揉肱骨外上髁及其附近令热；继以拇指揉之，3揉1振1分钟；擦之令热。

注意事项　该病大多能复位成功，一般无须手术，但手法有技巧，务求一次成功，如一次不成功，局部肿胀、疼痛，患儿不配合，则再次复位较难。整复手法应轻缓柔和，牵引力不可过大过猛。患儿年龄越大，复位后肘关节的固定越有必要，可用三角巾悬吊法。嘱小儿家长避免用力牵拉伤臂，为小儿穿脱衣服时多加注意，以防反复发生而形成习惯性脱位。肘关节损伤应注意有否肱骨髁上骨折或桡骨上端骨折。

（李永平　章海凤）

huánshūguānjié bàntuōwèi
寰枢关节半脱位（atlantoaxial joint subluxation）

寰枢向前、向后脱位，或寰枢两侧间隙不对称，导致关节失稳，刺激或压迫周围神经、血管，出现头部活动功能障碍、头痛、头晕、耳鸣、恶心等症状的疾病。又称寰枢关节失稳。脊髓受压严重者可出现四肢瘫痪、呼吸肌麻痹，甚至危及生命。属于中医"筋节伤""骨错缝"等范畴。

临床表现　主要包括以下几个方面。

症状体征　症状表现有以下5个方面。①有明显外伤史或局部炎症反应。其症状轻重与寰椎在枢椎上方向前、旋转及侧方等半脱位的程度有关。②颈项部、头部、肩背部疼痛明显，活动时疼痛加剧，疼痛可向肩臂放射。③颈项肌痉挛、颈僵，头部旋转受限或呈强迫性体位为主要症状。④当累及椎-基底动脉时，可出现头晕、头痛、恶心、呕吐、耳鸣、视物模糊等椎-基底动脉供血不足症状。⑤当累及延髓时，则主要影响延髓外侧及前内侧，出现四肢运动麻痹、发音障碍及吞咽困难等。

体征特点　体征主要表现为以下5点。①枢椎棘突向侧后偏突，有明显压痛，被动活动则痛剧。②如为单侧脱位，头偏向脱位侧，下颌转向对侧，患者多用手托持颌部。③累及神经支配区域皮肤有痛觉过敏或迟钝。④累及脊髓时则出现脊髓受压症状，上肢肌力减弱，握力减退，严重时腱反射亢进，霍夫曼征阳性。下肢肌张力增高，行走不稳，跟、膝腱反射亢进，巴宾斯基征阳性。⑤位置及振动觉多减退。

影像学特点　①X线检查：颈椎张口正位，齿状突中线与寰椎中心线不重叠，齿状突与寰椎两侧块之间的间隙不对称或一侧关节间隙消失，齿状突偏向一侧。②CT 检查：寰枢椎连续横断面扫描可显示寰枢椎旋转程度。矢状位和冠状位图像可显示关节突关节的序列，但大多数不能显示齿状突与寰椎分离。③肌电图和神经诱发电位检查：可评价神经功能受损害程度。

中医病机特点 中医认为，禀赋不足或发育不良，筋肌松弛，节窍失固，或有颈部扭、闪、挫伤致脊窍错移，筋肌损伤，张弛失衡，寰枢错移而嵌顿，活动受掣。

治则治法 舒筋通络，解痉镇痛，理筋整复。松解紧张甚至痉挛的颈枕肌群，整复失稳的寰枢关节。

基本操作 ①患者坐位，医师用轻柔的滚法、按揉法、拿法、一指禅推法等手法在颈椎两侧的夹脊穴部位及肩部治疗，以放松紧张、痉挛的肌肉。②整复手法。患者仰卧位，头置于治疗床外，便于手法操作。助手两手扳住患者两肩，医师一手托住后枕部，一手托住下颌部，使头处于仰伸位进行牵拉，助手配合做对抗性拔伸。在牵拉拔伸状态下，做头部缓慢轻柔的前后活动和试探性旋转活动。如出现弹响，颈椎活动即改善，疼痛减轻，表示手法整复成功。③复位后，患者取仰卧位，采用枕颌带固定头部做过伸牵引，牵引重量控制在 2~3kg，持续牵引，每日牵引时间不少于 6 小时。3~4 周撤除牵引，用颈托固定。

随症加减 少数伴炎症患者，可有发热，体温可达 38~40℃，注意观察，采取必要的降温措施。

注意事项 ①严格掌握推拿治疗适应证，有重度锥体束体征者不宜手法复位。②推拿操作前，需排除骨折前提下手法复位。③手法复位后戴颈托固定保护。

(李永平　章海凤)

túnjī luánsuō

臀肌挛缩（gluteal muscle contracture） 以多种原因引起的臀肌及其筋膜纤维变性、挛缩为病理特点的疾病。临床表现为并腿下蹲困难、蛙式腿、交腿试验阳性、髋部弹响等髋关节功能受限及步态异常。属于中医的"筋伤""筋结""筋缩"范畴。

临床表现 主要包括以下几个方面。

症状特点 症状表现为以下 2 个方面。①髋关节功能障碍：多表现为髋关节内旋、内收活动受限。患者站立位时下肢外旋位，双膝关节不能完全靠拢，行走常呈"外八字"、摇摆步态，快步走时呈跳跃状态。②患者发生骨盆倾斜变形后，骨盆两侧不对称，表现为两侧髂棘间距不等，患侧下肢缩短，双下肢不等长，走路时出现跛行。

体征特点 体征主要表现为以下 2 点。①臀部挛缩肌肉处皮肤有一凹陷，关节髋内收时凹陷更明显，臀部可触及紧缩感和挛缩带。当髋关节屈伸时，股骨大转子表面有一可触及的挛缩带滑过并产生弹响。②"划圈征"阳性表现，即双膝在下蹲过程中，当髋关节屈曲时由于内收受限，髋关节需外旋、外展一定角度后才能进行屈髋动作。此时呈现的是双膝向外划一弧线，然后再向中间靠拢，继而双膝才能完全蹲下。病变严重者双膝下蹲时双髋呈外旋和外展位，如同蛙的姿势，称为"蛙式腿"。

影像学特点 早期 X 线检查无明显改变。骶髂关节旁致密线影即双侧骶髂关节旁髂骨纵行、条状致密线影可作为诊断标志之一。

中医病机特点 气血循行不畅，舒缩活动失调。

适用范围 除急性损伤（骨折出血肿胀等）者外，推拿手法适用于各年龄段的臀肌挛缩患者。

治则治法 舒筋活血，理筋整复。通过推拿手法治疗以改善血液循环，缓解肌肉痉挛并调整关节紊乱，恢复臀部活动功能。

基本操作 ①三指摩法：示指、中指、无名指自然伸直并拢，指腹附着于筋结挛缩部位采用轻柔的逆时针摩法，频率 120 次/分，操作 5 分钟。②拇指推法：以拇指指腹沿臀部的肌肉走行，施以拇指平推法，频率 60 次/分，操作 5 分。③大鱼际揉法：以大鱼际揉筋结挛缩部位，频率 120 次/分，操作 5 分钟。

随症加减 ①疼痛者在压痛点和痉挛肌肉的起止点及其肌腹部施以按法、揉法基础上，加痛点的拇指弹拨法操作，以解痉镇痛。时间 2~3 分钟。②骨盆倾斜者，可选用骨盆复位手法，以整复骨盆倾斜。

注意事项 ①手法刺激缓和渐进，操作以柔和为主。②可配合患者自身主动活动或功能锻炼。③切忌操之过急，发生二次损伤。

(李永平　章海凤)

jǐzhù cèwān

脊柱侧弯（scoliosis） 脊柱三维结构畸形。包括冠状位、矢状位和轴位的脊柱椎体排列异常。临床上常将站立正位 X 线片上 Cobb 角 ≥ 10° 定义为脊柱侧弯。属中医小儿龟背范畴。

临床表现 主要包括以下几个方面。

症状特点　症状表现为以下 3 个方面。①背部疼痛。②姿势不对称，站立和行走困难。③发育障碍及神经脊髓症状。

体征特点　体征主要表现为以下 2 点。①观察患者两肩是否对称，肩胛下角是否在同一水平面上，双侧肩胛骨和脊椎距离是否等宽，两个腰背部是否有凹陷、双侧髂骨是否等高。如果出现以上检查中任意 1 项或以上的结果，则可以考虑检查结果呈阳性。②弯腰试验及躯干旋转角度，弯腰试验观察患者背部是否对称，是否存在隆凸。

影像学特点　全脊正位 X 线片上，确定侧凸的上端椎体和下端椎体，在上端椎椎体上沿和下端椎椎体下沿各画一条平线，再各做其垂直分割线，这两条垂线的相交角即为 Cobb 角。当 Cobb 角>10°时，即可诊断为脊柱侧弯。

中医病机特点　《医宗金鉴·正骨心法要旨》所云："若脊筋陇起，骨缝必错，则成伛偻之形。当先柔筋，令其和软。"筋骨失衡是其病机。

适用范围　除急性损伤者外，推拿手法适用于各年龄段的脊柱侧弯患者。

治则治法　舒筋活血，理筋整复。通过推拿手法治疗以改善血液循环，缓解肌肉痉挛，恢复肌肉平衡并调整关节侧弯，恢复脊柱活动功能。

基本操作　①患者取俯卧位，医者站于一侧，在脊柱两侧予按揉、弹拨、㨰法等手法对肌肉等软组织放松，同时注意触诊是否有结节、条索、硬块等异常，对这些位置进行重点松解。②结合影像和触诊，在脊柱侧弯的弯曲处以一手掌根部将脊柱按压住，而另一手则托起患者上身或下肢

分别做环形摇动，上述操作完成后再做背向凸侧的静力牵拉，可以在一定程度上缓解侧弯的进展。③针对弯曲的部位，予不同的调整手法，如颈胸部侧弯予脊椎斜扳法、胸椎扳法，腰部侧弯则在摇动后予腰椎斜扳法。④再次行脊柱两侧肌肉软组织放松手法，完成后沿脊柱及两侧肌肉配合膏药做擦法以巩固疗效。

注意事项　①手法刺激缓和渐进，操作以柔和为主；脊柱扳法要平稳而巧快，切忌暴力蛮劲。②充分结合影像学资料，脊髓受压等情况慎用。③配合心理疏导及八段锦等功能锻炼。

(李永平　章海凤)

jìnshì

近视 (myopia)　眼睛视近物清楚、视远物模糊的现象。主要是眼在不使用调节时，平行光线通过眼的屈光系统屈折后，焦点落在视网膜之前的一种屈光状态。在屈光静止的前提下，远处的物体不能在视网膜上汇聚，而在视网膜之前形成焦点，因而造成视觉变形，导致远方的物体模糊不清。中医称为"能近怯远症"，高度近视者称"近觑"。

临床表现　主要包括以下几个方面。

症状体征　眼睛视近物清楚，视远物模糊，视力疲劳。高度近视其远近视力都不好，有时伴有眼前黑影浮动。中度以上近视患儿可形成外斜视，高度近视者可见眼球突出。

影像学特点　眼科验光，轻度近视：小于 3.00D；中度近视：3.00~6.00D；高度近视：6.00D 以上。高度近视眼轴会变长，眼底有豹纹样改变及不同程度的退行性改变。

中医病机特点　中医学认为，

该病发生的原因多为先天禀赋不足，或后天发育不良、脏腑失养，或用眼不当、久视伤血等。其病机主要为肝肾不足、气血亏虚、心阳不足，致目失所养，甚至目络瘀阻。

适用范围　推拿治疗假性近视效果明显。

治则治法　疏通经络，调和气血。

基本操作　①眼眶局部及眼眶附近头面部穴位的操作：患儿取仰卧位，微闭双眼，医师坐于床头。医师用一指禅偏锋推法沿小儿眼眶做"∞"形（倒 8 字形）的紧推慢移推法，反复 6~8 遍。医师左右手示、中、无名指并拢以三指揉法分别操作于患儿的两侧上下眼眶，时间约 5 分钟。然后用拇指按揉印堂、阳白、头维、神庭、上星等穴位，中指按揉晴明、攒竹、鱼腰、丝竹空、太阳、四白、翳风、风池等穴位，每穴约半分钟。最后用拇指由内向外分推上下眼眶及眼球，轻推眼球时注意手法一定要轻柔、用力平稳，避免损伤。②背腰部操作：患儿取俯卧位。医师用揉法施术于患儿脊柱两侧的膀胱经，上下反复操作约 10 分钟。然后用双手拇指自上而下按揉夹脊穴，反复操作 8~12 遍。最后拿肩井穴约 1 分钟。

随症加减　①以消瘦、头晕、耳鸣、腰膝无力、夜啼躁扰为特征者基本方基础上补肾经，清肝经，揉上马，推肾顶，运丹田和命门。②以胆小怕事、气短、疲乏无力、畏寒、肢冷为特征者基本方基础上补心肝经，掐揉合谷配合阳陵泉，推上三关。③气血不足证在补脾经、肾经的基础上加调五脏。

注意事项　①养成良好的用

眼习惯。②养成做眼保健操的习惯。③定期检查视力，根据视力变化情况评估并改进手法。

(李永平　章海凤)

xiéshì

斜视（strabismus）　两眼视轴不能同时注视同一目标，是一种发生于眼外肌的疾病。斜视时，一眼注视目标，另一眼却偏离，两眼不能同时聚焦于该物体。属于中医"风牵偏视""目偏视"；俗称斗鸡眼或斜白眼。

临床表现　主要包括以下几个方面。

症状体征　一眼注视目标，另一眼却偏离，两眼同时不能聚焦于该物体。检查可发现眼球向某一方向转动受到限制。

中医病机特点　斜视多因风邪乘虚入络，或风痰内生，经络受阻，气血运行不利，筋脉弛缓不收而致眼目偏斜。

适用范围　推拿治疗的斜视，一般指轻度或中度的共同性斜视，多用于17岁以内的中小学生。

治则治法　标实为风，为痰；以息风、化痰、活络为治；本虚多肝肾精亏，或脾胃气血不足，宜补肝肾，健脾胃。

基本操作　①开天门、抹双柳（沿眉走行方向抹动）各1分钟，运太阳1~3分钟。②按揉睛明、攒竹、鱼腰、丝竹空、球后、上明、瞳子髎各1分钟。③以拇指或中指指腹揉眶内缘，并缓缓沿眼眶呈"∞"（倒"8"字）移动，1分钟。④嘱患者闭目，以示中二指置于眼球，先轻轻揉动20~30秒，轻轻按约10次，振30~40秒，后以拇示二指分置于眼球两侧左右推动，并一上一下操作，使眼球左右移动与内外旋转约1分钟。⑤牵拉耳郭，先以拇示二指相对，捻揉耳郭3~5次，牵拉1次，牵拉10遍左右；根据斜视方向，两手协调，内斜患侧耳向后牵，健侧耳向前牵；外斜患侧耳前牵，健侧耳向后牵。⑥天门入虎口，患者两掌心向下，推拇指由内至外，适合内斜；推示指由外至内，适合外斜。每推3~5次，重掐合谷1次以定之。

随症加减　①风邪中络：以眼突然偏斜、复视、头晕头痛、或恶心呕吐、发热等为特征者，基本方重点拿风池与颈夹脊，揉大、小天心，天门入虎口，加点揉翳风穴1~3分钟，推天柱骨令局部潮红。②肝阳上扰：以眩晕、耳鸣、夜啼躁扰为特征者基本方重点加振按百会与四神聪2~3分钟，推桥弓（左右两侧各缓缓推3~5次），掐老龙、山根各10次。③精血不足：以眼目无神、干涩，伴头晕、听力差、腰膝乏力、健忘、厌食为特征者基本方重点揉脾俞、胃俞透热为度，点揉足三里、阳陵泉各1~3分钟，掐老龙10次。

注意事项　①初生婴儿缺乏双眼注视，可暂时性斜视；婴儿鼻骨尚未发育完善，双眼距离近，易误诊为内斜。②注意眼睛自我保护，不要用眼疲劳，避免长期从某一角度和位置视物，以免加重症状。③已有斜视，应加强患眼视觉功能训练，并及时配戴眼镜。

(李永平　章海凤)

bíyán

鼻炎（rhinitis）　因鼻腔黏膜和黏膜下组织炎症而致鼻塞、流涕、喷嚏等鼻部症状的疾病。包括慢性鼻炎和急性鼻炎，慢性鼻炎又包括慢性单纯性鼻炎和慢性肥厚性鼻炎。该病是小儿的常见疾病，在学龄儿童中发病尤多。属于中医学中的"伤风鼻塞""鼻窒"等范畴。

临床表现　主要包括以下几个方面。

症状体征　呈交替性，时轻时重，反复发作，鼻涕或稀或稠。嗅觉减退，说话鼻音，可伴有咳嗽、头晕头痛、咽有异物感、耳鸣、食欲欠佳等。鼻塞症状多遇寒时加重，或睡眠时加重。鼻黏膜充血、肿胀，可呈桑椹状。下鼻甲充血、肿大。总鼻道或鼻底有较多分泌物，初期水样，以后逐渐变为黏液性、黏脓性或脓性。

影像学特点　无特征性表现。部分可表现为轻度黏膜增厚。

中医病机特点　小儿肺气虚弱、卫外不固，或脾虚失运、湿浊滞留，则易于感受外邪，致外邪与湿浊停聚鼻窍。或外邪屡犯鼻窍，病性迁延，日久不愈，邪毒入脉，塞阻气血，气血运行不畅，鼻脉受阻而成血瘀鼻窒。

适用范围　推拿手法适用于各年龄段的鼻炎患者。

治则治法　疏风通经、行气通窍。通过推拿手法治疗以通利鼻窍。

基本操作　黄蜂入洞50次，揉上马1000次。用轻柔的一指禅推法、按法、揉法按揉印堂穴、上星穴，时间3~5分钟。用轻柔的按法、揉法按揉迎香穴，并向上轻柔推至印堂穴，时间3分钟。按揉患儿肺俞穴，约5分钟。

随症加减　①风邪犯肺：风热者，加清天河水与清补肺经各300次，揉一窝风500次。风寒者，加上推三关300次，揉一窝风、膊阳池各500次。②肺脾气虚：补肺经、脾经及揉板门各500次。③气滞血瘀：擦山根20次，揉人中及迎香50次，按揉双侧合谷穴3~5分钟。

注意事项 ①手法刺激缓和渐进，操作以柔和为主。②加强体质锻炼，避免受外邪侵袭。③预防上呼吸道感染，避免理化因素及粉尘刺激。④避免局部长期使用血管收缩剂。

(李永平　章海凤)

liúxián

流涎（salivation）　小儿唾液过多而引起口涎外流的病症。多见于 3 岁以下小儿。1 岁左右的婴幼儿尤为常见，常发生于断奶前后。生理性流涎因小儿 6 个月后乳牙初萌，又刺激神经，增加唾液分泌。而这一时期小儿吞咽口水的功能尚未健全，多余涎液外流，不属病态。因涎液常滞渍于颐下，故中医称为滞颐。

临床表现　主要包括以下几个方面。

症状体征　涎液过多，不自觉地从口内流出，常滞渍于颐下，伴口角生疮。唾液增多，不断流涎，浸渍于两颐及胸前，不仅衣服被浸润而常湿，时间长者口腔周围多出现粟样红疹及糜烂。因口腔炎症引起，流出的唾液多为黄色或血色，气味臭秽。因唾液腺黏液囊肿引起，可伴有唾液腺肿大。因神经系统疾病引起，则伴有神经系统疾病体征。

影像学特点　无特征性表现。

中医病机特点　中医认为脾之液为涎，先天不足，后天失养，脾胃虚弱，固摄失职，口液外流。脾胃虚寒不能收摄则流涎；或乳食停积胃肠，湿热碍滞脾运，以致脾胃湿热，熏蒸于口，流涎不止。

适用范围　推拿手法适用于病理性流涎。若因口疮、鹅口疮、虫症、软瘫、痴呆等疾病而流涎过多者，当治其原发病。

治则治法　运脾止涎。实热者，清热祛湿，健脾和胃。虚寒者，健脾益气，固摄升提。通过推拿手法治疗以改善脾胃功能。

基本操作　揉承浆、廉泉穴各 1 分钟；振按颊车 1 分钟；横擦风府 20 次；摩腹 3~5 分钟；清（补）脾经 200 次；揉足三里各 100 次；捏脊 5~8 遍。

随症加减　①脾胃虚弱：补脾经、补肺经、补肾经各 100 次，运内八卦、推三关、摩腹、揉足三里、揉百会各 100 次。②脾胃湿热：清脾经、清胃经、清大肠、清天河水各 100 次，掐揉四横纹、掐揉小横纹各 100 次，揉总筋、摩腹各 100 次。③若见口角赤烂、面赤唇红、舌尖红者可加清心经、揉总筋 100 次。④兼见烦躁易怒、口干口苦者，加清肝经、推大横纹 100 次。⑤若五心烦热、盗汗者，加揉涌泉、揉上马 100 次。⑥纳呆、泛酸者，加清肝经、按弦走搓摩 100 次。

注意事项　①手法刺激缓和渐进，操作以柔和为主。②患该病后，不宜捏患儿腮部。③患儿下颌部及前颈、胸前宜保持干燥。④平时喂养忌肥甘厚味，注意营养充足均衡。

(李永平　章海凤)

索　引

条 目 标 题 汉 字 笔 画 索 引

说　明

一、本索引供读者按条目标题的汉字笔画查检条目。

二、条目标题按第一字的笔画由少到多的顺序排列，按画数和起笔笔形横（一）、竖（丨）、撇（丿）、点（丶）、折（乛，包括丁乚乚等）的顺序排列。笔画数和起笔笔形相同的字，按字形结构排列，先左右形字，再上下形字，后整体字。第一字相同的，依次按后面各字的笔画数和起笔笔形顺序排列。

三、以拉丁字母、希腊字母和阿拉伯数字、罗马数字开头的条目标题，依次排在汉字条目标题的后面。

一　画

一指禅推法（one-finger chan pushing）　17

一指禅推拿（one-finger chan tuina）　46

一指禅偏锋推法（one-finger chan pushing with the radial side of the thumb tip）　18

一扇门（yi shan men）　82

一窝风（yi wo feng）　85

二　画

二人上马（er ren shang ma）　82

二龙戏珠（two dragons playing with pearl）　104

二扇门（er shan men）　82

十王（shi wang）　85

七节骨（qi jie gu）　92

力劈华山势（splitting hua mountain with vigorous efforts）　41

三　画

三关（san guan）　88

三阳（san yang）　76

三阴（san yin）　76

三起三落势（three ups and three downs）　41

三焦（san jiao）　80

大天心（da tian xin）　73

大肠（da chang/large intestine）　79

大横纹（da heng wen）　86

山风（shan feng）　74

飞经走气（fei jing zou qi）　103

小儿运法（paediatric circular pushing manipulation）　96

小儿抖法（paediatric shaking manipulation）　98

小儿刮法（paediatric scraping manipulation）　100

小儿按法（paediatric pressing manipulation）　95

小儿便秘（peadiatric constipation）　115

小儿振法（paediatric vibrating manipulation）　99

小儿捏法（paediatric pinching manipulation）　96

小儿捣法（paediatric pounding manipulation）　98

小儿特定穴（specific points of paediatric tuina）　71

小儿拿法（paediatric grasping manipulation）　97

小儿推法（paediatric pushing manipulation）　94

小儿推拿（paediatric tuina）　70

小儿推拿手法（paediatric tuina manipulations）　93

小儿推拿学（science of paediatric tuina）　67

小儿推拿治疗（pediatric tuina therapy）　108

小儿推拿复式操作法（compound manipulations of paediatric tuina）　100

小儿捻法（paediatric finger-twisting manipulation）　99

小儿掐法（paediatric nipping manipulation）　97

小儿脱肛（proctoptosis）　118

小儿搓法（paediatric palm-twisting manipulation）　96

小儿揉法（paediatric kneading manipulation）　95

小儿摇法（paediatric rotating manipulation） 97

小儿摩法（paediatric circular rubbing manipulation） 94

小儿擦法（paediatric linear rubbing manipulation） 99

小天心（xiao tian xin） 81

小肠（xiao chang/small intestine） 79

小横纹（xiao heng wen） 81

四　画

井灶（jing zao） 75

开璇玑（kai xuan ji） 108

天门（tian men） 73

天门入虎口（tian men into hu kou） 101

天河引水法（the method of transproting water to the heaven river） 102

天河水（tian he shui） 88

天柱骨（tian zhu gu） 92

韦陀献杵势（wei tuo presenting pestle） 37

五指节（wu zhi jie） 83

太阳（tai yang） 77

太阴（tai yin） 76

牙关（ya guan） 77

中风后遗症（sequela of wind stroke） 64

中庭（zhong ting） 74

内功推拿（neigong tuina） 47

内劳宫（nei lao gong） 81

内鬼眼（nei gui yan） 89

气池（qi chi） 76

反复呼吸道感染（recurrent respiratory tract infection） 112

风池（feng chi） 75

丹田（dan tian） 91

乌龙摆尾（black dragon wigging its tail） 107

凤凰单展翅（phoenix spreading single wing） 104

凤凰展翅（phoenix spreading wings） 107

凤凰鼓翅（phoenix flapping wings） 106

六腑（liu fu） 88

心经（xin jing） 78

心眼（xin yan） 90

引水上天河（transporting water to the heaven water） 107

双凤展翅（two phoenix spreading wings） 107

双虎夺食势（the tigers fight for food） 42

水底（shui di） 85

水底捞月（scooping the moon up from the water） 100

五　画

击法（knocking manipulation） 24

正骨推拿（bone-setting tuina） 48

甘载（gan zai） 83

左端正（zuo duan zheng） 84

右端正（you duan zheng） 85

龙入虎口（dragon into tiger's mouth） 105

龙角（long jiao） 77

打马过河（crossing the heaven river on horseback） 105

四肢扳法（four limbs pulling manipulation） 30

四肢拔伸法（four limbs pulling-stretching manipulation） 32

四肢摇法（four limbs rotating manipulation） 27

四横纹（si heng wen） 80

失眠（insomnia） 62

外八卦（wai ba gua） 83

外劳宫（wai lao gong） 82

外鬼眼（wai gui yan） 89

头痛（headache） 61

皮罢（pi ba） 84

发热（fever） 110

母腮（mu sai） 84

六　画

老龙（lao long） 85

老汉扳缯（elder man shaking silk） 107

老虎吞食（tiger swallowing food） 101

耳后高骨（er hou gao gu） 76

厌食（anorexia） 118

百虫（bai chong） 89

扫散法（sweeping manipulation） 21

年寿（nian shou） 74

延年（yan nian） 75

肌性斜颈（muscular torticollis） 128

多发性抽动综合征（tourette's syndrome） 125

交骨（jiao gu） 86

汗证（sweating syndrome） 127

七　画

运土入水（transporting earth into water） 102

运水入土（transporting water into earth） 102

运动关节类手法（manipulations of moving joints） 27

走马（zou ma） 87

赤风摇头（red phoenix shaking its head） 103

赤风摇尾（red phoenix wagging its tail） 105

坎宫（kan gong） 73

苍龙摆尾（blue dragon wigging its tail） 108

扳法（pulling manipulation） 29

抖法（shaking manipulation） 25

呕吐（vomitting） 116

呃逆（hiccups） 117

佝偻病（rickets） 127

近视（myopia） 131

坐档势（siting stance） 40

肝经（gan jing／liver meridian） 78

肚角（du jiao） 91

肘肘（dou zhou） 87

肘肘走气（transporting qi by rotating douzhou） 107

龟尾（gui wei） 93

尿频（frequent urination） 120

八　画

青龙探爪势（blue dragon displayingits claws） 39

板门（ban men） 81

卧虎扑食势（crouching tiger pouncing on its prey） 39

抹法（wiping manipulation） 21

拔伸法（pulling-stretching manipulation） 32

拍法（patting manipulation） 24

拨法（plucking manipulation） 25

虎口（hu kou） 84

虎角（hu jiao） 77

肾纹（shen wen） 80

肾顶（shen ding） 80

肾经（shen jing／kidney meridian） 79

呼吸锻炼法（methods of breathing exercise） 36

命门（ming men） 80

乳根（ru gen） 90

乳痈（acute mastitis） 65

乳旁（ru pang） 90

肺经（fei jing／lung meridian） 78

肱骨外上髁炎（external humeral epicondylitis） 58

胁肋（xie le） 90

鱼肚（yu du） 89

夜啼（night crying） 119

疝气（hernia） 128

注意力缺陷多动障碍（attention deficit hyperactivity disorder） 125

实用练功法（methods of practicing gongfa） 36

肩关节周围炎（scapulohumeral periarthritis） 57

孤雁游飞（lonely geese flying） 106

九　画

威灵（wei ling） 83

面神经麻痹（prosopoplegia） 65

面神经瘫痪（facial palsy） 122

牵抖法（pulling-shaking manipulation） 26

指压推拿（finger pressing tuina） 49

按法（pressing manipulation） 23

按弦搓摩（scrubbing and rubbing like pressing string） 101

按揉法（pressing-kneading manipulation） 26

按摩与导引（massage and daoyin） 4

按摩器具（massage tools） 10

点法（point-pressing manipulation） 22

胃经（wei jing／stomach meridian） 79

胃脘痛（epigastric pain） 62

咳嗽（cough） 111

便秘（constipation） 63

保健按摩（health-care massage） 9

急性腰扭伤（acute lumbar sprain） 54

前承山（qian cheng shan） 89

前推八匹马势（pushing eight horses forward） 40

总收法（closing manipulation） 108

总筋（zong jin） 82

洪池（hong chi） 87

退行性腰椎滑脱症（degenerative lumbar spondylolisthesis） 55

眉心（mei xin） 74

十　画

桡骨头半脱位（radial head subluxation） 129

桥弓（qiao gong） 92

夏季热（summer fever） 113

振法（vibration manipulation） 25

捏法（pinching manipulation） 22

眩晕（vertigo） 63

哮喘（asthma） 111

倒拉九头牛势（pulling nine oxen backward） 41

拿法（grasping manipulation） 23

拿揉法（grasping-kneading manipulation） 26

脑性瘫痪（cerebral palsy） 123

疳积（mild malnutrition with food stagnation） 117

痉夏（summer non-acclimition） 113

准头（zhun tou） 75

脊柱（ji zhu） 92

脊柱小关节紊乱症（small joint disorders of the spine） 53

脊柱扳法（spine pulling manipulation） 29

脊柱拔伸法（spine pulling-stretching manipulation） 32

脊柱侧弯（scoliosis） 130

脊柱推拿（spine tuina） 50

脊柱摇法（spine rotating manipulation） 27

流涎（salivation） 133

十一　画

黄蜂入洞（wasps going into the honeycomb） 102

黄蜂出洞（wasps going out of the honeycomb） 103

掉尾摇头势（shaking the head and tail） 40

推把上桥势（push handlebar up bridge） 42

推法（pushing manipulation） 19

推拿（tuina） 3

推拿八法（tuina eight methods） 7

推拿手法（tuina manipulatons） 15

推拿手法学（science of tuina manipulations） 14

推拿手法测定分析仪（tuina manipulation analyzer） 13

推拿介质（tuina mediums） 5

推拿功法（tuina gongfa） 35

推拿功法学（science of tuina gongfa） 33

推拿生物力学（tuina biomechanics） 12

推拿疗法（tuina therapy） 45

推拿学（science of tuina of traditional chinese medicine） 1

推拿治则（tuina treatment principles） 6

推拿治疗学（tuina therapeutics） 43

推拿研究（tuina research） 11

推拿复合手法（compound tuina manipulations） 26

推拿热敷（tuina with hot compress） 6

推拿基本手法（basic tuina manipulations） 16

推拿意外（tuina accidents） 8

推摩法（pushing-rubbing manipulation） 26

捻法（requirements of fingertwisting manipulation） 23

虚里（xu li） 91

第三腰椎横突综合征（third lumbar transverse process syndrome） 56

斜视（strabismus） 132

情感交叉症（masturbation syndrome） 126

惊风（convulsions） 119

颈椎间盘突出症（cervical disc herniation） 52

颈椎病（cervical spondylosis） 50

十二　画

琵琶（pi pa） 87

落枕（stiff neck） 51

搓法（palm-twisting manipulation） 21

揉耳摇头（rubbing ears and shaking head） 106

揉法（kneading manipulation） 19

掌小横纹（xiao heng wen of plam） 81

遗尿（enuresis） 120

腓总神经损伤（common peroneal nerve injury） 124

脾经（pi jing／spleen meridian） 78

腕管综合征（carpal tunnel syndrome） 59

痛经（dysmenorrhea） 66

阑门（lan men） 91

十三　画

感冒（common cold） 109

摇法（rotating manipulation） 27

滚法（rolling manipulation） 16

滚法推拿（rolling tuina） 47

腰椎间盘突出症（lumbar disc herniation） 52

腹（fu） 91

腹泻（diarrhea） 114

腹痛（abdominal pain） 114

猿猴摘果（ape picking fruit） 104

滚法（rolling manipulation with the proximal interphalangeal joints） 17

十四　画

摘星换斗势（picking star and changing constellation） 38

鼻炎（rhinitis） 132

膊阳池（bo yang chi） 87

膀胱（pang guang） 88

膏摩（tuina with herbal ointment） 5

慢性腰肌劳损（chronic lumbar muscle strain） 55

慢性鼻炎（chronic rhinitis） 66

精宁（jing ning） 84

十五 画

横门（heng men） 86

踝关节内翻扭伤（ankle varus sprain） 60

靠山（kao shan） 83

膝关节骨性关节炎（knee osteoarthritis） 59

摩法（circular rubbing manipulation） 19

额天心（e tian xin） 73

额阴阳（e yin yang） 77

十六 画

颞颌关节紊乱症（temporomandibular joint dysfunction）

60

癃闭（urinary retention） 121

寰枢关节半脱位（atlantoaxial joint subluxation） 129

十七 画

擦法（linearrubbing manipulation） 20

螺蛳骨（luo si gu） 86

臀上皮神经炎（superior clunial neuritis） 57

臀肌挛缩（gluteal muscle contracture） 130

臂丛神经损伤（brachial plexus injury） 124

二十一 画

癫痫（epilepsy） 122

条 目 外 文 标 题 索 引

A

abdominal pain（腹痛） 114

acute lumbar sprain（急性腰扭伤） 54

acute mastitis（乳痈） 65

ankle varus sprain（踝关节内翻扭伤） 60

anorexia（厌食） 118

ape picking fruit（猿猴摘果） 104

asthma（哮喘） 111

atlantoaxial joint subluxation（寰枢关节半脱位） 129

attention deficit hyperactivity disorder（注意力缺陷多动障碍） 125

B

bai chong（百虫） 89

ban men（板门） 81

basic tuina manipulations（推拿基本手法） 16

black dragon wigging its tail（乌龙摆尾） 107

blue dragon displayingits claws（青龙探爪势） 39

blue dragon wigging its tail（苍龙摆尾） 108

bone-setting tuina（正骨推拿） 48

bo yang chi（膊阳池） 87

brachial plexus injury（臂丛神经损伤） 124

C

carpal tunnel syndrome（腕管综合征） 59

cerebral palsy（脑性瘫痪） 123

cervical disc herniation（颈椎间盘突出症） 52

cervical spondylosis（颈椎病） 50

chronic lumbar muscle strain（慢性腰肌劳损） 55

chronic rhinitis（慢性鼻炎） 66

circular rubbing manipulation（摩法） 19

closing manipulation（总收法） 108

common cold（感冒） 109

common peroneal nerve injury（腓总神经损伤） 124

compound manipulations of paediatric tuina（小儿推拿复式操作法） 100

compound tuina manipulations（推拿复合手法） 26

constipation（便秘） 63

convulsions（惊风） 119

cough（咳嗽） 111

crossing the heaven river on horseback（打马过河） 105

crouching tiger pouncing on its prey（卧虎扑食势） 39

D

da chang/large intestine（大肠） 79

da heng wen（大横纹） 86

dan tian（丹田） 91

da tian xin（大天心） 73

degenerative lumbar spondylolisthesis（退行性腰椎滑脱症） 55

diarrhea（腹泻） 114

dou zhou（抖肘） 87

dragon into tiger's mouth（龙入虎口） 105

du jiao（肚角） 91

dysmenorrhea（痛经） 66

E

elder man shaking silk（老汉扳缯） 107

enuresis（遗尿） 120

epigastric pain（胃脘痛） 62

epilepsy（癫痫） 122

er hou gao gu（耳后高骨） 76

er ren shang ma（二人上马） 82

er shan men（二扇门） 82

e tian xin（额天心） 73

external humeral epicondylitis（肱骨外上髁炎） 58

e yin yang（额阴阳） 77

F

facial palsy（面神经瘫痪） 122

fei jing/lung meridian（肺经） 78

fei jing zou qi（飞经走气） 103

feng chi（风池） 75

fever（发热） 110

finger pressing tuina（指压推拿） 49

four limbs pulling manipulation（四肢扳法） 30

four limbs pulling-stretching manipulation（四肢拔伸法） 32

four limbs rotating manipulation（四肢摇法） 27

frequent urination（尿频） 120

fu（腹） 91

G

gan jing /liver meridian（肝经） 78

gan zai（甘载） 83

gluteal muscle contracture（臀肌挛缩） 130

grasping-kneading manipulation（拿揉法） 26

grasping manipulation（拿法） 23

gui wei（龟尾） 93

H

headache（头痛） 61

health-care massage（保健按摩） 9

heng men（横门） 86

hernia（疝气） 128

hiccups（呃逆） 117

hong chi（洪池） 87

hu jiao（虎角） 77

hu kou（虎口） 84

I

insomnia（失眠） 62

J

jiao gu（交骨） 86

jing ning（精宁） 84

jing zao（井灶） 75

ji zhu（脊柱） 92

K

kai xuan ji（开璇玑） 108

kan gong（坎宫） 73

kao shan（靠山） 83

kneading manipulation（揉法） 19

knee osteoarthritis（膝关节骨性关节炎） 59

knocking manipulation（击法） 24

L

lan men（阑门） 91

lao long（老龙） 85

linearrubbing manipulation（擦法） 20

liu fu（六腑） 88

lonely geese flying（孤雁游飞） 106

long jiao（龙角） 77

lumbar disc herniation（腰椎间盘突出症） 52

luo si gu（螺蛳骨） 86

M

manipulations of moving joints（运动关节类手法） 27

massage and daoyin（按摩与导引） 4

massage tools（按摩器具） 10

masturbation syndrome（情感交叉症） 126

mei xin（眉心） 74

methods of breathing exercise（呼吸锻炼法） 36

methods of practicing gongfa（实用练功法） 36

mild malnutrition with food stagnation（疳积） 117

ming men（命门） 80

mu sai（母腮） 84

muscular torticollis（肌性斜颈） 128

myopia（近视） 131

N

neigong tuina（内功推拿） 47

nei gui yan（内鬼眼） 89

nei lao gong（内劳宫） 81

nian shou（年寿） 74

night crying（夜啼） 119

O

one-finger chan pushing（一指禅推法） 17

one-finger chan pushing with the radial side of the thumb tip（一指禅偏锋推法） 18

one-finger chan tuina（一指禅推拿） 46

P

paediatric circular pushing manipulation（小儿运法） 96

paediatric circular rubbing manipulation（小儿摩法） 94

peadiatric constipation（小儿便秘） 115

paediatric finger-twisting manipulation（小儿捻法） 99

paediatric grasping manipulation（小儿拿法） 97

paediatric kneading manipulation（小儿揉法） 95

paediatric linear rubbing manipulation（小儿擦法） 99

paediatric nipping manipulation（小儿掐法） 97

paediatric palm-twisting manipulation（小儿搓法） 96

paediatric pinching manipulation（小儿捏法） 96

paediatric pounding manipulation （小儿捣法） 98

paediatric pressing manipulation （小儿按法） 95

paediatric pushing manipulation （小儿推法） 94

paediatric rotating manipulation （小儿摇法） 97

paediatric scraping manipulation （小儿刮法） 100

paediatric shaking manipulation （小儿抖法） 98

paediatric tuina manipulations （小儿推拿手法） 93

paediatric tuina （小儿推拿） 70

paediatric vibrating manipulation （小儿振法） 99

palm-twisting manipulation （搓法） 21

pang guang （膀胱） 88

patting manipulation （拍法） 24

pediatric tuina therapy （小儿推拿治疗） 108

phoenix flapping wings （凤凰鼓翅） 106

phoenix spreading single wing （凤凰单展翅） 104

phoenix spreading wings （凤凰展翅） 107

pi ba （皮罢） 84

picking star and changing constellation （摘星换斗势） 38

pi jing／spleen meridian （脾经） 78

pinching manipulation （捏法） 22

pi pa （琵琶） 87

plucking manipulation （拔法） 25

point-pressing manipulation （点法） 22

pressing-kneading manipulation （按揉法） 26

pressing manipulation （按法） 23

proctoptosis （小儿脱肛） 118

prosopoplegia （面神经麻痹） 65

pulling manipulation （扳法） 29

pulling nine oxen backward （倒拉九头牛势） 41

pulling-shaking manipulation （牵抖法） 26

pulling-stretching manipulation （拔伸法） 32

push handlebar up bridge （推把上桥势） 42

pushing eight horses forward （前推八匹马势） 40

pushing manipulation （推法） 19

pushing-rubbing manipulation （推摩法） 26

Q

qian cheng shan （前承山） 89

qiao gong （桥弓） 92

qi chi （气池） 76

qi jie gu （七节骨） 92

R

radial head subluxation （桡骨头半脱位） 129

recurrent respiratory tract infection （反复呼吸道感染） 112

red phoenix shaking its head （赤风摇头） 103

red phoenix wagging its tail （赤风摇尾） 105

requirements of fingertwisting manipulation （捻法） 23

rhinitis （鼻炎） 132

rickets （佝偻病） 127

rolling manipulation （滚法） 16

rolling manipulation with the proximal interphalangeal joints （滚法） 17

rolling tuina （滚法推拿） 47

rotating manipulation （摇法） 27

rubbing ears and shaking head （揉耳摇头） 106

ru gen （乳根） 90

ru pang （乳旁） 90

S

salivation （流涎） 133

san guan （三关） 88

san jiao （三焦） 80

san yang （三阳） 76

san yin （三阴） 76

scapulohumeral periarthritis （肩关节周围炎） 57

science of paediatric tuina （小儿推拿学） 67

science of tuina gongfa （推拿功法学） 33

science of tuina manipulations （推拿手法学） 14

science of tuina of traditional chinese medicine （推拿学） 1

scoliosis （脊柱侧弯） 130

scooping the moon up from the water （水底捞月） 100

scrubbing and rubbing like pressing string （按弦搓摩） 101

sequela of wind stroke （中风后遗症） 64

shaking manipulation （抖法） 25

shaking the head and tail （掉尾摇头势） 40

shan feng （山风） 74

shen ding （肾顶） 80

shen jing/kidney meridian （肾经） 79

shen wen （肾纹） 80

shi wang （十王） 85

shui di （水底） 85

si heng wen （四横纹） 80

siting stance（坐档势） 40

small joint disorders of the spine（脊柱小关节紊乱症） 53

specific points of paediatric tuina（小儿特定穴） 71

spine pulling manipulation（脊柱扳法） 29

spine pulling-stretching manipulation（脊柱拔伸法） 32

spine rotating manipulation（脊柱摇法） 27

spine tuina（脊柱推拿） 50

splitting hua mountain with vigorous efforts（力劈华山势） 41

stiff neck（落枕） 51

strabismus（斜视） 132

summer fever（夏季热） 113

summer non-acclimition（疰夏） 113

superior clunial neuritis（臀上皮神经炎） 57

sweating syndrome（汗证） 127

sweeping manipulation（扫散法） 21

T

tai yang（太阳） 77

tai yin（太阴） 76

temporomandibular joint dysfunction（颞颌关节紊乱症） 60

the method of transproting water to the heaven river（天河引水法） 102

the tigers fight for food（双虎夺食势） 42

third lumbar transverse process syndrome（第三腰椎横突综合征） 56

three ups and three downs（三起三落势） 41

tian he shui（天河水） 88

tian men into hu kou（天门入虎口） 101

tian men（天门） 73

tian zhu gu（天柱骨） 92

tiger swallowing food（老虎吞食） 101

tourette's syndrome（多发性抽动综合征） 125

transporting earth into water（运土入水） 102

transporting qi by rotating douzhou（肘肘走气） 107

transporting water into earth（运水入土） 102

transporting water to the heaven water（引水上天河） 107

tuina accidents（推拿意外） 8

tuina biomechanics（推拿生物力学） 12

tuina eight methods（推拿八法） 7

tuina gongfa（推拿功法） 35

tuina manipulation analyzer（推拿手法测定分析仪） 13

tuina manipulatons（推拿手法） 15

tuina mediums（推拿介质） 5

tuina research（推拿研究） 11

tuina therapeutics（推拿治疗学） 43

tuina therapy（推拿疗法） 45

tuina treatment principles（推拿治则） 6

tuina with herbal ointment（膏摩） 5

tuina with hot compress（推拿热敷） 6

tuina（推拿） 3

two dragons playing with pearl（二龙戏珠） 104

two phoenix spreading wings（双凤展翅） 107

U

urinary retention（癃闭） 121

V

vertigo（眩晕） 63

vibration manipulation（振法） 25

vomitting（呕吐） 116

W

wai ba gua（外八卦） 83

wai gui yan（外鬼眼） 89

wai lao gong（外劳宫） 82

wasps going into the honeycomb（黄蜂入洞） 102

wasps going out of the honeycomb（黄蜂出洞） 103

wei jing /stomach meridian（胃经） 79

wei ling（威灵） 83

wei tuo presenting pestle（韦陀献杵势） 37

wiping manipulation（抹法） 21

wu zhi jie（五指节） 83

X

xiao chang/small intestine（小肠） 79

xiao heng wen（小横纹） 81

xiao heng wen of plam（掌小横纹） 81

xiao tian xin（小天心） 81

xie le（胁肋） 90

xin jing（心经） 78

xin yan（心眼） 90

xu li（虚里） 91

Y

ya guan （牙关） 77

yan nian （延年） 75

yi shan men （一扇门） 82

yi wo feng （一窝风） 85

you duan zheng （右端正） 85

yu du （鱼肚） 89

Z

zhong ting （中庭） 74

zhun tou （准头） 75

zong jin （总筋） 82

zou ma （走马） 87

zuo duan zheng （左端正） 84

内 容 索 引

说 明

一、本索引是本卷条目和条目内容的主题分析索引。索引款目按汉语拼音字母顺序并辅以汉字笔画、起笔笔形顺序排列。同音时，按汉字笔画由少到多的顺序排列，笔画数相同的按起笔笔形横（一）、竖（丨）、撇（丿）、点（、）、折（乛，包括丁乚等）的顺序排列。第一字相同时，按第二字，余类推。索引标目中夹有拉丁字母、希腊字母、阿拉伯数字和罗马数字的，依次排在相应的汉字索引款目之后。标点符号不作为排序单元。

二、设有条目的款目用黑体字，未设条目的款目用宋体字。

三、不同概念（含人物）具有同一标目名称时，分别设置索引款目；未设条目的同名索引标目后括注简单说明或所属类别，以利检索。

四、索引标目之后的阿拉伯数字是标目内容所在的页码，数字之后的小写拉丁字母表示索引内容所在的版面区域。本书正文的版面区域划分如右图。

a	c	e
b	d	f

A

按蹻 1b
按法（pressing manipulation） 23c
按摩 1b
按摩器具（massage tools） 10d
按摩与导引（massage and daoyin） 4f
按揉法（pressing-kneading manipulation） 26b
按弦搓摩（scrubbing and rubbing like pressing string） 101a

B

拔伸法（pulling-stretching manipulation） 32a
百虫（bai chong） 89a
扳法（pulling manipulation） 29b
板门（ban men） 81c
膀胱（pang guang） 88e
保健按摩（health-care massage） 9e
鼻炎（rhinitis） 132d
鼻窒 66d
臂丛神经损伤（brachial plexus injury） 124b
便秘（constipation） 63b
拨法（plucking manipulation） 25a
膊阳池（bo yang chi） 87a
不得卧 62b
不寐 62b

C

擦法（linearrubbing manipulation） 20c

苍龙摆尾（blue dragon wigging its tail） 108b
产伤麻痹 124c
产瘫 124b
赤凤摇头（red phoenix shaking its head） 103d
赤凤摇尾（red phoenix wagging its tail） 105f
抽动症 126a
吹乳 65d
搓法（palm-twisting manipulation） 21a

D

打嗝 117a
打马过河（crossing the heaven river on horseback） 105b
打马过天河 105b
大肠（da chang/large intestine） 79e
大肠侧 79e
大肠筋 79e
大横纹（da heng wen） 86d
大天心（da tian xin） 73f
丹凤摇尾 105f
丹田（dan tian） 91a
导引 1b
倒拉九头牛势（pulling nine oxen backward） 41b
第三腰椎横突综合征（third lumbar transverse process syndrome） 56c
癫痫（epilepsy） 122a
点法（point-pressing manipulation） 22a
点穴推拿 49b

吊线风　65a

掉尾摇头势（shaking the head and tail）　40a

冻结肩　57e

斗鸡眼　132a

抖法（shaking manipulation）　25c

犊鼻　89d

肚角（du jiao）　91c

妒乳　65d

多动症　125d

多发性抽动综合征（tourette's syndrome）　125f

肘肘（dou zhou）　87b

肘肘走气（transporting qi by rotating douzhou）　107c

E

额天心（e tian xin）　73e

额阴阳（e yin yang）　77b

呃逆（hiccups）　117a

恶食　118a

耳后高骨（er hou gao gu）　76d

二龙戏珠（two dragons playing with pearl）　104b

二人上马（er ren shang ma）　82e

二扇门（er shan men）　82c

F

发热（fever）　110c

反复呼吸道感染（recurrent respiratory tract infection）　112c

飞经走气（fei jing zou qi）　103b

肥大性膝关节炎　59e

腓总神经损伤（common peroneal nerve injury）　124f

肺金　78f

肺经（fei jing/lung meridian）　78f

风池（feng chi）　75e

凤凰单展翅（phoenix spreading single wing）　104d

凤凰鼓翅（phoenix flapping wings）　106b

凤凰展翅（phoenix spreading wings）　107e

腹（fu）　91a

腹痛（abdominal pain）　114f

腹泻（diarrhea）　114b

G

甘载（gan zai）　83b

肝记　84d

肝经（gan jing /liver meridian）　78c

肝木　78c

疳积（mild malnutrition with food stagnation）　117d

感冒（common cold）　109e

膏摩（tuina with herbal ointment）　5c

肱骨外上髁炎（external humeral epicondylitis）　58d

佝偻病（rickets）　127d

孤雁游飞（lonely geese flying）　106e

龟尾（gui wei）　93a

滚法（rolling manipulation with the proximal interphalangeal joints）　17b

擦法（rolling manipulation）　16c

擦法推拿（rolling tuina）　47a

H

汗证（sweating syndrome）　127a

合谷　84c

颔痛　60f

横门（heng men）　86b

洪池（hong chi）　87e

后承山　89e

后水　89f

呼吸锻炼法（methods of breathing exercise）　36a

虎角（hu jiao）　77d

虎口（hu kou）　84c

踝关节内翻扭伤（ankle varus sprain）　60b

寰枢关节半脱位（atlantoaxial joint subluxation）　129e

寰枢关节失稳　129e

黄蜂出洞（wasps going out of the honeycomb）　103e

黄蜂入洞（wasps going into the honeycomb）　102a

哕　117a

哕逆　117a

J

击法（knocking manipulation）　24d

肌性斜颈（muscular torticollis）　128e

箕门　88e

急性腰扭伤（acute lumbar sprain）　54d

脊柱（ji zhu）　92d

脊柱拔伸法（spine pulling-stretching manipulation） 32a

脊柱扳法（spine pulling manipulation） 29b

脊柱侧弯（scoliosis） 130f

脊柱推拿（spine tuina） 50a

脊柱小关节紊乱症（small joint disorders of the spine） 53e

脊柱摇法（spine rotating manipulation） 27d

颊车骱痛 60f

肩关节周围炎（scapulohumeral periarthritis） 57e

肩凝症 57e

交骨（jiao gu） 86d

筋骨损伤 60c

近视（myopia） 131c

经行腹痛 66a

惊风（convulsions） 119a

精宁（jing ning） 84a

井灶（jing zao） 75d

颈椎病（cervical spondylosis） 50d

颈椎间盘突出症（cervical disc herniation） 52b

颈椎综合征 50d

K

开璇玑（kai xuan ji） 108d

坎宫（kan gong） 73b

坎上 75e

靠山（kao shan） 83c

咳嗽（cough） 111a

口噤不开 60f

口僻 65a

叩点法 98b

L

阑门（lan men） 91f

老汉扳缯（elder man shaking silk） 107b

老虎吞食（tiger swallowing food） 101f

老龙（lao long） 85d

老年性关节炎 59e

老翁绞缯 107b

力劈华山势（splitting hua mountain with vigorous efforts） 41d

流涎（salivation） 133a

六腑（liu fu） 88b

龙角（long jiao） 77c

龙入虎口（dragon into tiger's mouth） 105d

癃闭（urinary retention） 121c

漏肩风 57e

闾尾 93a

螺蛳骨（luo si gu） 86c

落枕（stiff neck） 51d

M

慢性鼻炎（chronic rhinitis） 66d

慢性腰肌劳损（chronic lumbar muscle strain） 55b

眉心（mei xin） 74c

面神经麻痹（prosopoplegia） 65a

面神经瘫痪（facial palsy） 122e

面瘫 65a

鸣息 111e

命门（ming men） 80c

摩法（circular rubbing manipulation） 19d

抹法（wiping manipulation） 21c

母腮（mu sai） 84e

拇腮 84e

目不瞑 62b

N

拿法（grasping manipulation） 23a

拿揉法（grasping-kneading manipulation） 26d

脑瘫 123c

脑性瘫痪（cerebral palsy） 123c

内功推拿（neigong tuina） 47e

内鬼眼（nei gui yan） 89d

内劳宫（nei lao gong） 81c

内膝眼 89e

年寿（nian shou） 74f

捻法（requirements of fingertwisting manipulation） 23f

尿闭 121c

尿床 120c

尿频（frequent urination） 120f

捏法（pinching manipulation） 22d

颞颌关节紊乱症（temporomandibular joint dysfunction） 60f

O

呕吐（vomitting） 116b

P

拍法（patting manipulation）　24a

皮罢（pi ba）　84d

琵琶（pi pa）　87d

脾经（pi jing／spleen meridian）　78a

脾土　78a

脾约　63b

平推法　19f

Q

七节骨（qi jie gu）　92f

气池（qi chi）　76a

牵抖法（pulling-shaking manipulation）　26f

牵拉肘　129a

牵引法　32a

前承山（qian cheng shan）　89b

前推八匹马势（pushing eight horses forward）　40f

桥弓（qiao gong）　92a

切法　97f

青龙探爪势（blue dragon displayingits claws）　39a

情感交叉症（masturbation syndrome）　126d

曲泽　87e

R

桡骨头半脱位（radial head subluxation）　129a

揉耳摇头（rubbing ears and shaking head）　106c

揉法（kneading manipulation）　19a

乳毒　65d

乳根（ru gen）　90b

乳旁（ru pang）　90d

乳痈（acute mastitis）　65d

S

三关（san guan）　88a

三焦（san jiao）　80b

三起三落势（three ups and three downs）　41f

三阳（san yang）　76c

三阴（san yin）　76b

扫散法（sweeping manipulation）　21e

山风（shan feng）　74d

膻中　90a

疝气（hernia）　128b

伤风　109e

伤科按摩　48c

上天心　73f

肾顶（shen ding）　80e

肾经（shen jing／kidney meridian）　79b

肾水　79b

肾纹（shen wen）　80d

失眠（insomnia）　62b

失枕　51d

十王（shi wang）　85e

十宣　85e

实用练功法（methods of practicing gongfa）　36f

手命门　80c

双凤展翅（two phoenix spreading wings）　107f

双虎夺食势（the tigers fight for food）　42e

水底（shui di）　85c

水底捞月（scooping the moon up from the water）　100e

四横纹（si heng wen）　80f

四肢拔伸法（four limbs pulling-stretching manipulation）　32f

四肢扳法（four limbs pulling manipulation）　30f

四肢摇法（four limbs rotating manipulation）　27f

T

太阳（tai yang）　77a

太阴（tai yin）　76e

天河水（tian he shui）　88d

天河引水法（the method of transproting water to the heaven river）　102f

天门（tian men）　73d

天门入虎口（tian men into hu kou）　101c

天柱骨（tian zhu gu）　92c

条口　89b

痛经（dysmenorrhea）　66a

头痛（headache）　61d

推把上桥势（push handlebar up bridge）　42c

推法（pushing manipulation）　19f

推摩法（pushing-rubbing manipulation）　26e

推拿（tuina）　3d

推拿八法（tuina eight methods）　7d

推拿递质　6a

推拿复合手法（compound tuina manipulations）　26a

推拿功法（tuina gongfa）　35a

推拿功法学（science of tuina gongfa）　33d

推拿基本手法（basic tuina manipulations）　16b

推拿介质（tuina mediums）　5f

推拿疗法（tuina therapy）　45e

推拿热敷（tuina with hot compress）　6a

推拿生物力学（tuina biomechanics）　12d

推拿手法（tuina manipulatons）　15f

推拿手法测定分析仪（tuina manipulation analyzer）　13d

推拿手法学（science of tuina manipulations）　14b

推拿学（science of tuina of traditional chinese medicine）　1a

推拿研究（tuina research）　11a

推拿意外（tuina accidents）　8d

推拿治疗学（tuina therapeutics）　43a

推拿治则（tuina treatment principles）　6e

退行性膝关节炎　59e

退行性腰椎滑脱症（degenerative lumbar spondylolisthesis）　55e

臀肌挛缩（gluteal muscle contracture）　130c

臀上皮神经损伤　57a

臀上皮神经炎（superior clunial neuritis）　57a

臀腿痛　57a

脱位病　60f

调息　36a

W

歪嘴巴　65a

外八卦（wai ba gua）　83e

外鬼眼（wai gui yan）　89b

外劳宫（wai lao gong）　82f

外膝眼　89d

腕管狭窄症　59b

腕管综合征（carpal tunnel syndrome）　59b

网球肘　58d

威灵（wei ling）　83f

韦陀献杵势（wei tuo presenting pestle）　37c

维生素 D 缺乏性佝偻病　127d

尾闾　93a

胃经（wei jing／stomach meridian）　79f

胃痛　62e

胃脘痛（epigastric pain）　62e

文台　77c

卧虎扑食势（crouching tiger pouncing on its prey）　39c

乌龙摆尾（black dragon wigging its tail）　107d

五十肩　57e

五指节（wu zhi jie）　83a

武台　77d

膝关节骨性关节炎（knee osteoarthritis）　59d

X

呷嗽　111e

夏季热（summer fever）　113a

痫证　122a

项痹　50d

小肠（xiao chang／small intestine）　79c

小肠筋　79c

小儿按法（paediatric pressing manipulation）　95a

小儿按摩　70d，109a

小儿便秘（peadiatric constipation）　115d

小儿擦法（paediatric linear rubbing manipulation）　99c

小儿搓法（paediatric palm-twisting manipulation）　96e

小儿捣法（paediatric pounding manipulation）　98b

小儿抖法（paediatric shaking manipulation）　98c

小儿刮法（paediatric scraping manipulation）　100b

小儿摩法（paediatric circular rubbing manipulation）　94d

小儿拿法（paediatric grasping manipulation）　97c

小儿脑性瘫痪　123c

小儿捻法（paediatric finger-twisting manipulation）　99a

小儿捏法（paediatric pinching manipulation）　96a

小儿掐法（paediatric nipping manipulation）　97f

小儿揉法（paediatric kneading manipulation）　95e

小儿特定穴（specific points of paediatric tuina）　71d

小儿推法（paediatric pushing manipulation）　94a

小儿推拿（paediatric tuina）　70c

小儿推拿复式操作法（compound manipulations of paediatric tuina）　100c

小儿推拿手法（paediatric tuina manipulations）　93c

小儿推拿学（science of paediatric tuina）　67a

小儿推拿治疗（pediatric tuina therapy） 108f

小儿脱肛（proctoptosis） 118d

小儿摇法（paediatric rotating manipulation） 97a

小儿运法（paediatric circular pushing manipulation） 96c

小儿振法（paediatric vibrating manipulation） 99e

小横纹（xiao heng wen） 81a

小天心（xiao tian xin） 81e

哮喘 111e

哮喘（asthma） 111e

哮吼 111e

胁肋（xie le） 90d

斜白眼 132a

斜视（strabismus） 132a

心火 78d

心经（xin jing） 78d

心眼（xin yan） 90a

心演 90a

虚里（xu li） 91d

眩晕（vertigo） 63e

Y

牙关（ya guan） 77f

延年（yan nian） 75a

演心 90a

厌食（anorexia） 118a

腰肌扭伤 54e

腰突症 52f

腰椎间盘突出症（lumbar disc herniation） 52f

腰椎间盘纤维环破裂症 52f

摇法（rotating manipulation） 27c

夜哭郎 119f

夜啼（night crying） 119e

一扇门（yi shan men） 82b

一窝风（yi wo feng） 85f

一指禅偏锋推法（one-finger chan pushing with the radial side of the thumb tip） 18c

一指禅推法（one-finger chan pushing） 17e

一指禅推拿（one-finger chan tuina） 46c

遗尿（enuresis） 120c

引水上天河（transporting water to the heaven water） 107a

印堂 74c

右端正（you duan zheng） 85a

鱼肚（yu du） 89e

鱼腹 89e

猿猴摘果（ape picking fruit） 104f

运动关节类手法（manipulations of moving joints） 27a

运水入土（transporting water into earth） 102c

运土入水（transporting earth into water） 102e

Z

增生性膝关节炎 59e

摘星换斗势（picking star and changing constellation） 38d

掌小横纹（xiao heng wen of plam） 81b

振法（vibration manipulation） 25e

正骨按摩 48c

正骨推拿（bone-setting tuina） 48c

直肠脱垂 118d

指击法 98b

指三关 79e

指压推拿（finger pressing tuina） 49b

指针法 97f

指针疗法 49b

中风后遗症（sequela of wind stroke） 64b

中臁 89b

中庭（zhong ting） 74b

肘错环 129a

肘劳 58d

肘脱环 129a

注意力缺陷多动障碍（attention deficit hyperactivity disorder） 125c

疰夏（summer non-acclimition） 113d

爪法 97f

准头（zhun tou） 75c

子母 89b

总筋（zong jin） 82a

总收法（closing manipulation） 108e

走马（zou ma） 87c

左端正（zuo duan zheng） 84f

坐档势（siting stance） 40d

拉丁字母

Costen 综合征 60f

本卷主要编辑、出版人员

责任编辑　胡安霞

索引编辑　赵　健

名词术语编辑　陈丽丽

汉语拼音编辑　崔　莉

外文编辑　顾　颖

参见编辑　杨　冲

责任校对　张　麓

责任印制　黄艳霞